標準言語聴覚障害学

地域言語聴覚療法学

シリーズ監修

藤田郁代　国際医療福祉大学大学院教授・医療福祉学研究科 言語聴覚分野

編集

半田理恵子　前 夢のみずうみ村新樹苑・施設長
藤田郁代　国際医療福祉大学大学院教授・医療福祉学研究科 言語聴覚分野

執筆〔執筆順〕

藤田郁代	国際医療福祉大学大学院教授・医療福祉学研究科 言語聴覚分野	植田　恵	帝京平成大学教授・健康メディカル学部 言語聴覚学科
内山千鶴子	目白大学教授・保健医療学部言語聴覚学科	鈴木恵子	北里大学非常勤講師・医療衛生学部 リハビリテーション学科言語聴覚療法学専攻
半田理恵子	前 夢のみずうみ村新樹苑・施設長	小森規代	国際医療福祉大学准教授・保健医療学部言語聴覚学科
深浦順一	国際医療福祉大学大学院教授・医療福祉学研究科 言語聴覚分野	安田菜穂	前 北里大学東病院リハビリテーション部・技師長補佐
山本弘子	特定非営利活動法人日本失語症協議会・常任理事	吉澤健太郎	北里大学病院・リハビリテーションセンター主任
西脇恵子	日本歯科大学講師・附属病院言語聴覚士室	原　由紀	北里大学教授・医療衛生学部 リハビリテーション学科言語聴覚療法学専攻
小薗真知子	前 熊本保健科学大学教授・保健科学部 リハビリテーション学科言語聴覚学専攻	安立多惠子	社会福祉法人創文会 ハートピア出雲
長谷川賢一	国際医療看護福祉大学校言語聴覚士科	畦上恭彦	国際医療福祉大学教授・保健医療学部言語聴覚学科
佐藤妙子	国際医療福祉大学講師・保健医療学部言語聴覚学科	木場由紀子	社会福祉法人埼玉県社会福祉事業団 そうか光生園
小田柿誠二	医療法人社団保健会 谷津保健病院 リハビリテーション科	石坂郁代	北里大学非常勤講師・医療衛生学部 リハビリテーション学科言語聴覚療法学専攻
黒羽真美	日本言語聴覚士協会・常任理事	虫明千恵子	東京都立北療育医療センター訓練科
上杉由美	河北総合病院リハビリテーション科	原田浩美	東京工科大学教授・医療保健学部 リハビリテーション学科言語聴覚学専攻
山本　徹	医療法人社団永生会在宅総合ケアセンター・副センター長	畠中　規	横浜市総合リハビリテーションセンター 地域リハビリテーション部研究開発課
志和智美	社会医療法人秀公会 あづま脳神経外科病院 リハビリテーション部		

医学書院

標準言語聴覚障害学
地域言語聴覚療法学

発　　　行	2019年3月1日　第1版第1刷Ⓒ
	2023年12月1日　第1版第3刷
シリーズ監修	藤田郁代
編　　　集	半田理恵子・藤田郁代
発　行　者	株式会社　医学書院
	代表取締役　金原　俊
	〒113-8719　東京都文京区本郷 1-28-23
	電話　03-3817-5600（社内案内）
印刷・製本	三報社印刷

本書の複製権・翻訳権・上映権・譲渡権・貸与権・公衆送信権（送信可能化権を含む）は株式会社医学書院が保有します．

ISBN978-4-260-03637-5

本書を無断で複製する行為（複写，スキャン，デジタルデータ化など）は，「私的使用のための複製」など著作権法上の限られた例外を除き禁じられています．大学，病院，診療所，企業などにおいて，業務上使用する目的（診療，研究活動を含む）で上記の行為を行うことは，その使用範囲が内部的であっても，私的使用には該当せず，違法です．また私的使用に該当する場合であっても，代行業者等の第三者に依頼して上記の行為を行うことは違法となります．

JCOPY 〈出版者著作権管理機構　委託出版物〉
本書の無断複製は著作権法上での例外を除き禁じられています．複製される場合は，そのつど事前に，出版者著作権管理機構（電話 03-5244-5088，FAX 03-5244-5089，info@jcopy.or.jp）の許諾を得てください．

＊「標準言語聴覚障害学」は株式会社医学書院の登録商標です．

刊行のことば

　ことばによるコミュニケーションは，人間の進化の証しであり，他者と共存し社会を構成して生きる私たちの生活の基盤をなしている．人間にとってかけがえのないこのような機能が何らかの原因によって支障をきたした人々に対し，機能の回復と獲得，能力向上，社会参加を専門的に支援する職種として言語聴覚士が誕生し，その学問分野が言語聴覚障害学（言語病理学・聴能学）としてかたちをなすようになってからまだ100年に満たない．米国では1925年にASHA（American Speech-Language-Hearing Association：米国言語聴覚協会）が発足し，専門職の養成が大学・大学院で行われるようになった．一方，わが国で言語聴覚障害がある者に専門的に対応する職種がみられるようになったのは1960年代であり，それが言語聴覚士として国家資格になったのは1997年である．

　言語聴覚障害学は，コミュニケーション科学と障害学を含み，健常なコミュニケーション過程を究明し，その発達と変化，各種障害の病態と障害像，原因と発現メカニズム，評価法および訓練・指導法などの解明を目指す学問領域である．言語聴覚障害の種類は多彩であり，失語症，言語発達障害，聴覚障害，発声障害，構音障害，口蓋裂言語，脳性麻痺言語，吃音などが含まれる．また，摂食・嚥下障害や高次脳機能障害は発声発語機能や言語機能に密接に関係し，言語聴覚士はこのような障害にも専門的に対応する．

　言語聴覚士の養成教育がわが国で本格化してから10年余りであるが，この間，養成校が急増し，教育の質の充実が大きな課題となってきた．この課題に取り組む方法のひとつは，教育において標準となりうる良質のテキストを作成することである．本シリーズはこのような意図のもとに企画され，各種障害領域の臨床と研究に第一線で取り組んでこられた多数の専門家の理解と協力を得て刊行された．

　本シリーズは，すべての障害領域を網羅し，言語聴覚障害学全体をカバーするよう構成されている．具体的には，言語聴覚障害学概論，失語症学，高次脳機能障害学，聴覚障害学，言語発達障害学，発声発語障害

学，摂食・嚥下障害学の7巻からなる．執筆に際しては，基本概念から最先端の理論・技法までを体系化し，初学者にもよくわかるように解説することを心がけた．また，言語聴覚臨床の核となる，評価・診断から治療に至るプロセス，および治療に関する理論と技法については特にていねいに解説し，具体的にイメージできるよう多数の事例を提示した．

　本書の読者は，言語聴覚士を志す学生，関連分野の学生，臨床家，研究者を想定している．また，新しい知識を得たいと願っている言語聴覚士にも，本書は役立つことと思われる．

　本シリーズでは，最新の理論・技術を「Topics」で紹介し，専門用語を説明するため「Side Memo」を設けるなどの工夫をしている．また，章ごとに知識を整理する手がかりとして「Key Point」が設けてあるので，利用されたい．

　本分野は日進月歩の勢いで進んでおり，10年後にどのような地平が拓かれているか楽しみである．本シリーズが言語聴覚障害学の過去，現在を，未来につなげることに寄与できれば，幸いである．

　最後に，ご執筆いただいた方々に心から感謝申しあげたい．併せて，刊行に関してご尽力いただいた医学書院編集部に深謝申しあげる．

2009年3月

シリーズ監修
藤田郁代

序

　「標準言語聴覚障害学」シリーズの刊行開始は2009年3月であったが，それから10年が経過し，言語聴覚療法を取り巻く社会環境は大きく変化してきた．特に人口の少子高齢化，疾病構造の変化，人々の価値観の多様化は顕著であり，このような環境変化に応じて言語聴覚療法はそのあるべき姿を常に模索してきた．その方向性の1つは，言語聴覚障害のある人が地域社会において自分らしい人生を営むことを支援することであった．わが国の社会保障制度もこの方向で動いており，2025年を目途に地域包括ケアシステムの構築が進められている．このような状況において，言語聴覚療法が人々の健康と生活に貢献するには，地域での生活に視点を置いた活動と参加を重視したサービスの提供が不可欠となっている．このような観点からの言語聴覚療法は，「地域言語聴覚療法」と呼ぶことができる．

　地域言語聴覚療法は，「言語聴覚障害のある人とその家族が地域社会で自分らしい生活ができるよう，生活機能（心身機能・活動・参加）の維持・向上を目指して，言語聴覚士が専門的知識と技術をもって関連職種や地域住民と連携して行う活動」と定義される（第2章）．これは新生児から高齢者まであらゆる年齢層の人々の地域生活におけるQOLを支援し，当事者の主体性と自己決定を尊重するものである．

　地域言語聴覚療法では，従来の医療施設で提供する言語聴覚療法を超えた知識・技術・価値観が求められるが，わが国ではその体系化はまだ途上にある．したがって，これまで地域言語聴覚療法に真正面から取り組んだ体系的で総合的なテキストはほとんど刊行されてこなかった．本シリーズにおいても刊行の必要性は強く認識されていたが，なかなか発刊に漕ぎつけることができなかった．しかし，地域における言語聴覚療法の先験的な実践報告が蓄積されてくると同時に，「言語聴覚士養成教育ガイドライン」（日本言語聴覚士協会，2018年）のコア・カリキュラムに地域言語聴覚療法が含まれたことを背景として，ようやく機が熟し，ここに『地域言語聴覚療法学』を発刊することができた．

　本書は，新生児から高齢者までを対象とした地域言語聴覚療法の総合的な解説書であり，執筆者には，地域言語聴覚療法に地道に取り組みつつ，そのあり方を追求してこられた臨床家の方々を中心にお願いした．先例となるテキストや理論

が存在しないため，執筆者はご自分の経験を頼りに荒野を耕すような思いで一字一句を生み出されたことと思う．編集過程では，本書をできる限り体系的，理論的，実践的なものにするべく，原稿の内容について議論し，修正をお願いすることもあえて行った．これはまさに，道なき道を切り開いていく執筆者と編集者の共同作業であり，2018年の熱い夏は忘れがたいものとなった．ここに忍耐強く，真摯に執筆に取り組んでいただいた執筆者の方々に心から感謝申し上げる．

本書の第1章では，地域言語聴覚療法学の「社会的背景と意義」についてリハビリテーションの歴史からひもとき，社会保障制度の変遷上，成人・高齢者への取り組みと小児への取り組みを分けて述べている．同様に本書では第2章に「成人・高齢者の地域生活を支える」，第3章に「小児の地域生活を支える」と章立てを分けた構成としている．各章において，医療・保健・介護・福祉・教育など関連する制度，他職種との連携のあり方を具体的に解説し，地域言語聴覚療法における言語聴覚士が実施する評価・訓練・指導の内容，さらに提供されるサービスの特徴を詳細に説明している．特に，障害別の事例の紹介は本書の核となるべき重要な部分である．第5章の「コミュニケーション機器による支援」と合わせ学ぶことで，地域言語聴覚療法の実際の支援活動を把握することができる．なお，第4章には地域言語聴覚療法の一領域として，「災害リハビリテーション」を位置づけ，解説している．

本書は，リハビリテーションや社会福祉の長い歴史を踏まえ，できる限り普遍的な視点に立って，地域言語聴覚療法のあり方を解説するよう努めた．しかし，社会環境の変化や理論・技術の発展は今後も進むであろうことから，本書を時代の要請に応える真に実践的で理論的なものにするには，内容の更新が常に求められる．本書の発刊は，わが国の地域言語聴覚療法を体系化する第一歩であり，今後も多くの臨床家や研究者によってさらに内容が充実していくことが願われる．

本書は，言語聴覚士を志す学生のテキストとなることを念頭に置いて著されているが，地域言語聴覚療法を実践している，またはこれから実践しようとしている言語聴覚士に役立つと思われる．また地域言語聴覚療法について知識を得たいと願っている関連職種，近接領域の学生や研究者の方にも有用であると思われる．

最後に，本書の刊行にご尽力いただいた医学書院編集部の方々に深謝申し上げる．

2019年2月

編集
半田理恵子
藤田　郁代

目 次

第1章 社会的背景と意義 ……………………………………………………… 1

1 地域リハビリテーションの社会的背景
……………………………（藤田郁代） 2

2 地域リハビリテーションの概念
……………………………（藤田郁代） 2
- Ⓐ わが国の地域リハビリテーション …………… 2
- Ⓑ CBR ……………………………………………… 3

3 リハビリテーションの歴史 ……（藤田郁代） 3
- Ⓐ 第一次大戦後～1970年代までの動き …… 3
- Ⓑ 1980年代以降の動き ………………………… 5

4 わが国における社会保障制度の変遷 ……… 6
- Ⓐ 成人・高齢者を中心とした動き
  ……………………………（藤田郁代） 6
  1. 戦後～1960年代までの動き ……………… 6
  2. 1970年代以降の動き ……………………… 8
- Ⓑ 小児への取り組み …………（内山千鶴子） 10
  1. 医療に関するサービス …………………… 10
  2. 母子保健に関するサービス ……………… 10
  3. 教育に関するサービス …………………… 11

5 地域リハビリテーションの意義
……………………………（藤田郁代） 12

第2章 成人・高齢者の地域生活を支える …………………………………… 13

1 地域言語聴覚療法 …（半田理恵子・藤田郁代） 14
- Ⓐ 地域言語聴覚療法とは ………………………… 14
- Ⓑ 言語聴覚士の役割 ……………………………… 15
- Ⓒ 地域言語聴覚療法の実際 ……………………… 15
  1. 情報収集と評価 …………………………… 15
  2. 訓練・指導・支援 ………………………… 16
- Ⓓ 連携 ……………………………………………… 17
- Ⓔ 利用者の特徴 …………………………………… 17
- Ⓕ 地域言語聴覚療法を提供する制度 …………… 17
- Ⓖ 地域言語聴覚療法の特徴 ……………………… 18

2 地域言語聴覚療法を支えるシステムと制度
……………………………………………………… 19
- Ⓐ 地域包括ケアシステムと制度
  ……………………………（深浦順一） 19
  1. 地域包括ケアシステム構築の背景 ……… 19
  2. 地域包括ケアシステム …………………… 20
  3. 地域包括ケアシステムの構築 …………… 20
- Ⓑ 医療関連のシステムと制度 ……（深浦順一） 21
  1. 医療保険制度 ……………………………… 21
  2. 医療提供システム ………………………… 22

C 介護関連のシステムと制度……(深浦順一) 25
1. 介護保険制度……………………………25
2. 介護保険サービス提供システム………26

D 福祉関連のシステムと制度……(山本弘子) 28
1. 障害者福祉制度の概略…………………28
2. 障害者手帳………………………………29
3. 障害年金…………………………………30
4. 障害者虐待防止法………………………30
5. 障害者差別解消法………………………30
6. 障害者権利条約…………………………30
7. 情報アクセシビリティ…………………30

E インフォーマル支援………(西脇恵子) 31
1. インフォーマル支援とは………………31
2. インフォーマル支援と地域の基盤……32
3. インフォーマル支援の利用……………33
4. インフォーマル支援の基盤となる理念…33

3 地域における連携……………(小薗真知子) 35
A 関連職種と言語聴覚士の役割……………35
1. 関連職種…………………………………35
2. 訪問診療…………………………………37
3. 言語聴覚士の役割………………………37

B 連携の種類…………………………………37
1. 施設間連携………………………………37
2. 施設内連携………………………………38
3. サービス連携……………………………38

C 連携の原則…………………………………38
1. 連携の目指すもの………………………38
2. 連携がうまく機能するには……………39
3. 連携のためのコミュニケーション能力…39

4 地域言語聴覚療法の展開……………………39
A 展開プロセス………………(半田理恵子) 39
1. リハビリテーションの展開プロセス…39
2. 言語聴覚療法の展開プロセス…………41

B 情報収集と評価……………………………41
1. 医学面………………………(長谷川賢一) 42
2. 生活機能面…………………(半田理恵子) 51
3. 心理社会面…………………(半田理恵子) 58

C 支援計画および訓練・指導・援助
…………………………………(半田理恵子) 59
1. 支援計画立案上の留意点………………59
2. 訓練・指導・援助………………………59

D 職種間連携…………………(半田理恵子) 60
E リスク管理…………………(半田理恵子) 60
1. リハビリテーション提供時のリスク…60
2. 個人情報提供にかかわるリスク………61
3. 急変を生じた場合………………………62

5 地域言語聴覚療法におけるサービス……62
A 地域包括ケアにおける言語聴覚療法
…………………………………(深浦順一) 62
1. 地域包括ケアが必要となる社会的背景…62
2. 言語聴覚士の取り組み…………………65

B 介護予防における言語聴覚療法
…………………………………(西脇恵子) 66
1. 介護予防事業とは………………………66
2. 健康観と日本の社会の取り組み………67
3. フレイル(虚弱)…………………………67
4. 介護予防における言語聴覚士の取り組み…69

C 外来における言語聴覚療法……(佐藤妙子) 72
1. 目的………………………………………72
2. 利用者……………………………………72
3. サービス…………………………………73
4. 外来における言語聴覚療法の特徴……76

D 通所における言語聴覚療法
…………………………………(小田柿誠二) 77
1. 医療と福祉の現場………………………77
2. 介護保険におけるリハビリテーション…78
3. 居宅サービスにおけるリハビリテーションの種類と目的…………………78
4. 通所系サービスとは……………………78
5. 通所サービスの利用……………………80
6. 通所介護・通所リハビリテーションにかかわる言語聴覚士…………………82
7. 通所における言語聴覚療法の特徴……82
8. 通所における言語聴覚療法の情報収集・評価・訓練…………………………84

- Ⓔ 入所における言語聴覚療法……（黒羽真美）85
  1. 介護老人保健施設の概要………………85
  2. 施設機能の充実…………………………86
  3. リハビリテーションの提供体制と言語聴覚療法……………………………………87
  4. 入所における言語聴覚療法の実際……88
- Ⓕ 在宅における言語聴覚療法……（上杉由美）90
  1. 訪問リハビリテーションの流れ………91
  2. 情報収集・目標・評価・訓練…………91
  3. 連携・協働………………………………94

6 地域言語聴覚療法の実際………………95
- Ⓐ 失語症………………………（半田理恵子）95
  1. 地域における失語症への対応…………95
  2. 事例………………………………………96
- Ⓑ 高次脳機能障害……………（半田理恵子）100
  1. 地域における高次脳機能障害への対応…100
  2. 事例1……………………………………101
  3. 事例2……………………………………103
- Ⓒ 摂食嚥下障害………（山本 徹・長谷川賢一）105
  1. 地域における摂食嚥下リハビリテーション………………………………………105
  2. 外来通院における摂食嚥下リハビリテーションの特徴……………………………105
  3. 入所施設における摂食嚥下リハビリテーションの特徴……………………………106
  4. 通所施設における摂食嚥下リハビリテーションの特徴……………………………106
  5. 居宅における摂食嚥下リハビリテーションの特徴…………………………………108
  6. 介護予防事業などにおける普及啓発活動………………………………………109
- Ⓓ 発声発語障害………（志和智美・長谷川賢一）110
  1. 地域における発声発語障害への対応…110
  2. 外来における発声発語障害への対応…110
  3. 入所施設における発声発語障害への対応………………………………………111
  4. 通所施設における発声発語障害への対応………………………………………112
  5. 居宅における発声発語障害への対応……113
- Ⓔ 認知症………………………（植田 恵）114
  1. 地域における認知症への対応…………114
  2. 外来における認知症への対応…………114
  3. 入院・入所における認知症への対応…116
  4. 通所型における認知症への対応………117
  5. 訪問における認知症への対応…………117
  6. 介護予防事業における認知症への対応…117
  7. その他の医療，介護サービス…………118
  8. 医療，介護以外のサービス……………118
  9. 重複障害への対応………………………118
- Ⓕ 聴覚障害……………………（鈴木恵子）119
  1. 聴覚のはたらき…………………………119
  2. 高齢期の難聴の特性……………………119
  3. 聴力検査における工夫…………………121
  4. 聞こえを補償する機器…………………121
  5. 入院・入所における難聴への対応……122
  6. 通所・訪問における難聴への対応……124
  7. 介護予防における難聴への対応………124
  8. 補聴器の適合を経て，変化を示した事例…124
- Ⓖ 神経難病……………………（小森規代）125
  1. 難病とは…………………………………125
  2. 生活拠点…………………………………126
  3. 認知機能と運動機能……………………126
  4. ケアプラン作成にあたって……………126
  5. 事例………………………………………127
- Ⓗ がん…………………………（西脇恵子）130
  1. 言語聴覚療法の対象となるがん疾患…130
  2. 治療の継続の問題………………………131
  3. 治療による後遺症への対応……………131
  4. 就労支援の問題…………………………131
  5. 緩和ケア…………………………………132
  6. 心理的支援………………………………132
  7. セルフサポートグループ………………133
  8. 終末期の対応……………………………133
  9. 事例………………………………………133
- Ⓘ 吃音…………………（安田菜穂・吉澤健太郎）134
  1. 評価………………………………………135
  2. 訓練・指導（統合的訓練）……………135

第3章 小児の地域生活を支える …………………………………………………………… 143

1 発達・教育の支援 ………………… 144
Ⓐ 基本概念 ……………（内山千鶴子）144
Ⓑ サービスの形態とシステム
　……………………（内山千鶴子）145
1. 乳幼児期の母子保健支援システム ……… 145
2. 幼児期の生活・療育支援システム ……… 146
3. 学童期の支援システム ………………… 147
4. 就労へ向けた支援 ……………………… 148
Ⓒ 連携 ………………（内山千鶴子）149
1. 連携と支援 ……………………………… 149
2. 連携の原則 ……………………………… 150
Ⓓ 展開 ………………（原 由紀）151
1. プロセス ………………………………… 151
2. 評価・支援の展開 ……………………… 155
3. 診断・評価 ……………………………… 158
4. 支援計画の立案 ………………………… 158
5. 指導・支援 ……………………………… 159
6. リスク管理 ……………………………… 159

2 支援の実際 ………………………… 160
Ⓐ 乳幼児健康診査における取り組み
　……………………（安立多惠子）160
1. 健診の制度と言語聴覚士の役割・職務 … 160
2. 全体的対応 ……………………………… 161
3. 健診における個別対応（個別相談）…… 163
4. 健診後のフォロー ……………………… 163
5. 事例 ……………………………………… 164
Ⓑ 外来における取り組み ……（畦上恭彦）165
1. 外来における言語聴覚療法対象者 …… 165
2. 言語聴覚センターの役割と組織 ……… 166
3. 外来指導における言語聴覚士の役割 …… 167
4. 事例 ……………………………………… 168
Ⓒ 通所における取り組み ……（木場由紀子）172
1. 通所施設の特徴 ………………………… 172
2. 通所施設の人員配置 …………………… 173
3. 知的障害児の通所施設 ………………… 173
4. 知的障害児通所施設と言語聴覚士のかかわり
　………………………………………………… 174
5. 難聴児通所施設 ………………………… 175
6. 事例 ……………………………………… 176
Ⓓ 就学後の取り組み ……（石坂郁代）177
1. 放課後等デイサービスの背景と目的 …… 177
2. 放課後等デイサービスの利用者 ……… 177
3. 言語聴覚士と放課後等デイサービス …… 177
4. 事例 ……………………………………… 178
Ⓔ 特別支援教育における取り組み
　………………………（石坂郁代）180
1. 言語聴覚士の特別支援教育へのかかわり
　………………………………………………… 180
2. 特別支援教育とは ……………………… 180
3. 特別支援教育における言語聴覚士の役割
　………………………………………………… 182
4. 事例 ……………………………………… 184
Ⓕ 肢体不自由および重症心身障害への
　取り組み ………………（虫明千恵子）185
1. 対象となる児 …………………………… 185
2. 障害と発達の特性 ……………………… 185
3. 地域における支援 ……………………… 186
4. 支援の実際 ……………………………… 189
5. 事例 ……………………………………… 191

第4章 災害への対応 ………………………………………………………（原田浩美）195

1 災害リハビリテーション …………… 196
Ⓐ 災害リハビリテーションの基本概念 …… 196

1. 災害時のリハビリテーションの役割 …… 196
2. 災害時の行動原則 ……………………… 197

（目次前）
3. 「活動」「参加」への支援 ……………… 136
4. 事例 ……………………………………… 137

Ⓑ 法的根拠と地域連携 …………………… 198	Ⓒ 災害時における言語聴覚士の役割 ……… 199
1．災害直後のリハビリテーション ………… 198	1．要配慮者への支援 ……………………… 199
2．災害後の長期にわたる地域リハビリテーション …………………………………… 198	2．人道的支援としての災害支援 …………… 200
	3．言語聴覚士の災害支援活動 …………… 200

第5章 コミュニケーション機器による支援 ……………………………………（畠中 規）203

1 コミュニケーション機器と種類 …………… 204	**2 コミュニケーション機器の導入** …………… 207
Ⓐ コミュニケーション機器とは ……………… 204	Ⓐ 適合の原則と方法 ………………………… 207
Ⓑ 種類 ………………………………………… 204	Ⓑ 機器導入の評価とチームアプローチ ……… 211
	Ⓒ 関連する制度 ……………………………… 211

参考図書　213
索引　215

Topics 一覧

- 発達障害のある子どもの支援　182

Side Memo 一覧

- エンパワーメント　4
- 高齢化率　8
- 地域保健法　11
- 特別支援教育教員の免許制度　11
- 介護予防（障害発生の予防）　14
- 生活機能　15
- フレイル（虚弱）　17
- SPDCA サイクル　40
- 機能訓練指導員　79
- リハビリテーション会議　84
- 国際生活機能分類に基づく生活機能障害のとらえ方　91
- 生活場面でのコミュニケーション評価の一例　92
- 若年性認知症　118
- 認定補聴器技能者　122
- 介護用補聴器　122
- 手元スピーカー　122
- 補聴器相談医　124
- レスパイトケア　128
- 社交不安症　134
- マス・スクリーニングテスト　146
- ASD 児の評価　161
- 職員配置の基準の厳格化　177
- 保護者のサポート　178
- 自閉症と情緒障害　182
- 実態把握　184
- 肢体不自由　185
- 重症心身障害　185
- 二次障害　185
- 経管栄養　186
- 療育　186
- 医療型児童発達支援センター　186
- JRAT　196
- DMAT　196
- 震災関連死　197
- 被災地域限定の特例　199
- 要配慮者　199

第 1 章

社会的背景と意義

地域リハビリテーションの社会的背景

　地域リハビリテーションについては，さまざまな考え方があり，その概念は一様ではない．これは，地域リハビリテーションが，それぞれの国や地域における人々の生活と文化，健康と病気の問題，社会保障制度，政治経済，教育などを背景として成立し展開されてきたからである．

　地域リハビリテーションは，リハビリテーションの役割が多様化し，その概念が拡大する過程において成立してきた．したがって，地域リハビリテーションを理解するには，リハビリテーション自体が社会とのかかわりにおいてどのように発展してきたかを歴史的にみることが必要である．また地域リハビリテーションは主として社会保障制度の枠組みの中で実施されるので，保健，医療，福祉，介護，教育に関する制度が時代とともにどのように変遷してきたかについて理解することも重要である．

　そこで，本章では，最初に地域リハビリテーションの概念について説明する．次いでリハビリテーションが発展してきた歴史をたどり，地域リハビリテーションの成立過程について解説する．また，リハビリテーションを支えるわが国の社会保障制度の変遷について概説し，地域リハビリテーションの意義と役割について考える．

地域リハビリテーションの概念

　地域リハビリテーションは，高齢者の在宅リハビリテーションを指すと誤解されることがあるが，これは正確ではない．地域リハビリテーションは，在宅リハビリテーション，病院や施設におけるリハビリテーション，教育場面でのリハビリテーションなどをすべて含み，小児から高齢者まであらゆる年齢層の人々を対象とし，地域生活におけるQOL向上を支援するものである．本項では，わが国の地域リハビリテーションを推進してきた日本リハビリテーション病院・施設協会が提起した地域リハビリテーションの概念と，開発途上国に住む障害がある人と家族の生活向上に向けた取り組みであるCBR（community-based rehabilitation）の概念を取り上げて説明する．

A わが国の地域リハビリテーション

　日本リハビリテーション病院・施設協会は，社会の医療，福祉，介護の充実に寄与することを目的として1989年に設立された一般社団法人で，設立当初より地域リハビリテーションの概念を明確化することを試みてきた．同協会は，2016年に**地域リハビリテーション**を次のように定義している．

　「地域リハビリテーションとは，障害のある子供や成人・高齢者とその家族が，住み慣れたところで，一生安全に，その人らしくいきいきとした生活ができるよう，保健・医療・福祉・介護および地域住民を含め生活にかかわるあらゆる人々や機関・組織がリハビリテーションの立場から協力し合って行う活動のすべてをいう」．

この定義は，地域リハビリテーションが障害のあるすべての人々の地域生活をリハビリテーションの立場から支援する幅広い活動であることを明確にしている．

B CBR

CBR(community-based rehabilitation：地域社会に根ざしたリハビリテーション)は，1980年代にWHO(World Health Organization：世界保健機関)が始めた取り組みであり，開発途上国に住む障害がある人とその家族の生活を地域の限られた資源を利用して向上させることを目的とした活動である．WHOは，1994年にILO(International Labor Organization)およびUNESCO(United Nations Educational, Scientific and Cultural Organization)と合同で政策方針を策定し，CBRを次のように定義している．

「CBRは障害のあるすべての人のリハビリテーション，機会均等化および社会統合に向けた地域社会開発における戦略の1つである．CBRは，障害のある人，家族およびコミュニティならびに適切な保健医療・教育・職業・社会サービスが協力し合うことによって実施される」．また2004年の合同政策方針では，「CBRは，障害があるすべての人々のリハビリテーション，機会均等化および**社会的包摂(ソーシャル・インクルージョン)**のための総合的な地域社会開発の戦略の1つである」としている．

CBRは，開発途上国を中心として展開されてきた取り組みであるが，先進国においても同じ理念に基づいて障害のある人の地域社会への統合に取り組むことが重要であると考えられている．

日本リハビリテーション病院・施設協会とCBRの定義には，共有した概念が存在することを見て取ることができる．

3 リハビリテーションの歴史

地域リハビリテーションは，リハビリテーションの分野の1つである．そこで，その成立過程をリハビリテーション全体の歴史からみていくことにする．表1-1にリハビリテーションの国際的動向を示す．

"rehabilitation"という語は，re-(再び)とhabilis(ラテン語の「適した」)とtation(すること)から構成され，「再び適した状態にすること」を意味する．中世のヨーロッパでは，リハビリテーションという用語は，宗教上の破門の取り消しや名誉の回復などの意味で用いられており，これが障害のある人に関連して使用されるようになったのは，近代になってからである．

A 第一次大戦後〜1970年代までの動き

1920年に，米国において「**職業リハビリテーション法**」が制定された．この法律は，第一次世界大戦によって多数発生した戦傷者が職業に復帰できるようになることを主な目的としており，一般市民を対象としたリハビリテーション施策の先駆をなすものであった．その後，障害のある人すべてが職業に就けるようになるとは限らないという現実にまで目が届くようになり，職業に就けない重度障害のある人の問題に関心が向けられるようになった．そして，1960年ごろから就職を目的と

表1-1　リハビリテーションの国際的動向

年	動き
1920	（米国）「職業リハビリテーション法」の制定
1960年代	（北欧）「ノーマライゼーション」の理念が広がる
1973	（米国）「職業リハビリテーション法」を「リハビリテーション法」に改正
1975	（国連）「障害者の権利に関する宣言」を採択
1978	（米国）「リハビリテーション法」を改正し，「自立生活のための総合的サービス」を追加
1980	（WHO）「国際障害分類試案」（ICIDH）を発表
1981	（国連）国際障害者年．テーマ「完全参加と平等」
1982	（国連）「障害者に関する世界行動計画」の採択
1983〜1992	（国連）「国連・障害者の10年」を推進
2001	（WHO）「国際生活機能分類」（ICF）を採択
2006	（国連）「障害者の権利条約」を採択

しないリハビリテーションもありうると考えられるようになり，リハビリテーションの概念が拡大した．

1960年代後半になると，米国では重度障害がある人の**自立生活（independent living：IL）運動**が起こった．この運動は，重度障害のある学生がカリフォルニア大学バークレー校に入学し，その自立生活を実現する活動などを通して広がった．この運動における「自立」は，重度の障害があり，日常生活で介助を必要としていても，自分の人生や生活スタイルを自己選択し自己決定できることを意味する．自立生活運動は障害がある人が中心となって推進することにより**エンパワーメント**（➡ Side Memo 1 および34頁）の視点を呼び起こし，米国内だけでなく世界各国に広がっていった．

> **Side Memo 1　エンパワーメント**
> 個人が自分の能力や長所を認識し，自分の生活や環境を主体的にコントロールできるようになること．

北欧では，1960年代に**ノーマライゼーションの理念**が広がった．ノーマライゼーションは，障害のある人が地域や家庭において普通に生活できる社会をつくることを意味する．この活動の理論的リーダーとなったデンマークのバンク-ミケルセン（Bank-Mikkelsen NE）は，知的障害がある人が一生を施設の中で生活することは普通ではないと考え，知的障害がある人の生活条件を一般市民と同じにすべきであると唱えた．

また，隣国のスウェーデンでは，ベンクト・ニィリエ（Nirje B）が，1969年に「**ノーマライゼーションの原理**」をまとめ，ノーマライゼーションの構成要素として「1日のノーマルなリズム」「1週間のノーマルなリズム」「ライフサイクルでのノーマルな経験」「ノーマルな要求の尊重」などをあげ，理念の浸透に尽力した．ベンクト・ニィリエはノーマライゼーションについて，「すべての知的障害がある人の日常生活や条件を，社会の普通の環境や生活の仕方にできるだけ近づけるようにすること」と述べている．

ノーマライゼーションは先進諸国に広がり，施設における生活は普通ではないとする脱施設化の動きや，地域社会の中で普通に生活できる体制整備を推進する理念となった．またノーマライゼーションは，障害者福祉，高齢者福祉や児童福祉を支える理念として広く受け入れられ，法律の制定や施策の実施に影響を及ぼした．わが国では，ノーマライゼーションの理念は1981年の国際障害者年を契機として浸透し，地域リハビリテーションを推進する理念の1つとなった．

1970年代になると，米国では「職業リハビリテーション法」から「職業」という語が外されて「**リハビリテーション法**」に改正され（1973年），障害に基づく**差別禁止**の条文が追加された．このリハビリテーション法は1978年の改正において，「自立生活のための総合的サービス」を具体的に規定し，障害がある人自身が運営する自立生活センターに予算が付くことなどを実現した．

その後，障害のある人の人権の尊重や社会参加

を推進するため，国際連合（国連）は，**1975年に「障害者の権利に関する宣言」**を採択した．この宣言では，障害のある人が人間として尊重される権利，同年齢の市民と同等であることの基本的権利，市民権，政治的権利，医療・教育・リハビリテーションなど各種サービスを受ける権利などが明記された．

このような動きの中で，障害の概念モデルとして従来の**医学モデル**に対置するものとして**社会モデル（生活モデル）**が浸透してきた．「医学モデル」は，障害を病気やけがなどから直接的に生じる個人の問題としてとらえ，医療やリハビリテーションによって問題解決を目指す．一方，社会モデルは，障害を主として社会によってつくられた問題とみなし，障害と社会との関係性において問題の解決を目指す．社会モデルでは，サービス提供において障害がある人の主体性や自己決定を尊重する．

B 1980年代以降の動き

国連は，**1981年を「国際障害者年」**と定め，「完全参加と平等」を掲げて障害がある人に対する理解を促進する活動を世界的に展開した．また，この取り組みを継続的に推進するため，**1983〜1992年を「国連・障害者の10年」**と定め，そのガイドラインとして，1982年に**「障害者に対する世界行動計画」**を発表した．ここでは，リハビリテーションが次のように定義されている．

「リハビリテーションとは，身体的，精神的，かつまた社会的に最も適した機能水準を可能にすることによって，各個人が自分の人生を変革していくための手段を提供していくことを目指し，かつ時間を限定したプロセスである」．

その後，2006年に国連は障害がある人に対するあらゆる差別を禁止する**「障害者の権利に関する条約（障害者権利条約）」**を採択した．この条約で

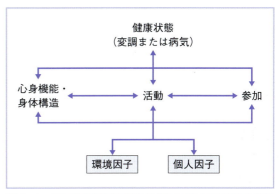

図1-1 ICF（国際生活機能分類）の構成要素間の相互作用

は生活のあらゆる場面，リハビリテーション，教育，情報・公共施設・サービスへのアクセスなどの差別を禁止している．

1980年代中ごろから，欧州では**社会的包摂（ソーシャル・インクルージョン）**という概念が注目されるようになった．ソーシャル・インクルージョンは，社会的に孤立し排除される可能性がある人（障害，高齢，貧困，犯罪など）を社会的つながりの中に包摂し，社会の構成員として支え合うことを意味する．ノーマライゼーションとの違いは，障害がある人だけでなく，社会的に排除される可能性があるすべての人々を対象としている点にある．

1980年に，WHOは**「国際障害分類」**（International Classification of Impairments, Disabilities and Handicaps：**ICIDH**）の試案を発表した．この分類法は，障害を機能障害，能力障害，社会的不利に分けて階層的にとらえた点において画期的であり，リハビリテーションの現場においても広く使用された．その後，WHOはICIDHのいくつかの問題点を修正し，2001年にその改定版として**「国際生活機能分類」**（International Classification of Functioning, Disability and Health：**ICF**）を発表した．ICFは，生活機能と障害の構成要素として，心身機能・身体構造，活動，参加，背景因子をあげている（図1-1）．背景因子は環境因子と個人因子からなり，このうち環境因子には物的な環

境，社会環境や人々の社会的な態度などが含まれる．これらの各要素の間にはダイナミックな相互関係があり，生活機能は健康状態（疾病，けがなど）と背景因子との間の複合的な関係とみなされる．

このように，ICF は「医学モデル」と「社会モデル」を統合した考えに基づいている．ICF は本来，健康および健康関連の分類であったが，その概念的枠組みは医療，社会保障，労働，教育などの分野に浸透していき，世界のリハビリテーションの現場でも広く活用されている．

以上に述べたように，リハビリテーションの概念は時代とともに変化し，その概念が拡大する過程において地域リハビリテーションは成立してきた．この背景には，ノーマライゼーション，インクルージョン，地域社会における自立生活，人権の尊重などを実現するための長年にわたる人々の活動の積み重ねがある．

わが国における社会保障制度の変遷

A 成人・高齢者を中心とした動き

地域リハビリテーションの成立過程は，小児における発達性の障害を対象としたものと，成人・高齢者における後天性の障害を対象としたものとでは異なる．ここでは，後天性の障害や高齢者の問題に社会保障制度がどのように対応してきたかを振り返り，わが国における成人・高齢者を対象とした地域リハビリテーションの成立過程について概説する（表 1-2）．

戦後〜1960 年代までの動き

わが国において，障害のある人に対する施策が実施されるようになったのは，第二次世界大戦後である．1946 年に「**日本国憲法**」が公布され，その第 25 条に，国民は「健康で文化的な最低限度の生活を営む権利」を有し，国は「すべての生活部面について，社会福祉，社会保障及び公衆衛生の向上及び増進に努めなければならない」と明記された．そして，1949 年に，障害がある人の更生援護を推進するわが国最初の法律である「**身体障害者福祉法**」が制定された．この法律は障害のある人の職業復帰を促進することを主な目的とし，法文に「すべての身体障害者は，自ら進んでその障害を克服し，その有する能力を活用することにより，社会経済活動に参加することができるように努めなければならない」と記載された．そして更生（リハビリテーション）を実施する場所として 1950 年に身体障害者更生指導所などが設置され，1960 年には障害のある人の就職を促進することを目的として「身体障害者雇用促進法」が制定された．

1970 年に，わが国の心身障害者施策の基本をなす「**心身障害者対策基本法**」が制定され，施策の基本事項や国・地方公共団体などの責務が明記された．この基本法において，聴覚障害，平衡機能障害，音声機能障害および言語機能障害は心身障害に該当するとされ，この法律の対象となった．心身障害者対策基本法は，1993 年に「**障害者基本法**」に改正されて精神障害も対象となり，2011 年の改正では発達障害と難病に起因する障害も対象に含まれることとなった．

言語聴覚障害については，1956 年の厚生白書をみると，次のように記載されている．

「現在，ろうあ者や難聴等の聴覚障害者や喉頭手術等による音声機能障害者および吃音，脳性麻

表1-2 わが国における社会保障制度の変遷

年	事項
1946（昭和21）	・「日本国憲法」の公布
1947（昭和22）	・「児童福祉法」の制定
	・「教育基本法」「学校教育法」の制定
1949（昭和24）	・「身体障害者福祉法」の制定
1958（昭和33）	・国立聴力言語障害センターの開設（1979年に国立身体障害者リハビリテーションセンターに統合，2008年に国立障害者リハビリテーションセンターに改称）
1961（昭和36）	・国民皆保険制度の実施
1963（昭和38）	・「老人福祉法」の制定
1965（昭和40）	・「母子保健法」の制定
	・「理学療法士及び作業療法士法」の制定
1970（昭和45）	・「心身障害者対策基本法」の制定（1993年に「障害者基本法」に改正）
	・高齢化率が7％を超える
1971（昭和46）	・国立聴力言語障害センターに聴能言語専門職員養成所を開設
1977（昭和52）	・新生児マス・スクリーニングの開始
1981（昭和56）	・国連：国際障害者年．テーマ「完全参加と平等」
1982（昭和57）	・「老人保健法」の制定
1989（平成 元）	・「高齢者保健福祉推進十か年戦略（ゴールドプラン）」の策定
	・出生率1.57となり，少子化が顕著となる
1993（平成 5）	・「障害者対策に関する新長期計画―全員参加の社会づくりをめざして」を策定
1994（平成 6）	・高齢化率が14.1％となる（「高齢社会に」に突入）
	・「今後の子育て支援のための施策の基本的方向について（エンゼルプラン）」の策定
	・「地域保健法」の公布
1995（平成 7）	・「障害者プラン―ノーマライゼーション7か年戦略」の策定
1997（平成 9）	・「介護保険法」の制定
	・「言語聴覚士法」の制定
2000（平成12）	・「回復期リハビリテーション病棟」（社会保険診療報酬改定）
	・「健やか親子21」の策定
2003（平成15）	・福祉サービスが措置制度から支援費制度に転換
2007（平成19）	・特別支援教育の開始
2013（平成25）	・「障害者総合支援法」施行
2014（平成26）	・「障害者権利条約」の批准
	・医療介護総合確保推進法の制度

痺等による言語機能障害者に対してはなんら施設が設けられておらず，これらの者に対する更生援護の措置は他の障害者に比して著しく遅れている状態であるので，これらの者に対して総合的更生を行うセンターとして国立のろうあ者等更生施設を設置することは，現下の身体障害者福祉対策上，最も優先的に採り上げなければならない課題の一つである」．

この2年後の1958年に，**国立聴力言語障害センター**が開設され（1979年に国立身体障害者リハビリテーションセンターに統合，2008年に国立障害者リハビリテーションセンターに改称），国レベルの言語聴覚障害に対するリハビリテーションが始まった．

1961年には「**国民皆保険**」が実現し，すべての国民が公的な医療保険制度に加入することとなった．また高齢者福祉，障害者福祉および児童福祉に関する制度の整備が進み，リハビリテーション分野では1965年に「**理学療法士及び作業療法士法**」が制定されて国家資格をもつリハビリテー

ション専門職が誕生した．言語聴覚士については，1971年に**国立聴力言語障害センターに聴能言語専門職員養成所**が設置されて言語聴覚障害にかかわる専門職の養成が始まった．

2 1970年代以降の動き

1950年代からの約20年間，わが国では高度経済成長が続き，それを背景として社会保障が拡充されていった．しかし，1973年のオイルショック（第二次オイルショックは1979年）によって高度経済成長は終焉を迎え，一方では人口の高齢化が進展し，わが国の社会保障制度は見直しを迫られることとなった．

以降は，障害がある人に関する取り組みと，高齢社会に関する取り組みに分けて解説する．

a 障害がある人に関する取り組み

1981年の国際障害者年を契機として，ノーマライゼーション，地域における自立生活，自己決定，自立支援などの理念がわが国にも広がり，これらの理念はわが国の障害者施策に影響を及ぼすこととなった．

1993年に，ノーマライゼーションとリハビリテーションを理念とした「**障害者対策に関する新長期計画—全員参加の社会づくりをめざして**」が作成され，この計画を具体的に推進するため1995年に「**障害者プラン—ノーマライゼーション7か年戦略**」が策定された．「障害者プラン」は，「ノーマライゼーションの理念の実現に向けて，障害のある人々が社会の構成員として地域の中でともに生活が送れるように，ライフステージの各段階で，住まいや働く場ないし活動の場や必要な保健福祉サービスが的確に提供される体制を確立する」ことを目的とした．そして1994年に「高齢者や身体障害者等が円滑に利用できる特定建築物の建築の促進に関する法律（**ハートビル法**）」が制定され，2000年には高齢者，身体障害者などの公共交通機関を利用した移動の円滑化に関する法律「**交通バリアフリー法**」が制定された（両法律は，2006年に「バリアフリー新法」に統合された）．

わが国の社会福祉は，長い間，行政が福祉サービスの利用先や内容などを決める「措置制度」を採用してきたが，2003年にノーマライゼーションの理念をもとに「**支援費制度**」に転換された．支援費制度は，障害のある人が福祉サービスを自分で選択し，サービス提供先と対等な関係に立ってサービスを利用する制度である．しかし，利用者数の増大に伴う財源問題，障害種別間の格差，地域間格差など新たな課題が生じ，2005年に「**障害者自立支援法**」が公布された．この法律のねらいは支給決定のプロセスの明確化・透明化，障害ごとに異なっていたサービス体系の一元化などにあった．その後，2013年に「障害者自立支援法」は「障害者の日常生活及び社会生活を総合的に支援するための法律（**障害者総合支援法**）」となり，重度訪問介護の拡充や地域生活支援事業（意思疎通支援を行う者の養成を含む）の追加などが行われた．

国連が2006年に採択した「**障害者権利条約**」は，わが国では2014年に批准された．

b 高齢社会への取り組み

人口の高齢化が顕在化する中で，1963年に「**老人福祉法**」が制定された．これ以前の高齢者福祉は養老施設への収容保護が中心であったが，この法律は高齢者の心身の健康の保持と生活の安定を目的とした．その後，高齢者福祉は高度経済成長を背景として拡充され，1973年には老人医療費の自己負担の無料化を実現した．

高度経済成長は2回のオイルショック（1973年，1979年）を受けて減速し，増大しつづける社会保障費への対応が大きな社会的課題となった．65歳

Side Memo 2　高齢化率

WHOや国連の定義では，高齢化率が7%を超えた社会を「高齢化社会」，14%を超えた社会を「高齢社会」，21%を超えた社会を「超高齢社会」という．

以上が総人口に占める割合を高齢化率（→ Side Memo 2）というが，わが国では1970年に高齢化率が7％を超えて**高齢化社会**が到来した．そこで，1982年に高齢者問題に抜本的に取り組むため「**老人保健法**」が制定された．これによって高齢者の医療費は本人が一部負担することになったが，老人保健法は地域リハビリテーションの推進にとって大きな意味をもった．というのは，この法律は40歳以上の居住者を対象として，健康づくり，生活習慣病の予防・早期発見・早期治療，老人保健事業などを規定し，健康寿命の確保を目的としていたためである．このうち，老人保健事業には市区町村が実施する機能訓練事業と訪問指導事業が含まれ，これをもとに地域で在宅者を対象とした機能訓練事業と訪問指導事業が始まった．言語聴覚障害についても，保健所などで言語訓練や訪問言語指導が実施されるようになったが，言語聴覚士の数はまだ少なく言語聴覚士の参加は限定的であった．

人口の高齢化と核家族化の進展は進行し，高齢者の介護の問題は深刻さを増していった．この問題に対応するため，1989年に「**高齢者保健福祉推進十か年戦略（ゴールドプラン）**」が策定された．これにより，在宅サービスや施設サービスの整備がホームヘルパー数や特別養護老人ホーム数などの目標数値を設定して計画的に進められることとなった．1994年には「新ゴールドプラン」が策定され，目標数値の大幅な引き上げが行われた．

人口の高齢化率は1994年には14.1％となり，国連の定義による「**高齢社会**」に，2010年には23％となり「**超高齢社会**」に突入した．また出生率は1989年に1.57となり，少子化傾向が顕著となった．核家族や独居高齢者も増加し，高齢者を家族のみで介護することは現実的ではない社会状況となった．そこで，高齢者の介護を社会全体で支える仕組みが創設され，1997年に「**介護保険法**」が制定され，2000年に施行となった．また「地域リハビリテーション支援体制整備推進事業」（1999～2005年）によって，高齢者や障害のある人が住み慣れた地域で生活するためのリハビリテーション支援体制の整備がはかられた．一方，老人保健法は，2000年に「**高齢者の医療の確保に関する法律**」として全面改正され，機能訓練事業と訪問指導事業はこの法律から外されて縮小していった．

2000年の社会保険診療報酬改定において，「**回復期リハビリテーション病棟**」が創設され，回復期リハビリテーションという新しい医療区分が生まれた．そして，リハビリテーションは，「急性期」「回復期」「生活期（維持期）」に整理され，在宅リハビリテーションは主として生活期を支えるサービスとして位置づけられた．

1997年に「言語聴覚士法」が成立し，言語聴覚士は国家資格となった．そして，1999年の第1回国家試験において4,003名の言語聴覚士が誕生し，保健，医療，介護，福祉，教育の分野で働く体制の整備が進んだ．地域リハビリテーションについて具体的にみると，2004年に社会保険の在宅訪問指導に言語聴覚士が配置され，2006年には介護保険の訪問リハビリテーションに配置された．また2006年には介護老人保健施設の配置基準に言語聴覚士が明記された．

高齢化率は，2025年には30.3％になると予測されており，この年を目途として地域包括ケアシステムの構築が進められている．これは，高齢者が可能な限り住み慣れた地域で自分らしい暮らしを続けることができるよう，住まい・医療・介護・予防・生活支援を一体的に提供するシステムであり，このようなシステムの構築を推進するため2014年に「地域における医療及び介護の総合的な確保を推進するための関係法律の整備等に関する法律（**医療介護総合確保推進法**）」が制定された．この法律によって地域リハビリテーションはさらに進展するものと思われる．

B 小児への取り組み

現在，小児医療・保健において，障害の早期発見・早期治療を推進するものとして，**新生児マス・スクリーニングおよび乳幼児健診制度**が実施されている．乳幼児健診で発達に問題が予測される対象児を市区町村でフォローする地域療育支援システムも存在する．

就学にあたっては，就学時健診をはじめ就学支援委員会が各市区町村で構築され，障害児とその家族は医療，保健，福祉，教育の各側面で支援されている．これらの制度はわが国において，いつどのように成立されてきたかについて，歴史的にその背景をみていく．

1 医療に関するサービス

日本の医療保険制度は1922年に労働者を対象とした健康保険法から始まり，1961年に国民皆保険制度が確立した．この保険制度下で医療費は保険の適応範囲と自己負担分に分かれる．**乳幼児医療費助成制度**は，この自己負担分を市区町村が定める条件を満たす世帯に一部か全部を助成する制度である．財政的には市区町村の予算だけではなく都道府県の補助を受けている．国の施策ではなく市区町村により助成の範囲，対象，方法が異なる．

この制度は1961年に岩手県和賀郡沢内村で始まり，乳幼児死亡率の改善などの効果を示した．徐々に導入が進み，1973年には38県で，1994年には最後の沖縄県で導入され，現在は日本のすべての市区町村で実施されている．世帯への経済的負担軽減だけではなく，乳幼児の死亡率の低下や小児の健康維持の向上に寄与している[1]．

a 新生児マス・スクリーニング

新生児マス・スクリーニングは障害発生を予防する公的事業として，わが国では1977年から全国で実施されている．2011年以降，対象疾患は，内分泌疾患(ホルモンの異常)2疾患と，代謝異常症(栄養素の利用障害)の17疾患以上である．先天性甲状腺機能低下症(クレチン症)，フェニルケトン尿症で代表されるアミノ酸代謝異常症なども対象疾患であるが，早期発見により治療可能であり，知的発達障害などの発生予防に役立っている．新生児マス・スクリーニングの実施主体は都道府県および政令指定都市で，公費負担で行われている．

b 新生児聴覚スクリーニング

新生児聴覚スクリーニングは，厚生労働省が新生児聴覚スクリーニングのモデル事業として2001年より5年間のみ予算をつけて実施した．現在も厚生労働省，日本医師会，市区町村の関連機関で推奨されているが，2006年以降は各地方自治体にまかされ基本的には公的負担はなく，有料で任意に行われている．

早期に聴覚障害が発見できれば，聴覚補償の対応が可能であるが，対応が遅れると言語発達に重大な影響を及ぼす[2]．新生児聴覚スクリーニング検査の実施状況などに関する2014年度における厚生労働省の調査によると1,741市区町村中，新生児聴覚スクリーニング検査の結果を把握している市区町村は65.1％であり，公的負担は6.3％で実施されたにすぎない．聴覚障害が発見された場合は，聴能訓練や言語促進など言語聴覚士が担う役割は大きい．

2 母子保健に関するサービス

戦後の母子保健は1947年に厚生省児童局が設置され，「**児童福祉法**」が制定され，徐々に充実していった．1948年に「母子衛生対策要綱」が決定され，これをもとに母子の福祉・保健対策が実施さ

れるようになった．1965年には「**母子保健法**」が制定され，それまでの児童と妊産婦を対象とする母子保健から，妊産婦になる前段階の女性の健康管理を含めた一貫的かつ総合的な母子保健対策が実施されるようになった[3]．さらに，1994年の改正と同時に「**地域保健法**」（➡ Side Memo 3）が公布され，1997年には母子保健事業の実施主体が都道府県から市区町村へ移譲された．

1990年以降，出生率の低下により少子化対策が保健事業における重要な施策に位置づけられ，1994年に「**今後の子育て支援のための施策の基本的方向について（エンゼルプラン）**」が策定された．1999年には新エンゼルプラン，2000年には「**健やか親子21**」が策定され，妊娠，出産，育児，子育て，子どもの心身の健やかな発達に対する施策が盛り込まれるなど，改善がみられた．しかし，残された課題もあり，2015年には「新 健やか親子21」が10年計画としてスタートした．現在の母子保健対策は1歳6か月児，3歳児健康診査などを含む健康診査，母子健康手帳の交付や乳幼児の保健指導で代表される保健指導，予防接種である．

一方，児童福祉法は1997年，2000年，2001年，2003年，2004年，2008年，2012年，2016年と改正され，現在に至っている．2012年の改正で，障害児支援の強化と障害児施設・事業が入所・通所の利用形態の別により一元化がはかられ，利用者の便宜が向上した．2016年の改正では，児童の福祉を保障するための原理の明確化，市区町村と国の役割の明確化，虐待の禁止・防止・対策などが盛り込まれた．

3　教育に関するサービス

戦後の教育制度は1947年に「**教育基本法**」と「**学校教育法**」が公布されたことから始まる．障害のある児童に対する教育として盲学校・聾学校への就学が義務化された．ただし重度の知的障害，身体障害，重複障害のある児童に対しては就学免除・就学猶予の措置があり，就学していない児童もいた．しかし，1978年に就学猶予，就学免除が原則として廃止され，1979年に養護学校が義務化され，重度・重複の障害のある児童も養護学校に入学できるようになった．

さらに，2006年に学校教育法の一部が改正され，2007年より**特別支援教育**が実施された．これは，2006年に文部科学省が知的な遅れのない発達障害も含めるなど対象を拡大し，盲・聾・養護学校を「特別支援学校」に一本化したものである．それに合わせた**特別支援教育教員**の免許制度（➡ Side Memo 4）の改正が実施された．さらに，特別支援学校が地域の小・中学校の生徒に対する教育的支援をすることも付加された[4]．

引用文献

1) 西川雅史：乳幼児医療助成制度の一考察（上）．青山経済論集 62：195-214，2016
2) 加我君孝：新生児聴覚スクリーニングの光と影—海外の動向とわが国の問題点．小児耳 34：312-319，2013
3) 草柳浩子：母子保健施策の動向．筒井真優美（監修）：小児看護学．第8版，pp105-120，日総研出版，2016
4) 文部科学省：特別支援教育について，2016（http://www.mext.go.jp/a_menu/shotou/tokubetu/main.htm）

Side Memo 3，4

3：地域保健法
1994年までの保健所法の改正名称である．この法律は母子保健法やその他地域保健に関する法律による対策を推進し，地域住民の健康保持と増進に寄与することを目的とする．

4：特別支援教育教員の免許制度
2007年4月1日から，従前の盲学校教諭免許状，聾学校教諭免許状，養護学校教諭免許状は，特別支援学校教諭免許状となった．

地域リハビリテーションの意義

　地域リハビリテーションは，さまざまな人々の活動や取り組みの積み重ねを経て，人々の障害に対する理解が広がり，すべての人々が共生する社会の実現を目指す過程において成立してきた．またわが国では少子高齢化，核家族化や社会保障費の増大への対応として，社会保障制度のあり方を追求する過程において，地域リハビリテーションが重視されるようになったといえる．

　地域リハビリテーションの意義は，障害がある人もない人も，基本的人権を享有し，自分の可能性を最大限に発展させ，地域社会で自分らしい生活を営むことがきるよう，QOL向上を支援することにある．これは障害がある人とその家族，地域住民，行政，医療，福祉，介護，教育などの専門職などが協力し合って行うものである．

　小児領域では地域リハビリテーションの概念が提唱される以前から，医療，保健，教育の分野で地域に基づいた支援が行われてきたが，そのサービスは限定的であり，生まれ育った地域を中心とした支援を受けることは困難な状況があった．今後，地域リハビリテーションの概念がさらに浸透し，地域社会の中で就労を含め一生涯を通じたさまざまな支援が推進されることによって，地域リハビリテーションの意義は拡大していくものと考えられる．

> ✓ **Key Point**
>
> - □ リハビリテーションの概念がどのように拡大してきたか，説明しなさい．
> - □ リハビリテーション全体の歴史の中で，地域リハビリテーションがどのような理念を背景として成立してきたか，説明しなさい．
> - □ ソーシャル・インクルージョン，自立生活運動，ノーマライゼーション，差別禁止の概念について説明しなさい．
> - □ 「医学モデル」と「社会モデル」の違いを説明しなさい．
> - □ わが国における，医療，保健，福祉，教育制度の戦後の変遷の概要を，法令と関連付けて説明しなさい．

第 2 章

成人・高齢者の地域生活を支える

地域言語聴覚療法

A 地域言語聴覚療法とは

　1960年代に北欧から先進諸国へと広がった「ノーマライゼーション」の理念，すなわち障害ある人が地域や家庭において普通に生活できる社会をつくっていこうとする考えは，1981年の国際障害者年を契機にわが国に浸透した．また，1980年代中ごろから欧州を中心に広まった「ソーシャル・インクルージョン」の概念は，障害ある人に加え，高齢，貧困などにより社会とのつながりから排除された人々を含め支え合おうとする考え方であり，このいずれもがわが国の地域リハビリテーションを推進する理念となっている．日本リハビリテーション病院・施設協会は，2016年に地域リハビリテーションを推進する活動指針として以下の5項目をあげている[1]．

① 障害の発生は予防することが必要であり，リハビリテーション関係機関や専門職は介護予防（→ Side Memo 1）にかかわる諸活動（地域リハビリテーション活動支援事業）に積極的にかかわっていくことが求められる．また災害による避難生活で生じる生活機能の低下にもリハビリテーションが活用されるべきである．

② あらゆるライフステージに対応してリハビリテーションサービスが総合的かつ継続的に提供できる支援システムを地域につくっていくことが求められる．ことに医療においては，廃用症候群の予防および生活機能改善のため，疾病や障害が発生した当初よりリハビリテーションサービスが提供されることが重要であり，そのサービスは急性期から回復期，生活期へと遅滞なく効率的に継続される必要がある．

③ さらに，機能や活動能力の改善が困難な人々に対しても，できうる限り社会参加を促し，また生ある限り，人間らしく過ごせるよう支援がなされなければならない．

④ 加えて，一般の人々や活動に加わる人が障害を負うことや年をとることを家族や自分自身の問題としてとらえられるよう啓発されることが必要である．

⑤ 今後は，専門的サービスのみでなく，認知症カフェ活動・認知症サポーター・ボランティア活動などへの支援や育成も行い，地域住民による支え合い活動も含めた生活圏域ごとの総合的な支援体制ができるよう働きかけていくべきである．

　「地域言語聴覚療法」は新たな学問・臨床領域であり，何を目指しどのように実践すべきかについての概念は完全には確立していない．しかし言語聴覚療法の歴史をたどると，まだ言語聴覚士の国家資格がなく，言語聴覚障害にたずさわる専門家が全国で1,000人にも満たないころから，失語症など言語・コミュニケーション障害がある人に対し地域を基盤とした専門的サービスが提供されてきた．たとえば，ボランティアの協力を得て地域に「失語症友の会」などの患者会の立ち上げ支援，看護師と連携した在宅訪問指導，保健師とともに保健所で開催した「リハビリ教室」で集団訓練や個別指導などが行われてきた．地域により活動内容は異なるが，このような活動が地域言語聴覚療法の先駆けになったといえる．また現在，市区町村

 Side Memo 1 介護予防（障害発生の予防）

　介護予防とは，高齢者や障害者が介護状態に陥らないよう，また悪化しないよう，生活機能を維持・改善させることである．

や都道府県を実施主体として構築が進んでいる「地域包括ケアシステム」の礎にもなったと考えられる[2]）．

言語聴覚士の活動の軌跡を以上のように歴史的にたどると，「地域言語聴覚療法」は全く新しい概念ではないことがわかる．**地域言語聴覚療法**は，「言語聴覚障害のある人とその家族が地域社会で自分らしい生活ができるよう，生活機能（心身機能・活動・参加 ➡ Side Memo 2）の維持・向上を目指して，言語聴覚士が専門的知識と技術をもって関連職種や地域住民と連携して行う活動」と定義できる．

言語聴覚障害がある人は，地域社会でさまざまな困難に直面しながら生活している．言語聴覚士はこのような人々に出会ったとき，専門的知識・技術を活かし，その課題解決に取り組む．どのような訓練・指導・支援を行うかは，当事者による個別性が大きく多様である．また，どのような制度（介護保険，医療保険など）を利用して地域言語聴覚療法を提供するかについても，当事者の問題および状況により異なる．地域言語聴覚療法においては他職種との連携が必須であり，また地域住民のボランタリーな活動も力となる．

言語・コミュニケーション障害は，目に見えない障害であるため周囲の人々に理解されにくく，地域社会から孤立しがちである．このような問題に対処するには，言語聴覚士が地域社会の構築や街づくりにも参加することが重要である．

言語聴覚士の役割

言語聴覚療法では機能障害，能力低下，参加制約，背景要因のいずれにも対応するが，病期によってその力点は異なる．急性期・回復期は最大限の機能回復，能力向上および退院後の参加への準備に力点を置くが，生活期は獲得した機能・能力を維持・向上し，充実した家庭生活・社会生活を営めるよう環境整備，参加促進，介護負担の軽減に努める．地域言語聴覚療法における**言語聴覚士の役割**は，当事者と家族が家庭や地域において最大限の能力を活かして自分らしい生活が営めるよう，言語・コミュニケーション，摂食嚥下，認知機能などについて専門的知識と技術をもって対応することにある．

C 地域言語聴覚療法の実際

地域言語聴覚療法における業務は多彩であり，その主なものについて説明する．

1 情報収集と評価

地域で生活する当事者は医療施設を退院後の者が多く，このような場合，最初に主治医からの医学的情報および介護支援専門員（ケアマネジャー）からの生活面情報やケアプランに関する情報を収集する．言語聴覚療法では，機能，活動，参加，背景要因について評価するが，重要なことは「できる能力」だけでなく「している能力」，すなわち実際の生活場面において実行している能力を評価することである．背景要因については，家族の介護力，障害に対する理解，物理的環境などについて情報を収集する．また当事者・家族がどのような生活（人生）を望んでいるか，現在の心理状態などについて把握する．

> **Side Memo 2 生活機能**
>
> 国際生活機能分類（International Classification of Functioning, Disability and Health：ICF）は，生活するための機能全体を「生活機能」とよび，心身機能・身体構造，活動，参加の3要素から構成されるとしている．

2 訓練・指導・支援

訓練・指導・支援は，当事者・家族の希望をもとに家庭や地域社会においてどのような生活活動ができるようになるかを明確に実施する．生活や地域社会における具体的な活動との関連性がはっきりしない訓練・指導は避ける．言語聴覚療法の対象となるのは，当事者と家族であり，下記に訓練・指導・支援の主なものを示す．

a 実用的コミュニケーション指導

生活期で重要なことは「実用性」がある活動の維持・向上をはかることである．各人にとって実用的で効率的なコミュニケーションのとり方を指導する．

b 摂食嚥下指導

地域の在宅支援の現場で摂食嚥下障害について評価指導を必要とする者は，認知症，整形外科疾患（大腿骨頸部骨折を起因とした廃用性の症状など），進行性の神経難病，がん，加齢による機能低下などをもつ者などである．摂食嚥下指導は医師・歯科医師の指導のもとに行うが，近年では訪問診療の医師・歯科医師が内視鏡検査を実施するようになってきており，直接訓練を実施できる環境が整いつつある．

c 環境調整

環境には人的環境と物理的環境がある．

1）人的環境

入院中であれば，障害に対し理解がある医療職が当事者にかかわるが，地域では医療専門職のほか，家族，友人，ケアマネジャー，介護福祉士，ホームヘルパー，ボランティアなど多様な者が患者と家族にかかわることになる．言語聴覚療法では，このような人々に言語聴覚障害への理解，当事者の障害特徴，配慮すべき点，コミュニケーションをとる方法などを丁寧に説明し理解を得るようにする．また，問題が生じた場合や緊急時の対応方法を身につけてもらう．

2）物理的環境

言語・コミュニケーション，認知機能，摂食嚥下に視点を置いて物理的環境を評価し，対応方法を具体的に指導する．たとえば，見当識が低下しないよう日常を過ごす室内に時計やカレンダーを置く，季節の変化が感じとれるような雰囲気づくり，社会の出来事に関心が向くようにテレビ，新聞などを身近に置くといったことなどを助言する．どのようなことに関心があるかは個別性が高いが，他者や自然・社会への好奇心・関心が喚起・保持されるような環境づくりを目指す．

d 活動・参加への支援

活動や参加は家庭から地域社会まで幅広い．各人の希望，生活スタイル，生活環境などに応じて，活動・参加を支援する．本人の自発性・主体性を引き出して尊重し，各人の心情に沿って進めることが重要である．

e 地域ケア会議などへの参加

地域ケア会議は，多職種が協働して対象者の課題解決をはかるとともに，事例検討を蓄積して地域の課題を抽出し，よりよいケアマネジメントおよび地域づくりを目指す重要な場である．言語聴覚士にはICFの概念的枠組みに基づいた見通しある発言や意見が求められる．また「虐待」が疑われるケースについて行政主導で情報収集ならびに解決策に向けた会議も開催されるので協力する．

f 介護予防への支援活動

加齢に伴い認知機能や嚥下機能の低下，難聴などが出現し，日常生活に困難が生じることがある．介護予防事業への参加などを勧め，要介護状態とならないよう障害の発生予防や介護予防に努める．

D 連携

　言語聴覚障害がある人の地域における生活を専門的に支援するうえで，保健，医療，福祉，介護，行政，地域住民との連携は欠かせない．具体的には医師・歯科医師，看護師，リハビリテーション専門職（理学療法士など），介護・福祉職（介護支援専門員，介護福祉士，ホームヘルパーなど），行政職と連携して支援する．また，言語聴覚障害がある人が住みやすい街づくりを目指すには，地域住民との連携活動が重要となる．

E 利用者の特徴

　医療施設を退院後に地域で機能・能力を維持・向上しながら，自分に適した家庭生活や社会生活を営めるようになるには，急性期・回復期の言語聴覚療法に引き続き生活期の言語聴覚療法が必要な者は少なくない．地域言語聴覚療法の利用者は，急性期・回復期の言語聴覚療法を一定期間（3〜6か月が多い）受けて退院し，地域社会で生活しながら言語聴覚療法を利用する者である．

　地域で生活をする言語聴覚障害がある人の中には，回復期の言語聴覚療法によって最大限の機能回復や能力向上を達成した者だけでなく，退院後も機能回復が続く者がいる．このような者は，外来通院や通所や訪問によって機能回復，能力向上，参加促進を目指した言語聴覚療法を提供する．このほか，地域言語聴覚療法の利用者は，加齢や家庭環境の変化により生活機能が著しく低下した者，生活機能低下を繰り返す者，認知症を呈する者，健康な状態と要介護状態の中間段階であるフレイル（虚弱 ➡ Side Memo 3および67頁）状態にある者など多彩である．

F 地域言語聴覚療法を提供する制度

　生活期にある言語聴覚障害者を言語聴覚士が専門的に支援する形態としては，医療保険，介護保険などを利用する公的なものと，障害がある人のピアグループ（失語症友の会など）をボランタリーに支援する非公的なものがある．ここでは地域言語聴覚療法を提供する公的制度について解説する．表2-1に，地域言語聴覚療法を提供する主な制度を示す．

　在宅生活者に対しては，医療保険を利用した病院・診療所における外来リハビリテーション，介護保険を利用した通所リハビリテーション（デイケア），訪問リハビリテーション，介護予防事業において言語聴覚療法を提供する．このうち，外来リハビリテーションでは機能回復や生活機能の維持向上，参加の促進が目標となる．介護保険を利用したリハビリテーションは，生活機能の維持・向上，個人生活の活動拡大，社会生活の参加促進が中心となる．介護予防事業は，高齢者が要介護状態になることの予防，要介護状態の軽減や悪化の防止を主な目的とする．

　施設入所・入院生活者に対しては，主に介護老人保健施設および介護療養型医療施設において言語聴覚療法を提供する．このうち介護老人保健施設は，入所者が能力に応じた自立生活を営むことができるようになって，在宅生活が営めるように

> **Side Memo 3　フレイル（虚弱）**
>
> 　**日本老年医学会はfrailtyをフレイルと日本語訳し**ている．その概念は，高齢期に生理的予備能が低下することでストレスに対する脆弱性が亢進し，生活機能障害，要介護状態，死亡などの転帰に陥りやすい状態で，筋力の低下により動作の俊敏性が失われて転倒しやすくなるような身体的問題のみならず，認知機能障害やうつなどの精神・心理的問題，独居や経済的困窮などの社会的問題を含む[3]．

表2-1 地域言語聴覚療法を提供する主な制度（2018年現在）

在宅	介護予防事業	介護保険
	外来リハビリテーション（病院，診療所）	医療保険
	通所リハビリテーション（デイケア．病院，診療所，介護老人保健施設） 通所介護（デイサービス） 短期入所療養介護（ショートステイ） 短期入所生活介護	介護保険
	訪問リハビリテーション 　（病院・診療所） 　（介護老人保健施設） 　（訪問看護ステーション）	医療保険 介護保険 医療保険・介護保険
入所・入院	介護老人保健施設 介護療養型医療施設 介護医療院	介護保険 医療保険 介護保険

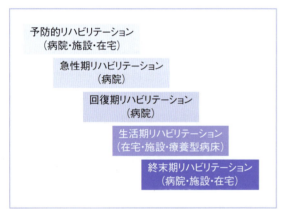

図2-1 リハビリテーションの流れ

なることを目指す．介護老人保健施設は入所者を対象としたリハビリテーションを行うと同時に，先に述べた通所リハビリテーションや短期入所療養介護（ショートステイ）においてもリハビリテーションを提供する．介護療養型医療施設は，長期療養を必要とする要介護者に対し，医学的管理下で介護や医療などを提供する．

生活期の言語聴覚療法においては，回復期の医療保険によるサービスから生活期の介護保険によるサービスへとソフトランディングできるよう支援する．これには介護保険のサービスが医療サービスに続けて切れ目なく提供できるよう，退院前から地域のケアマネジャーと，診療情報提供書の内容を共有するなど，連携することが重要である．

現在，2025年を目途に，要介護状態となっても住み慣れた地域で自分らしい暮らしを人生の最後まで続けることができるよう，住まい・医療・介護・予防・生活支援が一体的に提供される地域包括ケアシステムの構築が推進されている．この中で，地域言語聴覚療法は，介護予防から地域社会における生活構築までを含む幅広い専門的サービスを，他職種および地域住民と連携して提供することになる．

地域言語聴覚療法の特徴

言語聴覚療法は，予防的リハビリテーション，急性期リハビリテーション，回復期リハビリテーション，生活期リハビリテーション，終末期リハビリテーションの流れの中で提供される（図2-1）．地域言語聴覚療法は，主に生活期と終末期のリハビリテーションを担い，その特徴は下記の点にある．

① 活動・参加の向上を主な目的とし，現在の機能・能力の維持・向上に努めるとともに，生活環境の改善，社会参加の促進，介護負担の軽減

などを言語・コミュニケーション，認知機能，摂食嚥下の観点から支援する．
② 生活期は，生活機能が常に順調に維持されるとは限らず，環境因子や個人因子によって低下することがあり，またその低下を繰り返すことがある．よって地域言語聴覚療法は，急性期・回復期の言語聴覚療法のように期間を限定して実施するのではなく，終末期に至るまで長期的にあるいは間欠的に行う．
③ 利用者の家庭生活や社会生活にかかわるという点において，きわめて個別的なアプローチが求められる．

引用文献

1) 大田仁史(編著)：地域リハビリテーション論　ver.7．三輪書店，2018
2) 半田理恵子：診療所からの訪問活動．聴能言語学研究 18：60-64，2001
3) 日本老年医学会：フレイルに関するステートメント，2014（https://www.jpn-geriat-soc.or.jp/proposal/）

2　地域言語聴覚療法を支えるシステムと制度

A　地域包括ケアシステムと制度

1　地域包括ケアシステム構築の背景

a　高齢人口の増加と社会保障費の増大

わが国の人口動態の特徴は，65歳以上の高齢者の増加，特に75歳以上の後期高齢者の急増，少子化による現役世代人口の減少，そして全人口の減少である．2017年9月1日の総務省の統計によれば，65歳以上の高齢者が人口の28.0％，75歳以上の後期高齢者は人口の13.9％を占める超高齢社会を迎えている．

高齢者の増加に伴い，社会保障費全体では2015年に119.8兆円であったものが，2025年には148.9兆円となることが予測されている．年金が56.5兆円から60.4兆円に，医療給付費は39.5兆円が54.0兆円に，介護給付費は10.5兆円から19.8兆円へと，社会保障費の中で特に医療と介護の給付費が急増すると推計されている．

b　法律の整備とシステム構築

社会保障の充実と安定化のための安定財源確保，そして財政健全化の同時達成を目指すために，2012年に**社会保障と税の一体的改革大綱**が閣議決定された．社会保障の充実として，① 子ども・子育て支援の充実，② 医療・介護における医療・介護サービスの提供体制の強化と医療・介護保険制度のセーフティネット機能の強化，③ 貧困・格差対策の強化，④ 年金制度の改善などがあげられた．医療・介護サービスの提供体制の強化の中では病院・病床機能の分化・強化と在宅医療の推進，地域包括ケアシステムの構築が提起されている．その後，2013年には**「持続可能な社会保障制度の確立を図るための改革に関する法律」**が成立し，地域包括ケアシステムの定義(同法2条4項)が規定された．

一方，介護保険制度導入後の2003年には高齢者介護研究会報告書で，2015年の高齢者介護を考えるうえで地域包括ケアシステムの確立がすでに提起されている．さらに，2008年から開催されている**地域包括ケア研究会**では地域包括ケアシステムの整理が進められ，多くの提案がなされてきた．

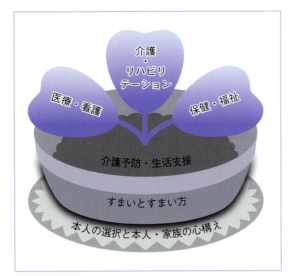

図 2-2　地域包括ケアシステムの植木鉢
〔三菱 UFJ リサーチ&コンサルティング「<地域包括ケア研究会>地域包括ケアシステムと地域マネジメント」(地域包括ケアシステム構築に向けた制度及びサービスのあり方に関する研究事業)/平成 27 年度厚生労働省老人保健健康増進等事業, 2016 より〕

2014 年には，地域における創意工夫を生かし，効率的で質の高い医療提供体制と地域包括ケアシステムとを構築することを通じ，地域における医療および介護の総合的な確保を促進する措置を講じて国民の健康の保持および福祉の増進をはかり，生きがいをもち健康で安らかな生活を営むことができる地域社会の形成を目的とした**「地域における医療と介護の総合的な確保を推進するための法律」**(医療介護総合確保推進法)が成立した．

2　地域包括ケアシステム

地域包括ケアシステムとは，医療介護総合確保推進法第 2 条で「地域の実情に応じて，高齢者が，可能な限り，住み慣れた地域でその有する能力に応じ自立した日常生活を営むことができるよう，医療，介護，介護予防(要介護状態若しくは要支援状態となることの予防又は要介護状態若しくは要支援状態の軽減若しくは悪化の防止をいう)，住まい及び自立した日常生活の支援が包括的に確保される体制」と定義されている．

a　構成要素と費用負担

定義で示された地域包括ケアシステムの**5 つの構成要素**(「医療・看護」「介護・リハビリテーション」「保健・福祉」「介護予防・生活支援」「すまいとすまい方」)と「本人の選択と本人・家族の心構え」の関連性については，地域包括ケア研究会の植木鉢のイラスト[1](図 2-2)が参考となる．この図は 1 人の地域住民にかかわる地域包括ケアシステムの構成要素を示している．3 枚の葉は専門職によるサービス提供であるが，サービスの効果が十分なものになるためには「介護予防・生活支援」の充実が前提となる．そして，地域生活の前提としての「すまいとすまい方」は，本人の選択に基づく地域生活とそのための支援の重要性を示したものである．

地域包括ケアシステムの構成要素を支える方法を**「自助・互助・共助・公助」**という観点から整理できる[2]．「自助」はサービス利用にあたっての費用が利用者本人負担であり，できることは自分でする取り組みである．「互助」は費用負担が制度的に裏付けられていない相互に支え合う取り組みであり，ボランティア活動などが該当する．「共助」は介護保険や医療保険などの社会保険制度をベースにおくサービス提供である．「公助」は税によって支えられるサービス提供であり，生活保護などが該当する．高齢者が，可能な限り，住み慣れた地域でその有する能力に応じ自立した日常生活を営むことができるためには，「共助」や「公助」によるリハビリテーションの提供では不十分であり，「自助」と「互助」の力を地域の実情に応じて組み合わせることが重要である．

3　地域包括ケアシステムの構築

地域包括ケアシステムは，団塊の世代が 75 歳以上となる 2025 年以降は医療や介護の需要が急増することが見込まれるため，2025 年を目途にその構築を目指している．また，認知症高齢者の増加

が見込まれることから，認知症高齢者の地域での生活を支えるためにも，地域包括ケアシステムの構築が重要とされている．人口の増減が少なく75歳以上人口が急増する大都市部，75歳以上人口の増加は緩やかだが人口は減少する町村部など，高齢化の進展状況には大きな地域差が生じており，地域包括ケアシステムは，保険者である市町村や都道府県が，地域の自主性や主体性に基づき，地域の特性に応じて作り上げていくものである．

a 地域包括支援センター

地域包括ケアシステムの構築において，地域包括支援センターと地域ケア会議の役割は大きい．**地域包括支援センター**は「市町村が設置主体となり，保健師・社会福祉士・主任介護支援専門員等を配置して，3職種のチームアプローチにより，住民の健康の保持及び生活の安定のために必要な援助を行うことにより，その保健医療の向上及び福祉の増進を包括的に支援することを目的とする施設である」と介護保険法第115条の46第1項に規定されている．また，主な業務は介護予防支援および包括的支援事業（① 介護予防ケアマネジメント業務，② 総合相談支援業務，③ 権利擁護業務，④ 包括的・継続的ケアマネジメント支援業務）であり，制度横断的な連携ネットワークを構築して実施する．全国で約4,300か所，支所を含めると7,000か所以上に設置されている（2012年4月末現在）．

b 地域ケア会議

地域ケア会議は，地域包括支援センターなどが主催し，① 医療・介護などの多職種が協働して高齢者の個別課題の解決をはかるとともに，ケアマネジャーの自立支援に資するケアマネジメントの実践力を高めること，② 個別ケースの課題分析などを積み重ねることにより，地域に共通した課題を明確化すること，③ 共有された地域課題の解決に必要な資源開発や地域づくり，さらには介護保険事業計画への反映などの政策形成につなげることを目的に開催される．したがって，地域ケア会議は地域の特性に応じた地域包括ケアシステムの構築に有効なツールとされている．

c 言語聴覚士の役割

地域包括ケアシステムのなかで，言語聴覚士は専門職として言語聴覚療法（リハビリテーション）の提供を行う．この言語聴覚療法による効果は，介護予防と生活支援がなされることにより発揮される．介護予防に関しては，2015年の介護保険法の一部改正で**介護予防・日常生活支援総合事業**が始まり，その中の一般介護予防事業に「**地域リハビリテーション活動支援事業**」が取り入れられた．リハビリテーション専門職などを生かした介護予防の機能強化がはかられており，言語聴覚士も積極的に関与することが望まれている．

引用文献
1) 地域包括ケア研究会：地域包括ケア研究会報告書．pp14-17，2016年3月
2) 地域包括ケア研究会：地域包括ケア研究会報告書．pp4-6，2013年3月

B 医療関連のシステムと制度

1 医療保険制度

a 医療保険制度とは

国民が健康で文化的な最低限度の生活を営むためには，病気やけがになったときに医療の提供によって速やかに元の生活に復帰することが必要となる．そのためには，すべての国民が等しく水準の高い医療を受けることができる制度が必要となる．また，高額の医療費の支払いが生じても生活が破綻することがないようにしなければならない．そのような目的のためにあるのが，医療保険制度である．保険料は国・市区町村，事業所（雇用

表 2-2　医療保険の種類

		保険者	対象者
健康保険	政府管掌健康保険（協会けんぽ）	全国健康保険協会	職場に勤める人を対象とする職域保険（被用者保険）
	組合管掌健康保険（組合健保）	各健康保険組合	
船員保険		全国健康保険協会	
共済組合	国家公務員共済組合	各省庁国家公務員共済組合	
	地方公務員共済組合	各地方公務員共済組合	
	私立学校教職員共済組合	私立学校教職員共済組合	
国民健康保険		各市区町村 国民健康保険組合	被用者保険に加入していない個人事業主，自営業者
後期高齢者医療		後期高齢者医療広域連合	75歳以上の後期高齢者

者）および被保険者（被用者）が負担し，その財源で医療サービスを提供する．

b 医療保険の種類

医療保険には，**被用者保険**と**国民健康保険**がある（表2-2）．後期高齢者に対しては後期高齢者医療制度によって医療が提供される．また，生活保護法，障害者総合支援法などの公費による医療の提供もある．

被用者保険は，労働者（被保険者）とその被扶養者の業務外の事由による疾病，負傷もしくは死亡に関して保険給付を行うものである．被用者保険には，中小企業の労働者とその家族が加入する全国健康保険協会が保険者である政府管掌健康保険（協会けんぽ），従業員700人以上の企業の健康保険組合や複数の企業が共同で設立する健康保険組合が保険者となる組合管掌健康保険（組合健保）がある．このほかに，船員保険，共済組合，日雇特例被保険者の保険がある．業務上の事由や通勤による労働者の負傷，疾病，障害，死亡などに対しては，労働者災害補償保険（労災保険）で必要な保険給付が行われる．労災保険は，事業所単位で加入するものである．

地域保健である国民健康保険の被保険者は，市区町村に住所をもつ者で，他の保険の被保険者と被扶養者や生活保護の受給者以外のすべてである．保険者は，市町村と特別区であったが2018年より都道府県も加わった．また，医師，歯科医師，薬剤師，弁護士など同業者がつくる国民健康保険組合もある．

2008年4月以降，75歳以上の後期高齢者は**後期高齢者医療制度**により保険給付を行うこととなった．同制度は後期高齢者本人の保険料，国民健康保険と被用者保険からの支援金，公費負担を財源としている．

わが国の医療保険制度は，すべての国民が何らかの公的医療保険に加入する皆保険制度であること，現金給付ではなく医療（診察，治療，投薬，入院など）という現物給付制度であること，患者の意思により自由に受診する医療機関を選択できるフリーアクセスであることが特徴である．ただし，傷病手当金，出産育児一時金，移送費，埋葬料は現金給付となっている．

2　医療提供システム

a 保険医療制度

保険医療は，保険医療機関において「保険医療機関及び保険医療養担当規則」および診療報酬の規定[1]に沿った医療を保険医によって提供される．保険医療機関は，健康保険法などで規定され

ている療養の給付を行う病院，診療所である．

保険医療機関が提供した医療サービスの対価は，中央医療社会保険医療協議会で審議し，その結果に基づいて厚生労働大臣が定めた診療報酬として保険者から支払われる．したがって，保険医療機関で提供される医療は，2年ごとに改定される診療報酬に規定されたものとなる．患者の自己負担は，現役ならびに現役並み所得者は3割で（70～74歳は2割，75歳以上は1割），1か月の負担額が一定額を超えた場合は**高額療養費制度**で超えた額の一部または全部を医療保険から償還する．診療報酬表以外の医療は自由診療となり，費用は自己負担となる．

平成30年度に診療報酬上定められた医療の内容は基本診療料と，特掲診療料として医学管理，在宅医療，検査，画像診断，病理診断，投薬，注射，輸血・血液製剤，処置，手術，麻酔，リハビリテーション，精神科専門療法，食事療養がある．

医療提供施設は，医療法で病院，診療所，介護老人保健施設，介護医療院，調剤を実施する薬局その他の医療を提供する施設と定められている．同法では病床の種別として精神病床，感染症病床，結核病床，療養病床，一般病床があげられている．さらに，医療介護総合確保推進法の成立を受け，病床の機能を明確化するために療養病床と一般病床を有する病院または診療所は病床機能を報告する制度が始まった．病棟ごとに各病棟の病床機能を高度急性期機能，急性期機能，回復期機能，慢性期機能として報告することとなった．

言語聴覚士は，病院・診療所でリハビリテーション科，耳鼻咽喉科，小児科，形成外科，歯科などに勤務している．所属する診療科によって，リハビリテーションだけでなく耳鼻咽喉科的検査，臨床心理・神経心理検査などの一部を実施している．

b 言語聴覚療法の提供

高度急性期・急性期病院，回復期病棟，地域包括ケア病棟に入院した言語聴覚障害や摂食嚥下障害のある患者は，効果的なリハビリテーションが

表2-3 診療報酬におけるリハビリテーション料（平成30年度）

- 心大血管疾患リハビリテーション料
- 脳血管疾患等リハビリテーション料＊
- 廃用症候群リハビリテーション料＊
- 運動器リハビリテーション料
- 呼吸器リハビリテーション料
- リハビリテーション総合計画評価料＊
- リハビリテーション総合計画提供料＊
- 目標設定等支援・管理料＊
- 摂食機能療法（1日につき）＊
- 視能訓練（1日につき）
- 難病患者リハビリテーション料（1日につき）
- 障害児(者)リハビリテーション料（1単位）＊
- がん患者リハビリテーション料（1単位）＊
- 認知症患者リハビリテーション料（1日につき）＊
- リンパ浮腫複合的治療料
- 集団コミュニケーション療法料（1単位）＊

＊は言語聴覚療法に関連するリハビリテーション料

提供され，できる限り速やかに退院して地域で自立した生活を営むことが求められている．また，多くの療養においても言語聴覚療法が提供されている．

在宅患者に対しては，病院，診療所で外来リハビリテーションと訪問リハビリテーションが提供されている．外来リハビリテーションは，退院後も継続してリハビリテーションを提供することが必要で，かつ通院可能な患者に対して実施される．訪問リハビリテーションは，在宅で療養を行っている患者で通院が困難な患者に対して実施される．介護保険においても通所リハビリテーションと訪問リハビリテーションが実施されており，介護保険の要支援・要介護者は介護保険による提供が優先される．

診療報酬上に規定されてリハビリテーション料は，**疾患別リハビリテーション**を中心として規定されている(表2-3)．心大血管疾患リハビリテーション料，脳血管疾患等リハビリテーション料，廃用症候群リハビリテーション料，運動期リハビリテーション料または呼吸器リハビリテーション料については，最も適当な区分1つに限り算定できる．また，各リハビリテーションにおいて**標準**

表2-4 算定日数の上限の除外対象患者（平成30年度）

- 失語症，失認および失行症の患者
- 高次脳機能障害の患者
- 重度の頸髄損傷の患者
- 頭部外傷および多部位外傷の患者
- 慢性閉塞性肺疾患（COPD）の患者
- 心筋梗塞の患者
- 狭心症の患者
- 軸索断裂の状態にある末梢神経損傷（発症後1年以内のものに限る）の患者
- 外傷性の肩関節腱板損傷（受傷後180日以内のものに限る）の患者
- 回復期リハビリテーション病棟入院料を算定する患者
- 回復期リハビリテーション病棟において在棟中に回復期リハビリテーション病棟入院料を算定した患者であって，当該病棟を退棟した日から起算して3か月以内の患者（保険医療機関に入院中の患者，介護老人保健施設または介護医療院に入所する患者を除く）
- 難病患者リハビリテーション料に規定する患者（先天性または進行性の神経・筋疾患の者を除く）
- 障害児（者）リハビリテーション料に規定する患者（加齢に伴って生じる心身の変化に起因する疾病の者に限る）
- その他心大血管疾患，脳血管疾患等，運動器，呼吸器の各リハビリテーションの対象患者または廃用症候群リハビリテーション料に規定する患者であって，リハビリテーションを継続して行うことが必要であると医学的に認められるもの
- 先天性または進行性の神経・筋疾患の患者
- 障害児（者）リハビリテーション料に規定する患者（加齢に伴って生じる心身の変化に起因する疾病の者を除く）

心大血管疾患リハビリテーション料，脳血管疾患等リハビリテーション料，廃用症候群リハビリテーション料，運動器リハビリテーション料および呼吸器リハビリテーションに規定される算定日数の上限の除外対象患者を示す．

表2-5 脳血管疾患等リハビリテーション料の対象患者（平成30年度）

1. 脳梗塞，脳出血，くも膜下出血その他の急性発症した脳血管疾患またはその手術後の患者
2. 脳腫瘍，脳膿瘍，脊髄損傷，脊髄腫瘍その他の急性発症した中枢神経疾患またはその術後の患者
3. 多発性神経炎，多発性硬化症，末梢神経障害その他の神経疾患の患者
4. パーキンソン病，脊髄小脳変性症，その他の慢性の神経疾患の患者
5. 失語症，失認および失行ならびに高次脳機能障害の患者
6. 難聴や人工内耳植込手術などに伴う聴覚・言語機能の障害を有する患者
7. 顎・口腔の先天性異常に伴う構音障害を有する患者
8. 舌悪性腫瘍などの手術による構音障害を有する患者
9. リハビリテーションを要する状態の患者であって，一定程度以上の基本動作能力，応用動作能力，言語聴覚能力および日常生活能力の低下をきたしているもの〔ただし，心大血管疾患リハビリテーション料，廃用症候群リハビリテーション料，呼吸器リハビリテーション料，障害児（者）リハビリテーション料またはがん患者リハビリテーション料の対象患者に該当するものを除く〕

算定日数が決められている．治療を継続することで状態の改善が期待できると医学的に判断された場合には，標準算定日数を超えて算定できる（表2-4）．疾患別リハビリテーション料の点数は，20分以上個別療法として訓練を行った場合を**1単位**とし，算定する．

言語聴覚士にとって重要な脳血管疾患等リハビリテーション料，廃用症候群リハビリテーション料，摂食機能療法，集団コミュニケーション療法料について以下に説明する．なお歯科においても，脳血管疾患等リハビリテーション料，廃用症候群リハビリテーション料，障害児（者）リハビリテーション料，がん患者リハビリテーション料，集団コミュニケーション療法料が算定できる．

1）脳血管疾患等リハビリテーション料

対象患者は表2-5に示すとおりである．医師の指導監督のもと，理学療法士，作業療法士または言語聴覚士の監視下に行われたものについて算定することができる．また，**施設基準**によって脳血管疾患等リハビリテーション料（Ⅰ）～（Ⅲ）に区分され，各区分の点数は異なる．区分は医師，専従常勤理学療法士，専従常勤作業療法士，専従常勤言語聴覚士の配置基準，機能訓練室，設備などについての違いによって定められている．

2）廃用症候群リハビリテーション料

対象となる患者は，急性疾患などに伴う安静による廃用症候群であって，一定程度以上の基本動

作能力，応用動作能力，言語聴覚能力および日常生活能力の低下をきたしているものである．

3）摂食機能療法

摂食機能障害を有する患者に対して，医師または歯科医師もしくは医師または歯科医師の指示のもとに言語聴覚士，看護師，准看護師，歯科衛生士，理学療法士または作業療法士が1回につき30分以上訓練指導を行った場合に限り算定する．

摂食機能障害者とは，①発達遅滞，顎切除および舌切除の手術または脳血管疾患などによる後遺症により摂食機能に障害があるもの，②内視鏡下嚥下機能検査または嚥下造影によって他覚的に嚥下機能の低下が確認できるものであって，医学的に摂食機能療法の有効性が期待できるものである．また，医師または歯科医師の指示のもとに言語聴覚士，看護師，准看護師または歯科衛生士が行う嚥下訓練は，摂食機能療法として算定する．さらに，経口摂取回復促進加算は，常勤言語聴覚士が1名以上配置されていることなどの施設基準に適合している保険医療機関において算定できる．

4）集団コミュニケーション療法料

脳血管疾患等リハビリテーション料または障害児（者）リハビリテーション料の施設基準に適合している保険医療機関であって，医師または医師の指導監督のもとで言語聴覚士が複数の患者に対して訓練を行った場合に算定できる．算定対象は，脳血管疾患等リハビリテーション料，廃用症候群リハビリテーション料または障害児（者）リハビリテーション料を算定する患者のうち，1人の言語聴覚士が複数の患者に対して訓練を行うことができる程度の症状であって，特に集団で行う言語聴覚療法である集団コミュニケーション療法が有効であると期待できる患者である．実施単位数については，集団コミュニケーション療法3単位を疾患別リハビリテーション1単位とみなす．

引用文献

1) 厚生労働省：診療報酬の算定方法の一部を改正する件（告示）．平成30年厚生労働省告示第43号．2018

C 介護関連のシステムと制度

1 介護保険制度

a 介護保険制度の理念

日本における高齢者福祉の流れをみると，1960年代には老人福祉法の制定（1963年），特別養護老人ホームの創設やホームヘルパーの法制化があった．1980年代には老人保健法の制定（1982年），ゴールドプランの策定（1989年）があり急速な高齢化に伴い，1994年には新ゴールドプランが策定された．そして1997年に介護保険法が成立し，2000年4月に介護保険制度がスタートした．

介護保険制度は，加齢に伴って生じる心身の変化に起因する疾病などにより要介護状態となり，介護，機能訓練，看護，療養上の管理，その他の医療を必要とする者などに必要な保健医療サービスや福祉サービスを提供するための制度である．要介護状態になった者の尊厳が保持され，その有する能力に応じて自立した日常生活を営むことができるよう，国民の共同連帯の理念に基づいて設立されたものである．

b 介護保険制度の仕組み

介護保険制度の運営主体である保険者は市区町村であり，介護サービスを利用できる被保険者は**第1号被保険者**が65歳以上の高齢者で，**第2号被保険者**が40～64歳の医療保険加入者である．第1号被保険者は要介護（支援）状態と認定されれば介護保険サービスの提供を受けることができる．第2号被保険者は，要介護（支援）状態が末期がん・関節リウマチなどの加齢に起因する疾病（特

定疾病，表 2-34 ➡ 81 頁)による場合にのみ介護保険サービスを受けることができる．第 1 号被保険者になると介護保険被保険者証が市区町村から交付される．第 2 号被保険者は要介護(要支援)認定を受けようとする人が申請することにより交付される．

介護保険制度の財源は，都道府県負担金と市区町村負担金が 12.5％ずつ，国庫負担金が 25％の計 50％が公費からなり，残りの 50％は第 1 号被保険者と第 2 号被保険者から徴収された保険料からなっている．第 1 号被保険者の保険料は原則として年金から天引きして市区町村が徴収する．保険料は保険者である市区町村が 3 年ごとに設定し，また被保険者の負担能力に応じて段階別に設定している．第 2 号被保険者の保険料は，医療保険の各保険者が医療保険の保険料と合わせて徴収する．保険料は，全国の介護給付費総額の見込み額から被保険者 1 人あたりの保険料を計算し，国が毎年定める．

c 介護報酬

介護サービスが提供されたときに，サービス事業者は介護報酬を受けとる．この報酬額は各サービスごとに単位数で設定されており，3 年ごとに**社会保障審議会(介護給付費分科会)**の意見を受け，厚生労働大臣が定める．

要介護認定を受けた被保険者(利用者)は介護(介護予防)サービス計画書(**ケアプラン**)に基づきサービス事業者からサービスの提供を受ける．事業者は，提供したサービスごとに設定された介護報酬を利用者による負担と保険者からの介護給付などの支払いで受けとる．利用者負担は原則 1 割で，現役並み所得の第 1 号被保険者は 2 割，特に所得の高いものは 3 割となる．ただし，月の利用者負担額が一定の額を超えた場合は超えた分が介護保険から償還される高額介護サービス費，高額介護予防サービス費の制度がある．また，医療費との合算額が年額で限度額を超えた場合は高額医療・高額介護合算制度がある．

2 介護保険サービス提供システム

介護サービスを受けようとする被保険者は，要介護(要支援)者に該当することおよびその該当する要介護(要支援)状態区分について市区町村の認定を受けなければならない．

a 要介護認定

被保険者から要介護認定などの申請があったときは，市区町村の認定調査員によって全国共通の認定調査票により心身の状況調査(認定調査)が行われる．また，主治医に対して身体上または精神上の障害の原因である疾病または負傷の状況などについて意見を求める．状況調査報告書と主治医意見書に基づいてコンピュータ判定(一次判定)が行われたのち，保健・医療・福祉の学識経験者により構成される介護認定審査会で，一次判定の結果と主治医意見書などに基づき審査判定(二次判定)を行い，結果を市区町村に通知する．市区町村は通知された認定審査会の審査および判定の結果に基づき要介護(要支援)認定を行い，その結果を被保険者に通知する．おおむね申請から 30 日以内で通知されることとなっている．審査に不服がある場合は，60 日以内に不服申し立てを行う．要介護認定の有効期間は，新規認定の場合は原則 6 か月，更新認定の有効期間は原則 12 か月である．要支援更新認定の有効期間は，原則として 12 か月である．

要介護認定における要介護状態区分は，要支援 1，2，要介護 1～5 の 7 段階であり(表 2-35 ➡ 81 頁)，自立と判定されると非該当となる．この要介護度は，直接生活介助，間接生活介助，BPSD(行動・心理症状)関連行為，機能訓練関連行為，医療関連行為の 5 分野について，要介護認定等基準時間を算出し，その時間と認知症加算の合計をもとに判定される．要介護認定等基準時間は，実際に家庭で行われる介護時間とは異なり，あくまでも介護サービスの必要度をはかる「ものさし」としての時間である．

要介護状態とは，身体上または精神上の障害があるために，日常生活における基本的な動作の全部または一部について，一定の期間にわたり継続して，常時介護を要すると見込まれる状態である．要支援状態とは，要介護状態の軽減あるいは悪化の防止のための支援を要する状態，または一定期間継続して日常生活に支障があると見込まれる状態である．

b 介護サービス利用の流れ

要介護（要支援）の認定を受けた者は，介護（介護予防）サービス計画書（ケアプラン）の作成後に介護サービスの提供を受けることができる．ケアプランには，居宅サービス計画書，施設サービス計画書，介護予防計画書がある．ケアプランは，本人・家族の希望，介護度からの支給上限額，地域の介護資源を考慮して介護支援専門員（ケアマネジャー）と相談して作成する．

要介護1〜5の該当者は介護給付で施設サービス，居宅サービス，地域密着型サービスの提供を受ける．要支援1，2の該当者は，地域包括ケアセンターに介護予防サービス計画（介護予防ケアプラン）の作成を依頼し，介護予防サービスと地域密着型介護予防サービスの提供を受ける．

計画書作成に重要な役割を果たす「**介護支援専門員**」とは，要介護者等が自立した日常生活を営むのに必要な援助に関する専門的知識および技術を有するものとして介護支援専門員証の交付を受けた者であり，要介護者，要支援者からの相談に応じ，要介護者等の心身の状況などに応じた適切なサービスを利用できるようサービス提供事業者などとの連絡調整などを行う．介護支援専門員証の交付を受けて介護支援専門員となるためには，介護支援専門員実務研修受講者試験に合格したのち，研修を修了しなければならない．試験の受験資格は，保健・医療・福祉にかかわる法定資格保有者または生活相談員などの相談援助業務従事者であって，定められた実務経験期間を満たした者である．

c 介護保険のサービスの内容

介護サービスには，都道府県・政令指定都市・中核市が責任をもつサービスと市区町村が責任をもつサービスがある．都道府県・政令指定都市・中核市が責任をもつ介護給付によるサービスには，訪問介護，訪問看護，訪問リハビリテーションなどの「訪問系サービス」，通所介護，通所リハビリテーションなどの「通所系サービス」，短期入所サービス，居宅介護支援，介護老人福祉施設，介護老人保健施設，介護医療院における「施設サービス」がある．介護予防サービスとしては，介護予防訪問介護や訪問看護，訪問リハビリテーションなどの訪問サービス，通所サービス，短期入所サービスがある．

中重度の要介護者や認知症になっても無理なく在宅生活を維持できるように市区町村が責任をもつ地域密着型介護サービスが，2006年の改正で導入された．このサービスには，定期巡回・随時対応型訪問介護看護，夜間対応型訪問介護，認知症対応型通所介護，認知症対応型共同生活介護（グループホーム），小規模多機能型居宅介護，地域密着型特定施設入居者生活介護，複合型サービスなどがある．地域密着型介護予防サービスには，介護予防認知症対応型通所介護，介護予防小規模多機能型居宅介護および介護予防認知症対応型共同生活介護などがある．

d 介護予防・日常生活支援総合事業

介護予防・日常生活支援総合事業は，市区町村が被保険者の要介護状態などの予防または軽減もしくは悪化の防止および地域における自立した日常生活の支援のための施策を総合的かつ一体的に行うため，地域支援事業として行われるものである．要支援者と介護予防・生活支援サービス事業対象者は，介護予防・日常生活総合事業を受けることができる．一般介護予防事業の**地域リハビリテーション活動支援事業**は，地域における介護予防の取り組みを機能強化するために，通所，訪問，

地域ケア会議，サービス担当者会議，住民運営の通いの場などへのリハビリテーション専門職などの関与を促進する事業である．

D 福祉関連のシステムと制度

音声言語聴覚障害のある人を対象とする公的な福祉制度は現在のわが国ではまだ拡充の途上にある．しかし，障害をもって地域で安心して生活していくためには福祉関連システムを上手に利用することが重要である．音声言語聴覚障害がある人の最も身近で支援する立場にある言語聴覚士は，福祉制度とシステムについて熟知し，障害のある人と家族にその知識を伝え，有効な利用を勧める必要がある．本項では，現在のわが国における福祉関連のシステムと制度について解説する．

1 障害者福祉制度の概略

わが国において障害のある人に関係する最も基本となる法律は**障害者基本法**（1970年制定）である．障害には，身体障害，知的障害，精神障害の3つが規定されている．2018（平成30）年版の障害者白書[1]によるとわが国の障害児・者の総数は知的障害者が74万1千人，身体障害者が392万2千人，精神障害者が392万4千人である．2004（平成16）年の改正で障害を理由とする差別の禁止が追加された．本法の主たる目的は「障害のある人のために障害者施策を計画的に推進すること」および「障害のある人の自立」と「社会，経済，文化，あらゆる分野への活動に参加することを国，地方公共団体に義務づけること」である．

障害者福祉サービスは行政による**措置決定**をもとに提供されていたが，2003年には利用者が施設や事業者を選び，契約を交わしてサービスが提供される**支援費制度**に代わった．さらに2006年には年齢や障害種別ごとに縦割りに提供されてきたサービスを一元化するために**障害者自立支援法**が施行された．2012年には「**障害者の日常生活及び社会生活を総合的に支援するための法律（障害者総合支援法）**」となり（2013年4月1日施行），現在の日本の福祉サービス提供体制を支えている．

a 障害者総合支援法

障害者総合支援法の基本理念は，「**日常生活・社会生活を支援することによって障害のある人の社会参加の機会を確保すること**」「**地域社会において障害のない人と共生すること**」「**社会的障壁の除去に資すること**」，などを総合的かつ計画的に行うことである．

「制度の谷間」でサービスが受けられなかった人を減らすため障害者の範囲を広げ，**難病なども対象**とすることとなった．

サービスは障害の多様な特性や心身の状態に応じて必要とされる標準的な支援の度合いを総合的に示す「**障害者支援区分**」[2]に応じて提供される．

本法の**自立支援給付**のサービスには介護給付，訓練等給付，地域相談支援給付，自立支援給付，計画相談支援給付，補装具，がある．**介護給付**は入浴・排泄・食事支援，創作活動や生産活動の機会を提供する．**訓練等給付**は自立訓練（機能訓練，生活訓練），就労移行支援，就労継続支援などの提供を行う．**失語症を含む高次脳機能障害も訓練等給付の対象**であるが，2015年の時点ではまだ利用率は低い[3]．補装具には車椅子などのほか，補聴器，重度障害者用意思伝達装置も含まれている．また，市区町村は地域特性や利用者の状況を踏まえて相談支援や地域活動支援などを行う**地域生活支援事業**を行うこととなっている．この事業の中には障害者に対する理解を深めるための研修や啓発を行う事業や**意思疎通支援を行う者を養成する事業**などがある．

障害者施策を段階的に講じるため，法の施行3年後を目途として，「常時介護を必要とする障害者に対する支援」「障害者区分と支給決定」「成年後見人の利用促進」「精神障害者・高齢者への支援の

あり方について」など5項目の検討事項が設定された．言語聴覚士に最も関係が深いのは，この中の「**手話通訳等を行う者の派遣その他の聴覚，言語機能，音声機能その他の障害のため意思疎通を図ることに支障がある障害者等に対する支援の在り方**」の検討である．これまでは視覚障害，聴覚障害，盲ろう者のみを対象としていた制度で，**新たに失語症などのコミュニケーション障害者も支援**することが検討されることとなった．

2013年には「**失語症の人の生活のしづらさに関する調査**」[4]が，2015年には「**障害者支援状況等調査研究事業：意思疎通を図ることに支障がある障害者に対する支援の在り方に関する研究**」[5]が行われ，失語症のある人が日常生活の意思疎通に困難さを感じている割合が高いこと，意思疎通支援者の派遣サービスが望まれていること，家族が介護で疲労し，大きなストレスを感じていること，現状では自治体で失語症のある人を対象とする意思疎通支援事業がほとんど行われていないことなどが明らかになった．これらの調査を受け，2016年には広く一般の人々を対象に，意思疎通が困難な失語症者に対しコミュニケーションを支援する者（**意思疎通支援者**）を全国一律で養成することを目指すこととなった．厚生労働省社会・援護局障害福祉部に「**失語症者向け意思疎通支援者養成カリキュラム検討会**」が設けられ，2018年度より都道府県必須事業として支援者養成を行うことを目標に検討が行われた．

2 障害者手帳

障害者手帳には**身体障害者手帳，療育手帳，精神障害者保健福祉手帳**の3種類がある．障害者手帳を取得することで，各種税金や公共料金の控除や減免，公営住宅入居の優遇，障害の種類や程度に応じたさまざまな福祉サービス提供が受けられる（サービスの種類は自治体によって異なる）．

障害者福祉サービスを受けるにあたって，身体障害者手帳取得者以外は障害者手帳をもっている

表2-6 音声機能，言語機能又はそしゃく機能の障害（含失語症）

	該当する疾患・障害
音声機能喪失	無喉頭など
言語機能喪失	聾唖，失語症など
音声機能又は言語機能の著しい障害	喉頭の障害など構音器官の障害等によるもの，中枢性疾患によるものなど
そしゃく機能の喪失	経管栄養以外に栄養摂取の方法がないそしゃく，嚥下機能の障害
そしゃく機能の著しい障害	重症筋無力症，延髄機能障害，外傷・腫瘍などによる顎・咽頭・喉頭の欠損など

ことが必須要件にはなっていない．また，介護保険のサービスと重複する場合には介護保険が優先されるが，利用者の状況に応じて，併用できる場合もある．失語症者が障害者福祉の分野で機能訓練事業を受けられる可能性についても検討されている[6]．

a 身体障害者手帳

身体障害者手帳には，「視覚障害」「聴覚又は平衡機能の障害」「**音声機能，言語機能又はそしゃく機能の障害**」「肢体不自由」など9つの障害が申請対象となっており，障害の程度などで7つの障害程度等級に分けられて，6級以上で手帳が交付される．「**音声機能，言語機能，又はそしゃく機能の障害（含失語症）**」(表2-6)は身体障害者手帳の申請対象であり，失語症は3級と4級のみが規定されている（**失語症以外の高次脳機能障害は行政上精神疾患**とされ，精神障害者保健福祉手帳の申請対象）．2つ以上の障害が重複する場合にはそれぞれの障害の合計指数に応じて等級が認定されるので，身体機能障害と失語症などが重複している場合にはそれぞれを認定してもらうことで等級が上がることがある．聴覚障害は2，3，4，6級がある．

身体障害者手帳の判定診断書作成に際しては現症として必要な検査の所見を記載することとなっ

ており，音声・構音障害であれば発声機能，構音の状態，失語症であれば標準失語症検査（standard language test of aphasia：SLTA）の所見などを記載することが望ましいとされている．

3 障害年金

年金に加入している人がけがや病気をしたときには障害年金が支払われる場合がある．障害認定日（初診日から1年6か月が経過したとき，またはそれ以前で症状が固定したとき）に法令に定める障害の状態にあるか，65歳に達するまでの間に障害の状態になったときに受給できる．**申請には医師の診断書と病歴・就労状況等申立書などが必要**になる．**障害年金の等級は障害者手帳の等級とは異なっている**のが注意すべき点である．1級は他人の介助を受けなければほとんど生活できない状態，2級は日常生活が非常に困難な状態で労働によって収入が得られにくい状態，3級は労働が著しい制限を受けるかまたは労働に著しい制限を加えることを必要とする状態である．

若年者が中途障害で音声・言語・聴覚障害（特に失語症を含む高次脳機能障害）となると復職がほかの身体機能障害より困難であり，障害年金が受給できるかどうかは障害のある人と家族にとって大きな問題となることを知っておく必要がある．

4 障害者虐待防止法

障害者に対する虐待がその尊厳を害するものであり，自立や社会参加を著しく阻害するものであるという考えから，2012年10月1日より本法が施行された．

厚生労働省の調査によると1年間（2015～16年）に養護者による虐待で相談・通報を受けた件数は4,450件（事実が認められた事例は1,593件），障害者福祉施設従事者などによるもので2,160件（事実が認められた事例は339件）であった．

障害者福祉施設従事者などによる虐待行為の類型は，身体的虐待が58.1%と最も多く，次いで心理的虐待が41.0%，性的虐待が14.2%，経済的虐待が7.7%，放棄・放置が5.3%となっている．非虐待者の障害種別は知的障害が83.3%，身体障害が16.7%，精神障害が33%，精神障害が8.8%と報告されているが，これらは氷山の一角であることが推測される．また，自ら虐待を訴えることのできない言語障害の方々については特に周囲の人々が注意を払わなければならない．

5 障害者差別解消法

2016年4月1日に「障害を理由とする差別の解消の推進に関する法律」が施行された．本法では「不当な差別的扱いの禁止」と同時に「合理的配慮の提供」にも言及されている．コミュニケーションに障害があり，支援を求める人から何らかの配慮を求める意思表明があった場合にも，その実施が過重な負担でない範囲で社会的障壁を取り除くために**合理的配慮**が求められている点が画期的である．

6 障害者権利条約

障害者権利条約は，2006年に国連において採択され，2008年に発行された世界初の障害者に関する国際条約である．わが国は2007年に条約に署名している．本法は障害者の人権や基本的自由の享有を推進することなどを目的としている．この条約のために，政府は障がい者改革推進本部を設置し，障害者基本法改正，障害者総合支援法制定，障害者差別解消法および障害者雇用促進法の改正などが行われた．これらの法整備をもとに2014年に障害者権利条約が発効された．

7 情報アクセシビリティ

障害者総合支援法の地域生活支援事業においては，障害のある人がさまざまな情報通信技術を

使って情報通信の活用によるメリットを十分に享受することを目指している．現在，通信機器メーカーなどでは障害児者が情報にアクセスしやすくなるための新規の技術革新に取り組んでいる．音声言語聴覚障害にかかわる職種としては「**障害があっても情報にアクセスしやすく，社会参加がしやすくなるためにどのような機器が開発されることが望ましいか**」という課題の検討にも取り組まなければならない．

わが国では障害者権利条約締結を契機に，さまざまな障害者施策を行おうとしている．音声言語聴覚障害者は自らの意思を伝達すること，周囲の情報を得ることが困難な場合が多く，これらの社会情勢を知りにくく，意見も述べにくい．また，見えない障害であるために社会に理解されにくい．

わが国で起こっているこれらの障害者施策の改正が音声言語聴覚障害のある人にとってもよいものとなるよう，言語聴覚士は障害者関連の法令にも目を向け，目の前にいる障害のある人が不利益を被らないようにしなければならない．

引用文献

1) 内閣府：平成30年版障害者白書．2018
2) 障害者福祉研究会（編）：障害者総合支援法障害支援区分認定ハンドブック．中央法規出版，2015
3) 八島三男，他：「失語症を含む高次脳機能障害がある方の就労に関するアンケート調査」結果報告書．日本失語症協議会，pp9-16，2015
4) 八島三男，他：失語症の人の生活のしづらさに関する調査．全国失語症友の会，pp30-59，2013
5) 園田尚美，他：意思疎通を図ることに支障がある障害者等に対する支援の在り方に関する研究．平成27年度障害者支援状況等調査研究事業報告書．みずほ情報総研，pp40-46，2016
6) 上杉由美，他：失語症者のニーズに対応した機能訓練事業所の効果的・効率的な運営の在り方に関する調査研究．平成28年度障害者総合福祉推進事業指定課題17．日本失語症協議会，pp103-108，2017

表2-7　インフォーマル支援・フォーマル支援の具体例

インフォーマル支援	フォーマル支援
・家族 ・近隣の人 ・友人・知人 ・自治会・老人クラブ・婦人会など ・民生委員 ・生活協同組合などの非営利団体などの制度に基づかないサービス ・趣味のサークル ・民間のジムや教室 ・民間の営利目的の支援	・介護保険（介護予防）サービス ・市区町村が実施する福祉保健サービス ・市区町村が実施する住宅関連サービス ・地域包括支援センターの制度に基づくサービス ・社会福祉協議会やNPOなどの制度に基づくサービス ・年金・生活保護制度の所得補償 ・人権や公正を守るサービス ・医療保健サービス

E インフォーマル支援

1 インフォーマル支援とは

地域のシステムの中には，これまで述べられた医療保険制度・介護保険制度・福祉制度などの法律や制度に基づいた公的支援（**フォーマル支援**）のほかに，制度に基づかない**インフォーマル支援**もある．具体的には表2-7に示すようなものがあり，地域包括ケアシステムでいわれている自助・互助・共助を支えるシステムであるともいえる．

インフォーマル支援は，フォーマル支援では不足するところを埋めるものであるが，どちらにもプラス面・マイナス面がある（表2-8）．

フォーマル支援は，公的支援であることから，制度の中で決められたサービスであり，制度が変わらない限りサービスの提供は安定しており，経済的な負担の度合いも決まっている．担当する専門家が決まっていることから比較的サービスの質も期待できる．また，何か事故や不適合があったときの責任や処理が明らかであるという利点がある．しかし，その反面，サービスを受ける側の希望どおりに制度を変えることはできないので，フ

表2-8 インフォーマル支援とフォーマル支援のプラス面・マイナス面

	プラス面	マイナス面
インフォーマル支援	・提供されるサービスに決まりが少なく，柔軟な内容であることが多い． ・サービスを，家族全体を対象に受けることも可能であることが多い． ・サービスにおける料金の体系がさまざまである．公的サービスより安価なことがある．	・団体の経済的な基盤がサービスの提供に容易に影響することから，不安定なことがある． ・サービスの提供をするスタッフに高い専門性を期待できないことがある． ・責任が明確でないことがある．
フォーマル支援	・安定的なサービスを連続して受けられる． ・専門性が高い． ・サービスにおける経済的な負担が地域の中では一定である． ・責任が明確である．	・サービスがある程度決まっていて変化が少ない． ・公的なサービスは宣伝がなく申請がないと受けられない． ・利用に際して利用資格があり，面倒な手続きがあることが多い． ・サービスを受ける内容や期間などに制限がある．

レキシブルな対応は難しい．また，積極的な宣伝をしないので情報を自分で探すか周囲から受け取る必要があり，希望するサービスを受ける資格に合わないこともある．

一方，インフォーマルな支援は支援する対象に応じた内容が決まることから，フレキシブルな対応ができる．しかし，団体によっては経済的なことや人員不足などの理由からサービスの供給が安定しない可能性もあり，専門的なサービスでない場合もある．地域に生活する人たちにとっては，このようなフォーマルなサービスとインフォーマルなサービスの双方があり，状況によって自由に選択できることが理想的である．

2 インフォーマル支援と地域の基盤

a 自治会・町内会など

自治会あるいは町内会は，市区町村内の一定の地域に住所を有する者の地縁に基づいて形成された団体をいう．住民相互の連絡，環境の整備，集会施設の維持管理など，良好な地域社会の維持および形成に資する地域的な共同活動を行っている．共同活動としては，祭りや運動会などの地域行事，文化活動，慶弔，防災・防火，社会福祉活動などがあり，行政機関への要望の窓口の役割も担っている．

独居老人や老老介護が増えるなど家族やコミュニティ機能の低下があるなか，人と人のつながりが希薄になっている傾向にあるが，住民の視点から支えていくためにもこういった自治のシステムは拡充していく必要がある．

b 社会福祉協議会

社会福祉協議会とは，社会福祉活動を推進することを目的とした民間の組織で，社会福祉法に基づき市区町村ならびに都道府県に設置されている．障害者，高齢者，子どもの各領域における福祉サービス，ボランティア活動，相談活動，市民活動への支援，災害時の支援などの活動を行っている．

c コミュニティセンター

防災・防犯や環境衛生など地域の問題をその地域の住民が自らの問題として解決する「まちづくり」のために設置された施設である．従来の公民館の「生涯学習の拠点」の考え方からの発展である．設置は行政であるが，管理運営は地域のコミュニティ協議会に委託された住民主体を目指した活動拠点である．

d ボランティア活動

ボランティア活動とは，基本的には無償で自分から進んで行う活動をいう．先に述べた社会福祉協議会や，市民団体，大学などの学校が主体となったボランティア活動があり，活動内容は，配食サービス，移送サービス，話し相手，介護施設での支援など多岐にわたる．

3 インフォーマル支援の利用

インフォーマル支援はどのようにしてつくられるのか．これには既存のシステムを利用する方法と，地域住民や行政，臨床家や企業などが協働して新しいシステムを作る方法がある．それぞれどのようなものがあるのか実例を示す．

a 既存のシステムの利用

サービスといっても，もともと地域にはさまざまな支援があるので，それに関する情報を集める．例えば，遠くに住む息子が毎週末に一人暮らしの父親を訪問することもインフォーマル支援である．

1）自治会，老人クラブ，婦人会，民生委員の利用

居住地にある自治会や老人クラブ，婦人会などの集まりなどがある．民生委員に見守りや話し相手になってもらうこともできる．

2）公民館での自主的なサークル

公民館や住民センターなどで行われている趣味のサークルを利用する．

3）ボランティアセンターなどのボランティア

見守り支援や安否確認，外出の付き添い，話し相手などさまざまな団体が多くのサービスを行っている．また，最近は高齢者を1日預かる制度外のサービスや食事会，お茶会などのサロン的な場所の提供なども増えている．

4）生活協同組合などの宅配業者による見守りサービス

生活協同組合や新聞，牛乳販売店などは，同じ曜日の同じ時間に宅配をしているため，そのことで定期的な安否確認ができるというサービスが生み出せる．

5）NPO法人などの互助サービス

有償ボランティアの一種でサービスに一定額の報酬を設定し，自分の必要な支援を受けるサービスがある．互助的なサービスもあり，元気なときに自分ができることを人に支援してポイントを貯蓄しておいて，それを自分が必要な支援に使えるシステムもある．

b 新しいシステムの構築

地域住民が住民同士，また行政や臨床家，企業などと連携して新しいシステムをつくる．

1）社会資源マップの作成

地域におけるさまざまな福祉資源をマップにして情報とする．

2）当事者や家族の会の設立

同じ障害や疾患のある当事者と家族のサポートグループをつくり，本人の通いの場になるとともに，家族の支援にも使える．

3）コミュニケーションパートナーの養成と派遣

失語症，発達障害，構音障害のある人たちに会話の時間を提供するコミュニケーションパートナーを養成し，必要な場所に派遣する．

4 インフォーマル支援の基盤となる理念

インフォーマル支援のために地域で考える際に，多職種間で連携して行うことが必要である．

そのためには近年の地域福祉でよく使われている用語や考え方について知ることが必須である．

a 地域におけるネットワーク構築における支援

地域包括支援ネットワークとは，「関係機関はもとより地域のサービス利用者や家族，サービス事業者，関係団体，成年後見関係者，民生委員，地域支え合いなどのインフォーマル支援の関係者，一般住民によって構成される人的資源からなる有機体」を指す[1]．そしてこのネットワーク構築の意義として，「ニーズ発見機能」「相談連結機能」「支援機能」「予防機能」がある．

また，このようなネットワークの構築に際しては次のような手順を踏むことが重要である．まずは地域特性を理解すること，次に地域の資源を把握すること，そして地域のネットワークを把握することである．これらの手順に沿って，地域住民組織を活用して行う方式，市民ボランティアを活用して行う方式，住民が参加したまちづくり方式があるとされ[2]，これらの方式はいずれもインフォーマルな支援体制のあり方が前提となっている．

b ハイリスク・アプローチとポピュレーション・アプローチ

ハイリスク・アプローチとは，何か問題を引き起こす集団の中からより高いリスクをもっている人に対して働きかけ，病気や問題を予防する方法である．この方法では問題の1つひとつに対してアプローチすることから時間的・人的に多くの力を要する．またハイリスクとは考えられていない集団にまったくリスクがないわけではなく，そういった潜在的なリスクを見逃すことになる．

そこで，近年は問題のあるなしにかかわらずある集団に対してアプローチすることで，その集団全体に対するリスクを軽減し，疾患や問題の発生を予防することができる**ポピュレーション・アプローチ**という方法が考えられるようになった．ポピュレーションアプローチは，メンタルヘルス，疾病予防などの保健活動でよく実践されている．

これらの2つのアプローチはどちらか1つでは効果が上がらないこともあり，実際には統合して用いることが必要である．

c エンパワーメント

エンパワーメントとは，社会や組織の構成員がその発展や向上に必要な力を自分で身につけることをいう．もともとは1950年代の米国で起こった社会運動から生まれたことばで，公民権運動，市民運動や先住民運動，女性運動などの分野で「社会的地位の向上」という意味で使われ，運動の理論的な枠組みになった．

わが国では2003年ごろから医療介護福祉分野でも使われるようになった．その人の能力は訓練や指導であとから付け加えられるものではなく，本人がもともともっているものであり，環境を整備したり条件を整えることで潜在的な能力を引き出せるような試みを考えるべきであるということである．この考え方が障害のある人の自立生活支援，セルフサポートグループ，ストレングスをみるという活動につながっていった．

インフォーマル支援を考える際にも，できないことをサービスで補うだけでなく，支援が必要な人のエンパワーメントを前提に適切な環境設定をすることが重要である．

d ストレングス

ストレングスな支援とは障害のある人のできないこと，欠点に注目するのではなく，意欲・才能や技能・意欲・願望があること・好んでやること・性格的によいところなどの潜在能力や資産・社会的資源・人間関係などの環境の強みに着目し，尊重することで支援をすることを指す．このことによって，障害のある人が主体となり，支援側と対等な関係を結び協働して問題を解決することができるとする概念であり，1970年代後半から米国のソーシャルワークで使われ始めた．このよ

うな考え方はICF（国際生活機能分類）でも使われている．臨床家はしばしば障害のある人のマイナス面に注目しがちで，プラス面を見逃すことがある．できること含めて評価すべきであろう．

先に述べたエンパワーメントと類似した概念だが，ストレングスは，エンパワーメントを実現するうえでの1つの方法であり，条件であるといえる．白澤は，「エンパワーメントとは，社会的に力が弱い利用者の立場に立って個々の潜在能力を引き出すことにあるが，その引き出す対象がストレングスである」[3]としている．

e 街づくりとコミュニティデザイン

地域福祉については，19世紀に経済学者のアーノルド・トインビーが，貧困問題の解決のために貧困層の人が暮らす地域に知識人が入って活動するセツルメント運動を始めた．この運動が現代の社会福祉協議会へとつながり，ソーシャルワークに発展した．また美術家として有名なウィリアム・モリスが起こしたアーツ＆クラフツ運動は，バウハウス，モダンデザインの動きから，住民が参加した建築・都市計画の流れにつながり，参加型デザイン，**街づくり**に発展し，これらの2つの近代の運動から，コミュニティデザインが生まれたといわれている．

ソーシャルワーク（社会福祉援助技術）には，3本の柱がある．つまり，個人を支援するケースワーク，集団を援助するグループワーク，そして地域の課題を解決することで個人や集団の生活の改善を目標とするコミュニティワークであり，これは街づくりの手法の1つである．

コミュニティデザインという考え方は1990年代にアメリカで提唱された．ハード面だけでなくソフト面もデザインの対象とすることでコミュニティを活性化させることを目標とする．住民参加型の街づくりは，行政がかかわることもあるが，地域の住民同士が対話を重ねながらシステムをつくっていく試みであり，実際に必要で効果のあるものになりやすいといえる．

引用文献
1) 長寿社会開発センター：地域包括支援センター業務マニュアル，2011
2) 福田あけみ：住民中心の地域ネットワークと構築方法．社団法人日本社会福祉士会地域包括支援センターにおける社会福祉士実務研修委員会（編）：地域包括支援センターのソーシャルワーク実践．p45, 中央法規出版，2006
3) 白澤政和（監修）：ストレングスに着目したケアプランの手引き．p14, 中央法規出版，2005

3 地域における連携

A 関連職種と言語聴覚士の役割

1 関連職種

地域において効果的に連携を進めていくためには，まず言語聴覚療法を受ける患者，利用者にどのような職種がかかわっているのか，それぞれの職種がどのような役割を果たすのかという基本的な知識をもっておく必要がある．他職種の専門性を把握しておくことで対象者の必要に応じて，迅速で適切な連携をはかることができる．

連携の対象となる職種を大別すると，医療分野，福祉分野，教育分野があり，それぞれの分野の中に複数の専門職が存在する．

医療分野では，医師，看護師，そして理学療法士，作業療法士，言語聴覚士のリハビリテーショ

表2-9 医療・福祉・教育にかかわる関連職種

資格	職務	法的根拠
医師	医療行為，保健指導を司り，関連職種に対して医療上の処方，指示を行う．	医師法（1948年）
歯科医師	歯科医療，保健指導を司るものと法で定める．口腔外科，補綴科，保存科，矯正科の4専門分野がある．	歯科医師法（1948年）
歯科衛生士	歯科予防処置，歯科診療補助および，歯科保健にかかわる指導などを行う．	歯科衛生士法（1948年）
看護師	患者，利用者に対する療養上の世話または診療の補助を行う．医療，保健，福祉機関などで幅広く勤務している．	保健師助産師看護師法（1948年）
保健師	乳幼児から高齢者まで，疾病の予防，QOLの維持向上に関する保健指導を行う．	
助産師	妊産婦，新生児の保健指導および主に女性にかかわる保健指導を行う．	
薬剤師	調剤，医薬品の専門家として，患者が安全かつ安心して医薬品を使用できるよう業務を行う．	薬剤師法（1960年）
理学療法士	身体障害に対し，運動を指導し基本的動作能力の回復，また電気刺激，温熱その他の物理療法を行う．	理学療法士及び作業療法士法（1965年）
作業療法士	日常生活の動作や手工芸，園芸などの作業活動を通して，身体と心の回復をはかるための作業療法を行う．	
言語聴覚士	言語，聴覚，音声，認知，発達，摂食嚥下にかかわる障害に対して，検査と評価を実施し，訓練・指導を行う．	言語聴覚士法（1997年）
視能訓練士	両眼視機能に障害のある者に対し，その両眼視機能の回復のための矯正訓練およびこれに必要な検査を行う．	視能訓練士法（1971年）
診療放射線技師	放射線を用いた検査および治療，ならびに必要な機器やシステムの管理などを行う．	診療放射線技師法（1951年）
臨床検査技師	血液，尿，髄液の測定，がん細胞を調べる検体検査，心電図や脳波などの生理学的検査を行う．	臨床検査技師等に関する法律（1971年）
臨床工学技士	集中治療室，手術室，心臓カテーテル検査室などで，生命維持管理装置の操作および保守点検を行う．	臨床工学技士法（1987年）
管理栄養士	健康維持，療養のため必要な栄養の指導，給食管理などを行う．	栄養士法（1947年）一部改正（1962年）
臨床心理士	精神的健康の回復・保持・増進を職務内容とする心理職専門家であるが国家資格としての職名ではない．	
公認心理師	心理職に関して「公認心理師」という国家資格が誕生することが法的に決定した．	公認心理師法（2015年）
社会福祉士	保健・医療（MSW），児童福祉，高齢者福祉，障害者福祉，行政，その他社会福祉業務全般を行う．	社会福祉士及び介護福祉士法（1987年）
精神保健福祉士	精神障害者の保健および福祉に関する専門的知識および技術をもって，相談支援を行う．	精神保健福祉士法（1997年）
介護福祉士	身体上または精神上の障害により日常生活に支障がある人の介護およびその介護者に対し介護に関する指導を行う．	社会福祉士及び介護福祉士法（1987年）
介護支援専門員	介護サービスの給付計画（ケアプラン）を作成し，ほかの介護サービス事業者との連絡，調整などを行う．	介護保険法（1997年）
ホームヘルパー（訪問介護員）	在宅者の食事，入浴，排泄などの身体介護と，外出支援などの移動介助，調理，洗濯，買い物などの生活援助を行う．	
保育士	児童の保育を担当し，また児童の保護者に対して保育に関する指導を行う．	児童福祉法（1999年）
学校教員	学校をはじめとする教育施設で教育・保育を行う．勤務する教育機関に応じた教員資格が必要である．	学校教育法（1947年）

ン職をはじめ，薬剤師，栄養士，歯科医師，歯科衛生士など多くの職種が連携して患者の治療にあたる．急性期から回復期への転院，在宅，社会復帰支援には社会福祉士があたり，在宅支援においてはケアマネジャーなど福祉分野の職種が多くかかわっている．また，小児の患者であれば教育分野の保育士や教員との連携が重要であり，対象者の年齢，生活のステージに即した支援が欠かせない．

言語聴覚障害児・者に何らかの形でかかわる可能性のある職種について，表2-9にそれぞれの職種の役割，法的根拠を示した．

2　訪問診療

病気や障害をもちつつも可能な限り住み慣れた地域で自分らしく過ごす**「生活の質」**を確保するために，訪問診療の果たす役割は大きい．訪問診療とは，通院が困難な患者に対し，病状に応じて医師が診療計画を立て定期的に患者の家を訪問して行う診療のことをいう．従来からあった急病などで患者や家族の要請を受けて患者の居宅に出向き診療を行う場合は往診といい，保険診療報酬では区別される．

訪問診療は，歯科，皮膚科，整形外科，眼科，泌尿器科，精神科，内科，耳鼻咽喉科，外科，脳神経外科，産婦人科，心療内科，小児科など多くの科で取り組み，連携がなされている．たとえば主治医である内科医が，患者の義歯の不適合について歯科医に診療を依頼するなど，必要に応じた**診療科間の連携**がなされる．リハビリテーションの分野でも小児から高齢者まで，理学療法士，作業療法士，言語聴覚士による**訪問リハビリテーション**の必要性が高まっている．さらに医療面での支援とともに，福祉・介護領域のケアマネジャーやホームヘルパーによる生活支援が在宅患者の大きな比重を占め，医療と福祉の連携が重要になっている．

3　言語聴覚士の役割

在宅支援が重要視されている社会情勢の中で，言語聴覚士の地域での活動要請も増えており，乳幼児期から高齢期まで，それぞれの年代で医療，福祉，教育にかかわる職種との連携が求められる．

乳幼児期から学齢期においては，先天性の障害，発達障害または後天性の障害に対して医療，福祉の領域に加えて，保育，教育の専門家との連携が必要である．言語聴覚士は言語機能，認知機能，発声発語機能，聴覚力，摂食嚥下機能などの評価結果を適切に関連職種に伝えるとともに各専門職からの情報を得て，対象児にとって最善の言語環境が整えられるように支援する．成人期から高齢期にかけては，生活の自立，家庭復帰，職場復帰など患者のゴールに応じて福祉，介護の各職種との連携が欠かせない．

B　連携の種類

地域における有効な支援のためには，単一の連携だけではなく，さまざまな職種，領域が多次元的に連携を繰り広げていく**多職種連携**が必要である．患者の発症から在宅への流れを考えると，急性期から回復期，維持期へと生活の場の安定へ向けて施設間の連携が欠かせない．

施設間の連携がうまくいくためには，各施設内の職種間の連携が緊密にとれて，次の施設への適切な情報交換がなされる必要がある．以下に，それぞれの連携について述べる．

1　施設間連携

脳血管障害を例にあげると，図2-3に示すように急性期は救急病院で初期治療を行い，病状が安定した時点で機能回復リハビリテーションを行う回復期病棟へ転院となる．この急性期から回復

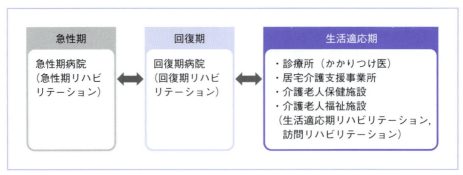

図 2-3 施設間の連携

期，生活適応期へと切れ目のない移行を行うためには，施設間の事前の情報交換が不可欠である．

具体的には医師間での医療情報の伝達，看護上の情報，言語聴覚士，作業療法士，理学療法士によるリハビリテーション状況の報告，ソーシャルワーカー，ケアマネジャーなどによる社会的資源活用の情報提供や活用のための調査がなされる．地域によっては，施設間での情報提供フォーマットの統一や**地域連携クリティカル・パス**を活用して共通理解を深める試みもなされている．

2 施設内連携

施設内では，患者，利用者の最良のゴールを目指し，各職種がそれぞれの専門の立場で役割を果たしている．スタッフ間で情報交換をするための定期的なカンファレンスにおける報告，検討はもちろんのこと，日々の短いやり取りの中での情報交換も大切なコミュニケーションである．また，病棟では疾患ごとに理想的な回復スケジュールを設定した**クリティカル・パス**が作成され，チームとして達成に取り組んでいる．施設内連携がうまくいっているところは目標や役割が明確であるので，施設間の連絡もスムーズに進みやすい．

3 サービス連携

地域で生活する高齢者，障害をもつ人々に対し，住まい・医療・介護・予防・生活支援を一体的に提供するためのケアシステムとして**地域包括ケアシステム**が国によって推進されている．地域包括ケアは，多職種連携によるチームケアを基盤においている．

C 連携の原則

1 連携の目指すもの

連携の目指すものは，患者中心の医療・ケアであり，全人的アプローチである．患者の発症から社会復帰までには多くの専門職種が存在しているため，医療福祉分野での「連携」は多重構造になっているといわれている[1]．病院を例にとると専門職間の協働，部門間の連携，外部の医療機関や福祉施設，教育機関との連携などが多次元的に繰り広げられており，その切り口によって関係性の枠組みは変わってくる．

個別の職種，病院や施設が提供できる知識・技術には限界があり，質の高い医療・ケアを提供するためには各専門職が連絡を密に取り合い，最大限の効果を発揮できるよう連携する必要がある．高度な専門技能を備える複数の職種が連携することによって，それぞれの知識・技術を活用する幅が広がり，患者が抱える問題に対して包括的かつ創造的な分析と解決が可能となる．各職種が備える高度技能を調整し，それらを結合することで適

切な資源を最大限に活用することができる．

2 連携がうまく機能するには

連携が進んでいる地域の成功の秘訣としてあげられているのは，「顔の見える連携」「信頼関係」ということばである[1]．信頼関係を構築していくためには，各専門職の役割を理解し，それぞれが高度な専門性を備えていることを尊重しつつ，共通の言語を用いることである．効果的なコミュニケーションをとるために，自分たちの役割を的確にわかりやすく伝えること，積極的に情報を提供することなど，相互理解のための開かれた姿勢が欠かせない．連携をうまく機能させるためには，対象者中心のチーム意識をもち，共通の目標を設定して職種間で情報を共有することが重要である．

3 連携のためのコミュニケーション能力

専門性の異なる多職種の連携においてコミュニケーションの重要性はいうまでもないが，それぞれの背景や視点が異なるために**共通理解**が難しい場合もある．連携の目的は支援対象者の安全・安心を支えることを念頭に置き，他職種のそれぞれの専門的立場からの意見を判断材料として収集を行ったうえで，自分の専門性では何を提供できるのかを伝えていくことが大切である．アドラーは，自分の中でしか通用しない論理に陥ったり，必要な判断材料の収集・解釈のミスを引き起こす5つのベーシックミステイクスとして，①決めつけ，②誇張，③見落とし，④過度の一般化，⑤誤った価値観をあげている[2]．先入観にとらわれず，事実を客観的に把握したうえで，良好なコミュニケーションをはかっていくことも言語聴覚士として必要な役割である．

引用文献

1) 北島政樹：医療福祉をつなぐ関連職種連携—講義と実習にもとづく学習のすべて．pp59-64, 南江堂，2014
2) 梗間 剛：高次脳機能障害・発達障害・認知症のための邪道な地域支援養成講座．pp124-125, 三輪書店，2017

4 地域言語聴覚療法の展開

A 展開プロセス

成人・高齢者を対象とする場合，疾病，年齢あるいは生活期のどの時期にどのような場所でかかわるかによって展開のプロセスが異なる．

現在，多くの対象者の原因疾患は脳卒中であるが，急性期病院から回復期リハビリテーション病院（病棟）へ転院し，密度の高い機能回復訓練を受けたあとに在宅復帰へと導くプロセスは，医療と介護との連携で行われ，制度上も築かれている．

1 リハビリテーションの展開プロセス

a リハビリテーション・マネジメント

回復期リハビリテーション病院（病棟）退院後，在宅支援を主眼に介護保険による通所リハビリテーション・訪問リハビリテーションにおいて，言語聴覚士・理学療法士・作業療法士による指導が継続可能となっている．共通する目標は，家庭内の役割も含めての「活動」「参加」であるが，医療から介護へ，各専門職および関連機関との密な連携を通じて，質の高いリハビリテーションが提供

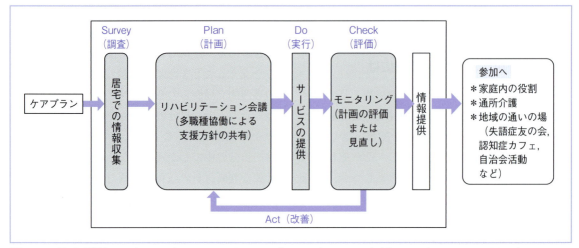

図2-4　通所・訪問リハビリテーションにおけるリハビリテーション・マネジメント（SPDCAサイクル）

されることを保障すべく，「リハビリテーション・マネジメント」という考え方のもと，現状では以下のようなプロセスが必須となっている〔SPDCAサイクル（➡ Side Memo 4），図2-4〕．

b Survey（調査）

居宅介護支援専門員（ケアマネジャー）は退院前より本人・家族および病院のソーシャルワーカーなどと連絡をとり，入院時の主治医・言語聴覚士・理学療法士・作業療法士などのリハビリテーションスタッフと情報交換のための会議を行う．その後，退院後の在宅生活にソフトランディングできるよう，本人・家族の状態に応じて暫定的に通所リハビリテーション，訪問リハビリテーションあるいは両方のサービスが受けられるよう「ケアプラン」を立てる（なお介護認定は入院中に受け，要介護度は決定している）．

c Plan（計画）

「リハビリテーション会議」を開催する．利用者本人・家族の要望を踏まえ，在宅支援に関する主治医・通所あるいは訪問リハビリテーションのスタッフである言語聴覚士・作業療法士・理学療法士・看護師などによりリハビリテーション計画書を作成し，目標や活動方針を共有し，本人・家族の同意を得る．

居宅介護支援専門員は「ケアプラン」に共有した目標を反映し，その他の居宅サービスの事業（例：訪問介護など）があればそこにおける居宅サービス計画にも同様に目標・活動方針を反映させ，すべての関連する医療・介護の担当者が協働していく．

d Do（実行）

ケアプランに基づくリハビリテーションサービスを提供する．

e Check（評価）・Act（改善）

「モニタリング」といわれる計画の評価と改善を行う．いわゆる再評価だが，その結果に応じてリハビリテーション会議を開催し，改めて利用者本人・家族と共有する目標・活動方針を立てる．な

Side Memo 4　SPDCAサイクル

Plan（計画）→Do（実施）→Check（評価）→Act（改善）に，前段階となるSurvey（調査）を加えた，多職種によるリハビリテーションマネジメントの土台となるプロセスを表す．

お，モニタリングの段階で当初の計画の目標達成により「活動」「参加」へと進めていく方向性が確認された場合は，主治医・ケアマネジャーなどより，次の段階，例えば通所介護（デイサービス）などへの情報提供を実施し，生活機能のさらなる維持と「活動」「参加」の場の拡大を進めていく．

　以上のプロセスを経ながら，利用者が地域社会の中で「活動」「参加」の機会を得て，その継続性が保障されるように他職種と連携しながら支援を行っていく．

2　言語聴覚療法の展開プロセス

　以上は，脳卒中後の生活期におけるリハビリテーションをイメージした展開のプロセスだが，地域言語聴覚療法の対象者はさまざまである．特に加齢とともに認知症が出現し進行していく高齢者の場合，最初に言語聴覚士が出会う場は，現状では病院などの医療機関は少なく，自宅や通所あるいは入所施設であることが多い．そこから改めて医療機関との連携が始まり，評価・訓練・指導を経て，家庭内の役割も含めて可能な限り「活動」「参加」へと導いていくプロセスとなる．また筋萎縮性側索硬化症（ALS），脊髄小脳変性症（SCD），パーキンソン病，多発性硬化症などの進行性疾患の場合は，進行の時期によって初対面の場所が自宅の場合も多く，そこから評価・訓練・指導を経て多職種によるさまざまな支援が終末期まで継続していくプロセスである．

　当然ながら，上記の「リハビリテーション・マネジメント」の流れに沿って，言語聴覚士などのリハビリテーション専門職が関連機関とともに連携しながら，目標達成に向けてかかわっていく．しかし，入院時と異なり，特に訪問リハビリテーションの場合などは，医療関係者の全くいない利用者の自宅がサービス提供場所である．独居あるいは家族が不在の訪問の時間帯は，常にリスクとの背中合わせであることを自覚していなければならない．摂食嚥下訓練におけるリスク回避は必須事項であるが，それのみにとどまらず，いかなる対象者であろうと，バイタルに留意し，時に急変，再発の事態となることも忘れてはならない．

　なお，「活動」「参加」の場は介護保険による通所介護など，公的な制度上の場に限らず「失語症友の会」「認知症カフェ」などインフォーマルな場も含まれる．むしろ地域社会の住民とともに「参加」の場をつくり，「活動」を支援していくことが求められている．

B　情報収集と評価

　前述の展開プロセスの中で「リハビリテーション会議」について，利用者本人・家族を中心に，その要望を踏まえての目標や活動方針の決定が重要であることを述べたが，言語聴覚士が対象とする障害は失語症，構音障害，難聴（聴覚障害）など言語・コミュニケーションに障害ある人々である．

　自身の意思を他者に伝えることに困難のある人々の具体的な要望を聴きとるためには，利用者本人にかかわる具体的かつ個別的な情報（生活歴，職歴，性格，趣味，病前の交友関係など）を得ておく必要がある．それらの情報を元にさまざまな推察を加えながら，語ることの困難な利用者本人の意思や希望を引き出す技術をもっているのは，われわれ言語聴覚士である．1つにはそのための「情報収集」であることを忘れてはならない．さらに加えるとするならば，推察力を十分に働かせるために，当該地域において提供される介護保険サービスのみならず，非公的サービスについても情報を得ておく必要もある．地域資源にかかわる情報について関心をもち，それらを生かすことが重要である．

1 医学面

a 疾患とリスク把握

　地域における専門的サービスには多様な提供形態がある．生活期のリハビリテーションでは限られた専門職でのかかわりとなる場合もあり，言語聴覚障害をもたらした原因疾患やそれに伴うリスクについても把握しておく必要がある．

　地域における臨床ではタイムリーに詳細な医学的情報が得られにくいが，安全で適切な臨床対応のためにも可能なかぎり情報収集に努める．事前に収集しておくべき情報は疾患や障害によりやや異なるが，主な情報を表2-10に示す．基本的な**医学的情報**としては年齢，診断名，合併症，現病歴，既往歴，生活歴，画像所見，神経学的所見，臨床検査結果，処方薬や手術といった治療方針・内容，リスクファクターなどがあげられる．言語聴覚障害に関する情報としては，障害名と重症度，リハビリテーション目標，訓練内容と経過などがある．また，対象者は多様な疾患や障害を合併していることも少なくないので，臨床においては全身状態や生活環境，周囲のかかわりなどを含む幅広い内容について観察・把握することを忘れてはならない．ここでは，地域や施設においてかかわりの多い成人・高齢者の疾患概要とリスクについて述べる．

1）脳血管障害

　脳血管障害は，脳の血管に異常が生じることによって脳の組織が破壊され，多様な症状や病態を呈する．脳血管疾患は虚血性脳血管疾患と出血性脳血管疾患に大別され，そのうち最も発症率が高いのは脳梗塞である．

　医学的リスクへの対応は，再発予防に向けた諸因子への対策と失語・高次脳機能障害，摂食嚥下障害，症候性てんかんなどへの対応，廃用や誤用などによって生じる二次的障害の防止である．脳血管障害の既往がある人は再発の可能性が高い．再発予防としては危険因子である血圧のコントロールや脈拍数，脂質，血糖，喫煙などの生活習慣にかかわる管理が重要である．血圧の管理は「高齢者高血圧診療ガイドライン2017」が65〜74歳の降圧薬開始基準として推奨している140/90 mmHg未満が管理目標の目安となる[1]．

　てんかん発作は慢性期の臨床で遭遇することが少なくない．服薬によるふらつき，めまいなどの副作用，発作時の転倒や入浴中の溺水などに注意する．また，予防策として服薬忘れの防止，睡眠確保といった生活上の指導のほか，発作時の嘔吐物誤嚥・窒息への対応についても習熟しておく．

　摂食嚥下障害では，肺炎や窒息予防のため評価・訓練で設定された摂食条件の厳守が欠かせない．肺炎の所見には痰の増加や発熱（37.5℃以上），呼吸困難，肺雑音の聴取，CRP値や白血球数値の上昇，胸部X線などの画像所見が用いられる．高齢者の窒息は多く，もち以外にも米飯，パン，果物など多様な食物で認められるので注意する．

　二次的障害としては転倒，関節拘縮，筋萎縮，起立性低血圧などにも注意が必要である．高齢者の転倒は骨折から廃用状態に陥ることも少なくなく，外傷性脳損傷のリスクにもなる．

　指導対応においては服薬忘れの防止，適切な運動や食事など生活習慣の管理，外気温の変化や運動時には血圧・脈拍などバイタルサインの変動にも注意が必要である．リハビリテーションにおける訓練の中止の判断として，日本リハビリテーション医学会の診療ガイドライン委員会によるガイドラインの「リハビリテーション中止基準」（☞60頁）が参考になる．

2）外傷性脳損傷

　頭部に加わった外力により脳が損傷をきたした状態である．頭部外傷は頭蓋骨骨折，局所脳損傷（脳挫傷など），**びまん性脳損傷**（びまん性軸索損傷など）に分類される．

　損傷された部位によりさまざまな高次脳機能障害が出現する．意識障害のほか，記憶障害，注意

表 2-10 主な疾患・原因と情報収集(成人・高齢者)

基本情報	言語聴覚障害		主な原因	情報収集(基本情報と重複あり)
・年齢 ・医学的診断名 ・合併症 ・現病歴, 既往歴 ・生活歴 ・主訴・ニーズ ・身体基本情報 ・血圧, 脈拍, 体重, 呼吸数, SpO$_2$など ・画像所見 ・CT, MRI ・VF, VE ・セファログラムなど ・神経学的所見 ・意識, 精神状態 ・見当識, 記憶 ・言語機能 ・脳神経系機能 ・運動障害 ・運動系機能 ・感覚系機能 ・反射 ・協調運動 ・自律神経など ・臨床検査結果 ・血液生化学検査 ・循環機能検査など ・生理機能検査 ・心電図, 脳波など ・治療方針・内容 ・処方薬 ・手術など ・医学的リスクなど	失語・高次脳系	・失語症 ・高次脳機能障害 ・認知症	・脳血管障害, 脳腫瘍, 外傷性頭部障害, 神経変性疾患など	・脳血管障害のタイプ, 障害部位・範囲, 神経学的所見など ・言語機能, 高次脳機能, 血圧, FIM, BI, 聴覚・視覚機能など
	発声発語・嚥下系	・音声障害 ・声帯の器質的変化 ・声帯の運動障害 ・その他	・声帯ポリープ, 声帯結節, 声帯溝症, 喉頭腫瘍など ・神経・筋疾患 ・脳血管障害 ・心療内科の疾患 ・薬剤	・内視鏡による画像所見や音声分析機器による評価 ・発声機能, 呼吸機能 ・腫瘍部位・外科的対応(術式・再建の有無) ・服薬薬物の確認(抗凝固薬, 蛋白同化ステロイド薬, 抗精神病薬など)
		・構音障害 ・器質性 ・運動障害性	・口唇口蓋裂・粘膜下口蓋裂など ・口腔腫瘍 ・脳血管障害, 脳腫瘍 ・神経変性疾患・筋疾患	・発達面, 聴覚機能の確認 ・深い咽頭形態, 軟口蓋の長さや動き ・口蓋裂の部位・大きさ, 術式, 口蓋瘻孔の有無と位置 ・セファログラムなどによる口蓋咽頭間距離 ・腫瘍部位, 外科的対応(術式と切除範囲), 再建の有無 ・補綴的治療 ・口腔諸器官の形態(萎縮含む)と運動機能, 鼻咽腔閉鎖機能, カーテン徴候など ・発声機能(高さ, 大きさ, 持続, 声質含む), 構音機能
		・摂食嚥下障害	・脳血管疾患, 外傷性脳損傷, 神経疾患, 筋炎・筋疾患, 口腔・咽頭腫瘍, 頸椎疾患, 認知症, 食道疾患, 薬剤性	・意識レベル, 呼吸機能, 口腔咽頭機能(運動・感覚), 嚥下反射惹起, 随意的咳嗽 ・肺炎の既往, 炎症性反応(胸部X線, CRP値, 熱型など) ・誤嚥タイプ, 窒息の既往, 栄養状態(BMI, アルブミン値など), 脱水(皮膚乾燥など), 食欲, 精神状態, 認知機能, 感染予防, 吸引 ・外科的対応(術式), 栄養摂取法, 食物形態, 摂食方法
	聴覚系	・聴覚障害 ・伝音難聴 ・感音難聴 ・混合性難聴	・加齢変性, 聴神経腫瘍, 音響外傷, 髄膜炎, メニエール病, 突発性難聴 ・慢性中耳炎, 真珠腫	・遺伝要因, 環境(騒音), 高血圧や糖尿病などの生活習慣病の有無, 耳毒性薬剤, 喫煙, 飲酒量 ・補聴器の活用, 認知機能

障害, 遂行機能障害や行動・性格の異常, 自発性や病識の低下などを呈することが多いが, 障害の出現率は脳血管障害とは若干異なる傾向が認められる. 意識障害が軽度で回復したケースでは, 運動機能の改善は比較的良好である反面, 高次脳機能障害が残存することが多い. そのため認知リハビリテーションなどによる長期のかかわりが必要なほか, カウンセリングによる支援や支援拠点機関との連携など福祉的側面からの支援も必要となる.

発症した障害に対する基本的なリスク管理は脳血管障害と同様であるが，病識に欠けるケースが多く，訓練遂行上の困難や周囲とのトラブルの原因になりやすい．また，損傷による性格変化，易怒性・多幸性などが認められ，**脱抑制的行動**によるさまざまな異常行動が認められることもあるので注意する．遷延性の意識障害では唾液などの嚥下機能，コミュニケーション機能など残存機能の見極めが必要である．

3）神経筋疾患

(1) パーキンソン病

パーキンソン病は，中脳の黒質ドパミン神経細胞の変性を主体とする進行性の神経変性疾患である．主な臨床症状としては安静時振戦，筋固縮，無動，姿勢反射障害が**4大症状**とされる．パーキンソン病ではこのような運動症状のほかに，意欲の低下，認知機能障害，幻視，幻覚妄想などの非運動症状，自律神経症状（起立性低血圧，発汗障害，便秘など），睡眠障害，嗅覚の低下，痛みやしびれなどが認められる．

薬物治療としてL-ドーパなど各種の薬剤が用いられるが，長期の服薬に伴ってwearing off現象（薬効時間の短縮），delayed on現象（薬効の遅れ），on-off現象（服薬時間と同期しない症状），不随意運動（ジスキネジア）などが現れる．薬剤の影響による日内変動や体調の変化が大きく注意が必要である．

緩徐・進行性であるため**Hoehn-Yahrの重症度分類**で，現在の状態を把握しておく．姿勢反射障害やすくみ足，突進歩行などの歩行障害による転倒のリスクが高い．また，レビー小体による認知機能低下（レビー小体型認知症）を伴うことがある．振戦や固縮などの運動障害による食事動作の困難さや咀嚼筋の運動障害などによる摂食嚥下障害，運動障害性構音障害，音声障害などが認められる．また，障害の自覚に乏しく，摂食嚥下障害では不顕性誤嚥が多いとされる．その他，病態進行により先行期を含め摂食嚥下過程の多くに障害が認められる．特に残留，窒息，誤嚥性肺炎に対するリスク管理が重要である．

(2) 筋萎縮性側索硬化症

上位および下位運動ニューロンに変性をきたす進行性の疾患である．病態の進行とともに四肢筋力低下，球麻痺，呼吸筋麻痺などにさまざまなパターンを認める．最終的にはすべての運動機能が障害される．その他，自律神経障害による体温調節障害なども認められる．約半数に何らかの認知機能障害がみられ，症状は前頭葉機能の低下（行動異常，意欲の低下，言語機能の低下）を特徴とする．なお，**陰性症状**として眼球運動障害，膀胱直腸障害，感覚障害，褥瘡は原則として認められないとされるが，末期では認められることが少なくない．

自力移動している患者では筋力低下による膝折れやふらつきなどによる転倒が大きなリスクであり，転倒を予測した介助とともに段差解消などの環境整備をはかる．呼吸機能低下で人工呼吸器装着なしの場合は，リハビリテーション前後のパルスオキシメータなどでモニターし，呼吸状態を管理する．寝返りが困難な例では褥瘡発生のリスクが高い．適時の体位交換の管理と早期の発見に努める．

言語聴覚療法領域では，症状進行とともに発声発語機能，摂食嚥下機能，認知機能低下への対応が必要になる．構音障害は重度の混合性運動障害性構音障害を呈し，音声による意思伝達が困難になる．摂食嚥下機能も球麻痺タイプでは早期から障害が認められ，誤嚥などのリスクに注意が必要である．症状進行に伴って経管栄養などの適応になるが，経管栄養であっても唾液などの誤嚥リスクが高いため，熱型，呼吸状態などに注意する．唾液は低圧持続吸引などを活用するが，持続吸引で口腔内乾燥が起こらないように管理する．

認知機能低下については進行とともに無為・無欲状態のほか，筆談などによるコミュニケーションにおいて主語や助詞の脱落，錯書，脱字といった症状を認めることがある．コミュニケーション

手段が限られた中での認知機能の評価は難しいが，書字は意思疎通のための重要な手段であり，誤りの特性を知っておくことは円滑なコミュニケーションのために有益である．同時に無為・無欲状態への働きかけも心がけ，コミュニケーション環境の悪化に陥らないための対応も行う．コミュニケーションの状況は精神衛生面にも影響を与えることが知られており，コミュニケーションのあり方もリスクといえる．進行に伴い音声によるコミュニケーションは困難になるが，拡大・代替コミュニケーション(augmentative and alternative communication：AAC)などよる代償手段を積極的に活用してQOLを保つように心がける．

(3) 脊髄小脳変性症，多系統萎縮症

脊髄小脳変性症は小脳をはじめ，脳幹，脊髄などの病変による運動失調症状を主とする種々の神経変性疾患の総称である．分類はさまざまであるが，遺伝性か孤発性(非遺伝性)に大別され，障害された神経系などによって分類される．孤発性が約7割を占め，その多くは多系統萎縮症である．

脊髄小脳変性症の症状は**小脳失調**として体幹失調，四肢失調，失調性構音障害，眼球運動異常・眼振，企図振戦，パーキンソニズム，錐体路障害(進行に伴い痙性出現)，自律神経症状(排尿・排便障害，起立性低血圧など)，閉塞性睡眠時無呼吸や声帯外転運動障害による呼吸障害，嗄声，嚥下障害など多彩な症状が認められる．嚥下障害による誤嚥性肺炎，歩行時の転倒，睡眠時無呼吸による突然死などリスク管理面でも注意が必要である．臨床対応においては多様な症状と進行による病態の変化を常に意識し，多方面からの観察や情報収集を怠らず，かつ症例の病態・病期に適合した支援を心がける．

4) 認知症

認知症は後天的に獲得した知能が，脳の器質的損傷・病変によって低下した状態で，持続的で不可逆的な全般的知的機能障害とされる．認知症はアルツハイマー型認知症，血管性認知症，前頭側頭葉変性症，レビー小体型認知症などがある．また，言語機能低下が先行する原発性進行性失語や，認知症には至らないが記憶機能や実行機能などに軽度の低下を示す軽度認知障害(mild cognitive impairment)は認知症の近縁疾患である．

認知症の症状は中核症状と周辺症状に分けられる．**中核症状**は注意・実行機能，記憶，言語，行為，社会的認知の障害である．周辺症状は**行動・心理症状(BPSD)**とよばれ，徘徊や妄想，攻撃的行動，不潔行為，異食などで，認知症の進行に伴い多彩な症状が出現するようになる(表2-11)．また，摂食嚥下障害も先行期を中心に障害が認められるが，摂食行為では誤嚥やつめ込みによる窒息，異食など事故につながる可能性のある行動・反応も多く，リスク管理の面からも無視できない．障害像は認知症の病型や病期によって異なること，進行によって病態が変化するため常に摂食状態の把握と周囲と連携した介入が重要である．

5) 生活不活発病(廃用症候群)

生活不活発病とは過度の安静や不活発な生活の結果，二次的に生じたさまざまな合併症の総称で，廃用症候群とも称される．疾病の治療においては，しばしば臥床や安静を余儀なくされるが，**長期の安静状態**は身体や精神機能の低下をまねく．特に高齢者は廃用状態に陥りやすく，回復に要する期間も長い．高齢者はそもそも身体的予備能が少ないところに長期の臥床・安静による機能低下の影響が加わるためである．廃用から寝たきり状態になることも少なくなく，高齢者が急増している現状においては見逃せない視点である．対応においてはこれらを意識し，生活リズムの把握と早期からの介入など予防のための対策が不可欠である．

廃用による症状を(表2-12)に示す．安静状態の持続は筋力低下や筋萎縮にとどまらず，心肺機能低下，関節の固着化，褥瘡，食欲低下，低栄養，誤嚥，抑うつ，知的障害などさまざまな症状を引き起こす．摂食嚥下機能にかかわる症状も少なく

表 2-11 認知症の症状

	経過・主な中核症状	行動・心理症状
アルツハイマー型認知症	・潜行性に発症し，緩徐に進行する． ・近時記憶障害で発症することが多い．記憶障害に引き続き，見当識障害や遂行機能障害，視空間障害が加わる． ・さらに進むと失行，健忘失語・語性錯語が目立ち，言語理解が不良となる．進行とともに全般的に知的機能が障害され，次第に周囲に対する認知が不良となり，最終的には無言となる．	・意欲や感情の障害，ものとられ妄想，幻覚，徘徊，興奮などを呈することが多い． ・認知症の程度が中等度以上になると徘徊や興奮，易刺激性が目立つようになり多動や繰り返し行動もみられる．
血管性認知症	・NINDS-AIREN診断基準の多発梗塞性認知症では，脳血管病変後に急速発症または階段状悪化を示す． ・記憶障害のほか，大脳の障害部位にかかわる局所神経症候として失語，失行，失認，視空間認知機能障害，構成障害や遂行機能障害，運動麻痺などを伴う．	・人格や気分の変調，意欲低下，うつ，情動失禁など．
レビー小体型認知症	・潜行性に発症し，緩徐に進行する． ・病初期では幻視がみられ，記憶障害は目立たないことが多い． ・認知機能障害は認知機能の変動，くり返し出現する幻視，視空間認知障害，構成障害，遂行機能障害，注意力障害，処理速度の低下などがある． ・その他，自律神経障害（便秘，排尿障害，起立性低血圧，発汗障害），パーキンソニズムがみられる．	・幻視以外の幻覚・妄想，興奮，うつ，自発性・意欲低下，レム睡眠行動異常（睡眠中の大声，暴力の行為など）．
前頭側頭葉変性症（行動障害型前頭側頭認知症）	・初老期に発症し，徐々に進行する． ・初期から脱抑制や非社会的行動，常同行動，食行動異常，被影響性の亢進など多彩な精神症状や行動障害が顕在化する． ・認知機能は早期から遂行機能が障害される．抽象的思考の障害により俳句などの字義的解釈のほか，発話量の減少や発話内容の簡素化がみられる．一方でエピソード記憶や視空間認知能力は比較的保存される．	・脱抑制行動や非社会的行動，無関心・無気力，食行動異常（食事嗜好変化，過食など），被影響性の亢進（立ち去り行動など），固執や常同行動（単純行動の反復，強迫的・儀式的行動，常同言語など）．

〔日本神経学会（監修）：認知症疾患診療ガイドライン2017．pp204-236，237-262，263-280，305-328，医学書院，2017を参考に筆者作成〕

ない．また，筋力低下や低栄養は認知症発症リスクの増大とも関係するといわれる．さらに，誤嚥性肺炎による安静をきっかけとして廃用に陥ることもある．廃用がもたらす症状が廃用の原因となる事態，すなわち**悪循環状態**に陥る可能性があるため，適切な対応とリスク管理が重要である．

6）頭頸部がん

頭頸部がんには口腔がん（舌がんなど），咽頭がん，喉頭がん，頸部食道がんなどがある．多くのがんが音声障害や構音障害，摂食嚥下障害など言語聴覚療法にかかわる障害を呈する．言語聴覚療法の対象は，がんそのものによる障害と手術や放射線治療など治療的対応の結果として生じた障害に分けられる．発生する障害と病態はがんの種類や進行度（ステージ），行われた治療法によって異なる．また，**再建や補綴的治療**も発声発語機能や摂食嚥下機能に関係するため状態についての評価が必要である．

頭頸部がんによるリスクとしては，外科的治療による器官の形態変化，放射線や化学療法による副作用，疼痛，倦怠感や食欲不振などによる低栄養状態，うつや不安といった精神心理的問題など多方面にわたる．相互に関連し，複数の病態を有する場合が多いが，中でも低栄養は予後にかかわるリスクであり，栄養量の確保に努めるとともに訓練においては運動量の調整も重要である．訓練実施の判断には**リハビリテーションの中止基準**が

表 2-12 主な廃用症候群の症状

	症状
中枢神経	異常感覚，運動活動の減少 自律神経の不安定性，感情と行動の異常，知的障害
筋肉	筋力低下，筋萎縮，持久力低下
骨格	骨粗鬆症，関節線維化（関節拘縮）と強直
心血管	心拍出量低下，心予備能力減少，起立性低血圧，静脈血栓症，リンパ浮腫
呼吸器	肺活量減少，最大換気量減少，換気血流比の不均一，咳嗽力減少，誤嚥
内分泌・腎	利尿と細胞外液の増大，Na 尿排泄亢進，高Ca 尿症，腎結石症，尿失禁
消化器	便秘，便失禁，食欲低下，低栄養
皮膚	皮膚萎縮，褥瘡

〔平岡 崇：廃用症候群はとっても怖い！　椿原彰夫（編著）：リハビリテーション総論．改訂第3版，p15，診断と治療社，2017 より〕

表 2-13 がん患者におけるリハビリテーションの中止基準

1) 血液所見：
   ヘモグロビン 7.5 g/dL 以下，血小板 5万/μL 以下，白血球 3,000/μL 以下
2) 骨皮質の 50％以上の浸潤，骨中心部に向かう骨びらん，大腿骨の 3 cm 以上の病変などを有する長管骨の転移所見
3) 有腔内臓，血管，脊髄の圧迫
4) 疼痛，呼吸困難，運動制限を伴う胸膜，心嚢，腹膜，後腹膜への浸出液貯留
5) 中枢神経系の機能低下，意識障害，頭蓋内圧亢進
6) 低・高カリウム血症，低ナトリウム血症，低・高カルシウム血症
7) 起立性低血圧，160/100 mmHg 以上の高血圧
8) 110/分以上の頻脈，心室性不整脈

〔辻 哲也：がんのリハビリテーション―現状と今後の展開．Jpn J Rehabil Med 47：296-303，2010 より〕

参考になる（表 2-13）．すべての項目をクリアする必要はないが，訓練を実施するときは注意深く全身状態の観察を行い，異常時には速やかに訓練を中止する．また，リハビリテーションに向けて精神面のサポートも重要で，日々，心身の変化を把握し対応することが求められる．

7) 老人性（加齢性）難聴

高齢者によくみられる難聴は老人性難聴であり，感音性難聴に含まれる．聴覚機能は個人差があるものの加齢に伴い 30歳代から徐々に低下する．外耳・内耳から，大脳皮質に至る聴覚中枢路と中枢の認知機能までに低下が現れる．聴覚の加齢要因としては遺伝要因のほか，騒音曝露，高血圧や糖尿病などの生活習慣病，耳毒性薬剤，化学物質，喫煙などさまざまな要因が考えられている．

高音域の聴力閾値が低下し，高音成分の多い子音の聴取に影響が及ぶ．また徐々に進行するため，聴力低下の自覚に乏しい傾向がある．中等度以上の難聴ではコミュニケーションに影響が出る．

難聴は認知機能の低下リスクを増大させるとされ，**補聴器**の**早期装用**により認知機能低下のリスクが減少するといわれる．因果関係は明らかではないが，コミュニケーション環境の状況は生活の自立度や精神面などに影響することから，聴覚機能の把握と適切なかかわりの維持・促進は QOL の維持のためにも重要である．

b 健康状態の評価

生活期（維持期）における地域言語聴覚療法は，医療施設における言語聴覚療法と本質的に違いはないが，限られた専門職で多彩な疾患や多様なニーズ，生活環境などと向き合う必要があるため柔軟な支援・対応が求められる．

臨床においては言語聴覚障害の評価だけでなく，意識レベル，血圧，脈拍数，体温，呼吸数，血中酸素飽和度といった生命維持に欠かせない基本的事項，いわゆる**バイタルサイン**のほか食欲や水分摂取量，睡眠時間，服薬状況，活動量といった**日常生活状況**の観察・把握も忘れてはならない．体調変化の早期発見と緊急対応の必要性判断やリスク管理の面からも，これらの情報把握は重要である．平常との違いや異常が認められた場合には速やかに医師などに報告し，指示を仰ぐ．

表 2-14 Japan Coma Scale (JCS)

Ⅰ．刺激しないでも覚醒している状態	
1	ほぼ意識清明だが，今ひとつはっきりしない
2	見当識（時・場所・人の認識）に障害がある
3	自分の名前，生年月日がいえない
Ⅱ．刺激すると覚醒する状態（刺激をやめると眠り込む）	
10	普通の呼びかけで容易に目を開ける
20	大きな声または体の揺さぶりにより開眼する
30	痛み刺激を加えつつ呼び続けるとかろうじて開眼する
Ⅲ．刺激をしても覚醒しない状態	
100	痛み刺激に対して，払いのけるような動作をする
200	痛み刺激で少し手足を動かしたり，顔をしかめたりする
300	痛み刺激に反応しない

意識清明：(JCS 0)
不穏状態(R)，失禁(I)，無動性無言症・失外套症候群(A)を付記する．
例：(JCS 20-RI，JCS20A，JCS200RA)

表 2-15 Glasgow Coma Scale (GCS)

E：開眼 (eye opening)	
自発的に開眼	4
呼びかけに対して開眼	3
痛み刺激で開眼	2
全く開眼しない	1
V：最良言語反応 (best verbal response)	
見当識良好	5
混乱した会話	4
不適当な言葉	3
理解不能な発声	2
発語みられず	1
M：最良運動反応 (best motor response)	
命令に従う	6
刺激部位を認識	5
四肢屈曲：逃避する	4
四肢屈曲：異常屈曲反応	3
四肢伸展反応	2
全く動かさない	1

表現方法の例：GCS 8 (E3 V2 M3)
15 点：正常，14〜13 点：軽度，12〜9 点：中等度，8 点以下：重度

1) 意識レベル

意識障害はさまざまな疾患によって出現するが，頻度が高い疾患には脳血管障害，頭部外傷がある．また循環障害，炎症，てんかん，脳腫瘍，代謝性疾患，薬物なども原因となることがある．

わが国でよく用いられる意識レベルの評価には Japan Coma Scale (JCS) や Glasgow Coma Scale (GCS) がある（表 2-14, 15）．**JCS** は意識レベルを大きく 3 つに分け，それをさらに 3 つに分け，9 段階で表す．数値が大きいほど意識障害が重度となる．簡便であるが，言語理解や身体の動きが評価内容に含まれているため，失語症や運動麻痺がある場合は適さないとの見解もある．

Glasgow Coma Scale (**GCS**) は開眼，言葉による応答，運動による応答の観察項目について判定し，各項目の合計得点を指標としている．頭部外傷の予後評価に有効といわれ，GCS が 15 点（正常），14〜13 点（軽度障害），12〜9 点（中等度障害），8 点以下（重度障害）とされている．

意識は言語を含む認知機能や行為に強く影響を及ぼす．また摂食嚥下障害の直接訓練の開始基準は JCS 1 桁以上となっている．意識はたえず変動しており，言語の評価・訓練場面においても意識状態の把握と適切な対応が望まれる．

2) 血圧と脈拍

心臓が収縮して血液を押し出すときの圧力が収縮期血圧，反対に心臓が拡張するときの圧力が拡張期血圧である．日本高血圧学会では血圧の正常値を収縮期血圧が 120〜129 mmHg，拡張期血圧は 80〜84 mmHg としており，この範囲を超えた場合を高血圧という（表 2-16）．血圧は一定に保たれるように自動調節されているが，加齢や精神的緊張，気温，運動などさまざまな要因により変動する．

表2-16　成人における血圧値の分類(mmHg)

	分類	収縮期血圧		拡張期血圧
正常域血圧	至適血圧	<120	かつ	<80
	正常血圧	120〜129	かつ/または	80〜84
	正常高値血圧	130〜139	かつ/または	85〜89
高血圧	Ⅰ度高血圧	140〜159	かつ/または	90〜99
	Ⅱ度高血圧	160〜179	かつ/または	100〜109
	Ⅲ度高血圧	≧180	かつ/または	≧110
	(孤立性)収縮期高血圧	≧140	かつ	<90

〔日本高血圧学会高血圧治療ガイドライン作成委員会(編)：高血圧治療ガイドライン2014. p19, 日本高血圧学会, 2014より〕

血圧測定は通常と同じ姿勢(座位または臥位), かつ安静後にリラックスした状態で測定部位を心臓と同じ高さで測定する. なお, 片麻痺症例では非麻痺側で行う. 脳血管障害などの再発予防の面からも訓練前後には測定する.

脈拍も性別や年齢, 精神状態, 運動などさまざまな条件・状況の影響を受けて変化する. **脈拍の評価**は脈拍数の観察(徐脈, 頻脈), リズムの観察, 脈拍欠損や脈の強さの観察などである. 脈拍は一般的に加齢とともに少なくなる. 成人の安静時脈拍数は1分間に60〜90以内であり, 50以下は徐脈, 100以上は頻脈とされる. 徐脈の原因としては電気刺激伝導系の問題, 副交感神経の優位, 心疾患でジギタリスの血中濃度上昇などがある. 頻脈の原因はさまざまであるが, 発熱や貧血, 低酸素状態, 精神的緊張や興奮状態, 不整脈など心疾患によるもの, 低血糖, 低血圧などがあげられる.

脈拍も諸要因により変動するため, 測定にあたっては安静とリラックスした状態を保つ. 次に示指, 中指, 環指など2〜3本を手首の橈骨動脈や尺骨動脈などに当て, 15秒間の脈拍をカウントする. それを4倍して1分間の回数を算出する. ただし, 不整脈がある場合は1分間カウントする.

3) 呼吸数と経皮的動脈血酸素飽和度(SpO_2)

呼吸は大気中の酸素を血液に取り込み, 二酸化酸素を体外に放出する生命維持に欠かせない機能である. 呼吸は呼吸量(回数と1回換気量), リズムなどから評価される. 成人の正常呼吸数は1分間に12〜20回で, 呼吸量の異常には回数の異常として無呼吸(呼吸停止), 徐呼吸(9回以下/分), 頻呼吸(25回以上/分)があり, 1回換気量の異常として低呼吸(低換気), 過呼吸(過換気)がある.

呼吸のリズムの異常では周期性のあるものと不規則なものに分けられる. 周期性のある異常呼吸としてはチェーン・ストークス呼吸が, 不規則な呼吸には失調性呼吸(ビオー呼吸), 持続吸気性呼吸などがある. 頻呼吸では心不全, 肺炎, 発熱, 興奮状態などが疑われる. 過呼吸は1回あたりの換気量が増加した状態で, 運動後, 貧血, 甲状腺機能の異常, ストレスなどが考えられる. チェーン・ストークス呼吸では心不全や脳出血, 低酸素血症などがある.

呼吸機能の評価は呼吸の回数や換気量のほか, 呼吸のリズム, 呼吸音, 胸郭の動き, 動脈血酸素飽和度(SpO_2), チアノーゼ, 息苦しさなどの自覚症状についても観察・評価する. 測定時は安静かつリラックスした状態で行い, 平常の結果との変化をみる.

経皮的にSpO_2と脈拍数を測定する装置がパルスオキシメータである. 測定値は加齢や運動など条件により変化するが, 安静時の正常値は96〜99%とされる. 測定にあたっては誤差要因となる運動直後, マニキュア, 体動, 腕や指の圧迫状態

や指先の低温状態による循環不全，電磁波の影響などを排除するとともに測定プローブを正しく装着して行う．肺炎や気管支炎，慢性の呼吸器疾患などは値が低下する．測定値が90%以下の場合や，平常値から3%以上低下した場合は呼吸機能が低下している可能性があるので，呼吸などほかのバイタルサインや顔色などを確認し，医師の指示を仰ぐ．

4）体温

体温測定により身体の生理的変化を観察し，体温調節機能を把握する．体温はほかのバイタルサイン同様に年齢，運動，日内変動，食事，睡眠などによって変動する．発熱症状は多くの疾患において認められる．体温の経時的な測定は平熱の把握と異常の早期発見につながる．

異常時には発熱の影響による呼吸や脈拍の変化などについても観察する．体温は個人差や測定部位（腋窩，口腔や直腸など）によりやや異なるが，腋窩の平熱は36≦～<37℃とされている．37≦～<38℃は微熱，38≦～<39℃は中等熱，39≦～<40.5℃は高熱とされる．<36℃が低温とされる．感染症法では37.5℃以上を発熱，38℃以上を高熱として分類している．

体温は室温など環境の影響も受けるが，高齢者では**体温調節機能**の低下で気温の変化に順応できず夏季には熱中症などの危険もあるので，室温，衣服の状態，脱水や誤嚥性肺炎などにも注意する．また，高齢者では平熱が低くなる傾向があること，病態が悪くても体温が上がらないことも少なくないので，ほかのバイタルサインにも留意する．

5）脱水

成人は一般的に1日2.0～2.8 Lの水分が必要とされている．水分は主に飲水や食事から摂取するが，高齢者では口渇感の減弱，食事量の減少，代謝機能低下で体内保持の水分量が減少するなどの傾向が認められる．また，加齢に伴う摂食嚥下機能の低下で水がむせやすくなること，トイレの心配などから水分摂取を控える傾向があるため，脱水状態に陥りやすい．食事や飲み物から1L以下の摂取状態は脱水傾向で危険ありと判断する．

脱水症状の評価では飲水量，皮膚の乾燥や張り，口唇や口腔の乾燥状態，食事量，尿量，体温，意識，倦怠感などについて観察・評価する．ただし，心臓や腎臓の疾患では水分制限されることもあるので，事前に確認しておく．さらに嘔吐や下痢，発汗状態では多量に水分を失うので留意する．

6）栄養状態

栄養状態の評価は体格指数（BMI），体重と体重減少率，標準体重比（%IBW），血中アルブミン値や血中総コレステロールなどの血液生化学検査が代表的な指標となっている．評価においては，これらのデータのほか，食欲，摂食状況（食事量と内容）なども含めて総合的に行う．

日本肥満学会ではBMIが18.5≦～<25を普通体重，25≦～<30を肥満1度，30≦～35を肥満2度，35≦～40を肥満3度，40≦を肥満4度とし，18.5以下は低体重としている．

標準体重比（%IBW）と栄養障害の程度は，標準体重比が>90は普通，80～89は軽度栄養不良，70～79は中等度栄養不良，<69は極度栄養不良とされる．血清アルブミン値は3.8 g/dL以下，総コレステロールは150 mg/dL未満では注意が必要である．

高齢者は低栄養状態であることが多い．低栄養状態は**フレイル**や**サルコペニア**，筋力低下による運動機能低下，認知機能低下にも関係することから，栄養状態の評価は廃用予防やQOLのためにも重要である．

引用文献

1) 高齢者高血圧診療ガイドライン2017. 日老医誌 54: 1-63, 2017

表2-17 会話能力の評価(情報伝達度)

理解	発話
1. 実用的理解はない 2. 文脈を手がかりとして大まかな話題がなんとか理解できる 3. 文脈を手がかりとして簡単な日常会話が部分的に理解できる 4. 文脈を手がかりとして日常会話がなんとか理解できる 5. 文脈を手がかりとしないで，簡単な日常会話がほぼ理解できる 6. 会話の細部が理解できず，聞き返しや聞き誤りがある 7. 完全に理解できる	1. 実用的発話はない 2. いくつかの慣用語句が話せる(挨拶，はい・いいえなど) 3. 聞き手の誘導，推測があれば，いくつかの実質語で情報の一部を伝達できる 4. 聞き手の誘導，推測によって単純な情報をなんとか伝達できる 5. 聞き手の誘導，推測が少しあれば，単純な情報をなんとか伝達できる 6. 情報を伝達できるが，要点が不明確で回りくどい 7. 完全に伝達できる

〔藤田郁代，他：高次脳機能の評価．pp1-2，国際医療福祉大学保健医療学部言語聴覚学科，2011より〕

2 生活機能面

a 評価前の留意点

1) 信頼関係の構築―「評価を受ける」という「構え」の構築

「障害ある成人・高齢者(認知症含む)を初対面で評価できるか」という問いは，各地域において通所あるいは訪問リハビリテーションの分野で活動をしている言語聴覚士にとって共有のものである．病院という環境とは異なり，まず被評価者側(障害ある成人・高齢者)に検査を受ける，評価を受けるという「構え」ができていないことが多い．例えば在宅の失語症者に対し，評価およびその後の訓練目的で，言語聴覚士が訪問を開始する．老々介護の場合は，主介護者である家族も言語聴覚士の訪問の意味を理解できない場合もある．さらに失語症者となるとむしろ他人の訪問に混乱し，怒りをぶつけることもある．認知症であればさらに複雑な事態も予測できる．

解決策として重要なことは，言語聴覚士として「評価をする」という姿勢を前面に押し出さず，むしろ初回時あるいは時に複数回の対面時において，本人および家族と会話の時間をつくり，相互に信頼関係を構築しながら，言語聴覚士である自身の立場や役割を理解してもらうことである．

2) 生活歴などの情報の獲得

言語聴覚士にとって，会話を引き出すための生活歴などの情報が事前にあることが望ましい．ただし，個人情報保護の観点から全く情報が得られていない場合も多い．また長期にわたる在宅生活の中で，病歴も曖昧になり，家族からも正確な情報が得られないことも多いのが現実である．

b コミュニケーション能力の評価

生活期でかかわる障害ある成人・高齢者は，可能な限りコミュニケーション能力を評価し，どの程度の伝達能力を維持しているかを調べ，その結果を家族などの主介護者・その他本人にかかわる多くの人々と共有することが必要である(表2-17)．

高齢者の加齢性難聴は日常生活および日常会話に多大な影響を与えるため，聴力検査の実施が望ましい．簡易な4分法で500 Hz, 1,000 Hz, 2,000 Hz, 4,000 Hzで測定するが，聴取時にボタンを押す動作が理解できない場合も多いため，手を挙げる，うなずくなどの身振り動作や表情による判定も有効とする．日常生活上の変化から推定もできるため，可能な範囲で，本人・家族による「聞こえのチェック」の実施が望ましい(表2-18)．

表2-18 聞こえのチェックリストの例（本人・家族用）

- 聞き返すことが多い.
- ラジオやテレビの音を大きくする.
- テレビドラマの会話が聞き取れない.
- 電話や玄関ベルの音に気づかないことがある.
- 電話の声が聞き取りにくい.
- 話し手の口元を見るとわかる.
- 聞き間違いが多い.
- わかったふりをしてしまう.
- 3人以上の会話ではわからなくなることがある.
- 中耳炎や耳の病気をしたことがある.
- 健康診断で, 耳に関して注意を受けたことがある.
- 講演会などでの話が聞き取りにくい.
- 喫茶店やレストランでのおしゃべりは聞き取りにくい.
- 早口で話されるとついていけない.
- 呼ばれてもわからないことが多い.

〔難聴高齢者のサポートを考える研究会（編）：難聴高齢者サポートハンドブック―耳が遠くなったときの介護・生活支援・補聴器. p19, 日本医療企画, 2001 より〕

c 言語・コミュニケーション障害のスクリーニング

言語・コミュニケーション障害が疑われる場合, スクリーニング検査の実施が必要である. 特に失語症か, 運動障害性構音障害か, 認知症か, あるいはそれらの合併した障害かなど, 鑑別診断が曖昧となっている場合もあるため, 在宅や通所・入所施設においてまず簡易的に実施可能な検査が求められる. 表2-19で紹介するコミュニケーションスクリーニング検査は, 言語機能・言語以外の高次脳機能・発声発語器官の形態機能・摂食嚥下機能に関する評価項目を含み, また聴覚・視覚についての設問も含まれている.

当該検査の結果から, 大まかに失語症, 運動障害性構音障害などのコミュニケーション障害の有無や重症度, 摂食嚥下障害や認知症の有無など大まかな鑑別診断を行っていく.

d 認知機能のスクリーニング

認知機能を簡易的に評価する検査として, MMSE（Mini-Mental State Examination）とHDS-R（改訂長谷川式簡易知能評価スケール）がある.

1) MMSE

認知症に関しては国際的な基準テストとなっているため, MMSEと英語の略称でよぶ. 日本神経学会監修の『認知症疾患診療ガイドライン2017』によると, 一般に23点以下を認知症の疑いとするカットオフ値が使われている.

2) HDS-R

日本神経学会によると, MMSEと高い相関があり一般に20点以下を認知症の疑いとしている.

3) レーヴン色彩マトリックス検査

言語を介さずに実施できるため, 失語症者の知的機能検査として多く使用されている.

4) 行動観察による評価の重要性

高齢者にとって, 認知症の有無にかかわらず, 机上の検査などは注意, 疲労性などの側面から実施が困難な場合もあるため, 挨拶や礼節, 易怒性, 清潔保持の有無などの行動面の評価も重要である. 特に病院における神経画像診断（頭部CT, 頭部MRIなど）が得られず, 言語・認知機能にかかわる検査も拒否され, さらに独居でキーパーソンとなる家族もいない場合においては, 他職種から行動面に関する情報を収集し, 認知症の有無, 重症度などを鑑別していく必要がある.

e 機能・活動の評価

1) ADL（日常生活動作）の評価

医療の現場においても介護の現場においても共有する評価として活用されているのはFIM（Functional Independence Measure）とBI（Barthel Index, 通常バーセルインデックスの名称で使う. 表2-20）である. いずれも国際的なADLの評価法であり, リハビリテーション専門職以外でも理解ができ採点が可能である. しかし, 2つの評価法を比較するとFIMの評価項目数は18項目あり,

4 地域言語聴覚療法の展開

表2-19 コミュニケーションスクリーニング検査

氏名　　　　　殿　（　歳　男・女）	検査者
利き手 L・R　　　（使用手 L・R）	検査年月日　　　年　　月　　日
	検査場所

	項目	反応
自発話	お名前は何ですか	
	ご気分はいかがですか	
聴覚的理解	手をあげてください	
	肩を2回叩いてください	
	床を指してから天井を指さしてください	
物品呼称	鍵	
	時計	
	鉛筆（あとで聞きますので，名前を覚えておいてください）	
復唱	雨	
	雪だるま	
	電話が鳴っています	
系列語	1から20まで数えてください	
音読	時計・とけい	漢字　仮名
	鉛筆・えんぴつ	漢字　仮名
読解	手をあげてください	
	床を指してから，天井を指してください	
書字	お名前を書いてください	
見当識	今日は，何年の何月何日ですか	
	ここは，どこですか	
記憶	先ほど名前をいっていただいた品物は何でしたか	
	ここに入院したのはいつですか	

聴覚	耳が聞こえにくいことがありますか	
視覚	目が見えにくいことがありますか	R（上・下）L（上・下）
	物が見えにくい位置や場所がありますか	

発声発語器官	口唇	安静時	− ± +	(R L) 偏位 非対称
		閉鎖	− ± +	不随意運動　流涎
		突出	− ± +	
		引く	− ± +	
	舌	安静時	− ± +	(R L) 偏位 非対称 萎縮
		突出	− ± +	線維束性攣縮　振戦
		前舌挙上	− ± +	
		左右	− ± +	
	下顎	安静時	− ± +	
		挙上	− ± +	
		下制	− ± +	
	軟口蓋	/a/	− ± +	鼻息鏡（鼻漏出　　　）
	diadochokinesis	/pa/	(　回/5秒)	
		/ta/	(　回/5秒)	
		/ka/	(　回/5秒)	
		/pataka/	(　回/5秒)	

声	大きく息を吸ってからできるだけ長く「アー」といってください	MPT　　秒　声質 G(0・1・2・3)　R B A S　0：問題なし
摂食嚥下	摂食嚥下の問題	− ± +
	食事の形態	胃ろう・経管・ペースト・刻み・普通（　　　　）
	食事の方法	全介助・部分介助・要監視・自力摂取（　　　　）

−：良好，±：やや不良，+：不良

まとめ

意識・注意	JCS（　　　）
	（　）ひとつのものに注意を集中することができない
	（　）複数のものに注意を分割することができない
	（　）適切に注意を移すことができない
	（　）注意を持続することができない
失見当識	あり・なし・判定不可
記憶障害	あり・なし・判定不可
失語症	あり・なし・判定不可
他の高次脳機能障害	あり・なし・判定不可　（障害名　　　）
dysarthria	あり・なし・判定不可
摂食嚥下障害	あり・なし・判定不可
運動障害	右片麻痺・左片麻痺（　　　　）
感覚障害	視覚（　　）聴覚（　　）
その他	
まとめ・方針	

〔藤田郁代，他：高次脳機能の評価. pp1-2, 国際医療福祉大学保健医療学部言語聴覚学科, 2011より〕

コミュニケーション能力と社会的認知能力の認知項目が加わっており，BIよりも採点方法も細部にわたり規定されている．「しているADL」を評価するFIM，「できるADL」を評価するBIといわれているが，どちらの評価法を利用するかについては，おのおのの勤務環境などに合わせて選択すればよいと思われる．

なお，2018年度の介護報酬改定において「通所

表 2-20 バーセルインデックス(Barthel Index, 基本的生活動作)

設問	質問内容	回答	得点
1. 食事	・自立, 自助具などの装着可, 標準的時間内に食べ終える ・部分介助(例：おかずを切って細かくしてもらう) ・全介助	10 5 0	
2. 車椅子からベッドへの移動	・自立, ブレーキ, フットレストの操作も含む(非行自立も含む) ・軽度の部分介助または監視を要する ・座ることは可能であるがほぼ全介助 ・全介助または不可能	15 10 5 0	
3. 整容	・自立(洗面, 整髪, 歯磨き, ひげ剃り) ・部分介助または不可能	5 0	
4. トイレ動作	・自立, 衣服の操作, 後始末を含む, ポータブル便器などを使用している場合はその洗浄も含む ・部分介助, 体を支える, 衣服, 後始末に介助を要する ・全介助または不可能	10 5 0	
5. 入浴	・自立 ・部分介助または不可能	5 0	
6. 歩行	・45m以上の歩行, 補装具(車椅子, 歩行器は除く)の使用の有無は問わない ・45m以上の介助歩行, 歩行器の使用を含む ・歩行不能の場合, 車椅子にて45m以上の操作可能 ・上記以外	15 10 5 0	
7. 階段昇降	・自立, 手すりなどの使用の有無は問わない ・介助または監視を要する ・不能	10 5 0	
8. 着替え	・自立, 靴, ファスナー, 装具の着脱を含む ・部分介助, 標準的な時間内, 半分以上は自分で行える ・上記以外	10 5 0	
9. 排便コントロール	・失禁なし, 浣腸, 坐薬の取り扱いも可能 ・時に失禁あり, 浣腸, 坐薬の取り扱いに介助を要する者も含む ・上記以外	10 5 0	
10. 排尿コントロール	・失禁なし, 収尿器の取り扱いも可能 ・時に失禁あり, 収尿器の取り扱いに介助を要する者も含む ・上記以外	10 5 0	
		合計得点	/100

注) 代表的なADL評価法である. 100点満点だからといって独居可能というわけではない
〔Mahoney FL, et al：Functional evaluation：The Barthel Index. Md State Med J 14：61-65, 1965 より〕

介護」における「心身機能の維持に関するアウトカム評価」の創設があり，その指標としてBIの値の記載が決まったことを付記する.

2)「参加」「活動」の評価(環境因子・個人因子も含む)

「活動」の評価のみではなく「生活機能」全体に環境因子・個人因子が相互に影響し合っていくことも情報として含める「評価」が必要である. 通所・訪問リハビリテーションの分野では，「リハビリテーション・マネジメント」の観点から, 表2-21, 22に示す情報収集とリハビリテーション計画書(アセスメント)の作成が求められている.

表 2-21 興味・関心チェックシート

氏名：＿＿＿＿＿＿＿＿＿＿＿＿　年齢：＿＿＿歳　性別（男・女）　記入日：H＿＿年＿＿月＿＿日

　表の生活行為について，現在しているものには「している」の列に，現在していないがしてみたいものには「してみたい」の列に，する・しない，できる・できないにかかわらず，興味があるものには「興味がある」の列に○をつけてください．どれにも該当しないものは「している」の列に×をつけてください．リスト以外の生活行為に思いあたるものがあれば，空欄を利用して記載してください．

生活行為	している	してみたい	興味がある	生活行為	している	してみたい	興味がある
自分でトイレへ行く				生涯学習・歴史			
1人でお風呂に入る				読書			
自分で服を着る				俳句			
自分で食べる				書道・習字			
歯磨きをする				絵を描く・絵手紙			
身だしなみを整える				パソコン・ワープロ			
好きなときに眠る				写真			
掃除・整理整頓				映画・観劇・演奏会			
料理を作る				お茶・お花			
買い物				歌を歌う・カラオケ			
家や庭の手入れ・世話				音楽を聴く・楽器演奏			
洗濯・洗濯物たたみ				将棋・囲碁・ゲーム			
自転車・車の運転				体操・運動			
電車・バスでの外出				散歩			
孫・子どもの世話				ゴルフ・グラウンドゴルフ・水泳・テニスなどのスポーツ			
動物の世話				ダンス・踊り			
友達とおしゃべり・遊ぶ				野球・相撲観戦			
家族・親戚との団らん				競馬・競輪・競艇・パチンコ			
デート・異性との交流				編み物			
居酒屋に行く				針仕事			
ボランティア				畑仕事			
地域活動（町内会・老人クラブ）				賃金を伴う仕事			
お参り・宗教活動				旅行・温泉			

生活行為向上マネジメント　Ⓒ一般社団法人日本作業療法士協会
本シートは，この著作権表示を含め，このまま複写してご利用ください．シートの改変は固く禁じます．

〔日本作業療法士協会ホームページ（http://www.jaot.or.jp/wp-content/uploads/2018/12/interest-checksheet2.docx）より〕

表2-22 リハビリテーション計画書（アセスメント）

□訪問　□通所

氏名：　　　　　様　　性別：男・女　　生年月日：　年　月　日（　歳）　　計画作成日：平成　年　月　日

□要介護

■居宅サービス計画の総合的援助の方針　　　■居宅サービス計画の解決すべき具体的な課題

■利用者の希望

■ご家族の希望

■医師の指示

■健康状態（介護・支援を要す原因となる疾患）　　　■合併症・コントロール状況（高血圧、心疾患、呼吸器疾患、糖尿病など）

原疾患名・発症日：

病名：　　　発症日：　年　月　日　　　直近の入院日：　年　月　日　　直近の退院日：　年　月　日

経過

■リハビリテーションを実施する際の医学的管理（医師等によるリスク管理・処置・対応の必要性を含む）　■廃用症候群：□あり　□なし

■心身機能

	状況	活動へ支援		状況	活動へ支援		状況	活動へ支援
運動機能障害	□あり □なし	□あり □なし	失語症	□あり □なし	□あり □なし			
感覚機能障害（聴覚、視覚）	□あり □なし	□あり □なし	構音障害	□あり □なし	□あり □なし			
関節拘縮	□あり □なし	□あり □なし	精神行動障害（BPSD）	□あり □なし	□あり □なし			
疼痛	□あり □なし	□あり □なし	見当識障害	□あり □なし	□あり □なし			
口腔機能障害	□あり □なし	□あり □なし	記憶障害	□あり □なし	□あり □なし			
			その他の高次脳機能障害	□あり □なし	□あり □なし			
摂食嚥下障害	□あり □なし	□あり □なし	栄養障害	□あり □なし	□あり □なし			

■参加（過去実施していたものと現状について記載する）

家庭内の役割の内容

余暇活動（内容および頻度）

社会・地域活動（内容および頻度）

リハビリテーション終了後に行いたい社会参加などの取り組み

4 地域言語聴覚療法の展開

■活動（※課題重要性は，[現状]と[改善の可能性]から取り上げる課題の優先順位をつける）

	アセスメント項目	現状	改善の可能性	課題重要性	モニタリング	[評価の内容の記載方法]
基本的動作	起き上がり					3 自立　2 見守り 1 一部介助　0 全介助 9 把握していない
	立位保持					
	床からの立ち上がり					
	移動能力（TUG，6分間歩行）					※時間を記載
その他	服薬管理					3 自立　2 見守り　1 一部介助　0 全介助
	HDS-R					※点数を記載
ADL	食事					10 自立　5 部分介助　0 全介助
	椅子とベッド間の移乗					15 自立　10 最低限の介助 5 部分介助　0 全介助
	整容					5 自立　0 部分・全介助
	トイレ動作					10 自立　5 部分介助　0 全介助
	入浴					5 自立　0 部分・全介助
	平地歩行					10 自立　5 部分介助　0 全介助
	階段昇降					10 自立　5 部分介助　0 全介助
	更衣					10 自立　5 部分介助　0 全介助
	排便コントロール					10 自立　5 部分介助　0 全介助
	排尿コントロール					10 自立　5 部分介助　0 全介助
	ADL 合計					

※ ADL はしている状況について記載する．IADL も同様．

■特記事項

	アセスメント項目	現状	改善の可能性	課題重要性	モニタリング	[評価の内容の記載方法]
IADL	食事の用意					※ IADL 評価点 0 していない 1 まれに 2 ときどき 3 週3回
	食事の片付け					
	洗濯					
	掃除や整頓					
	力仕事					
	買物					
	外出					
	屋外歩行					
	趣味					
	交通手段の利用					
	旅行					0 していない　1 時々 2 定期的　3 植替など
	庭仕事					0 していない　1 電球取替など 2 ペンキ塗など　3 修理・整備
	家事の手入れ					0 していない　1 まれに 2 月1回など　3 月2回以上
	読書					
	仕事					0 していない　1 週1～9時間 2 週10～25時間　3 週30時間以上
	IADL 合計					

■活動と参加に影響を及ぼす課題の要因分析

■他の利用サービス
□訪問介護（週　回）　□訪問リハ・通所リハ（週　回）　□居宅サービス計画（訪問しない理由：　　　）

■社会参加支援評価
□訪問日（　年　月　日）　□訪問介護（週　回）　□通所リハ（週　回）　□地域活動へ参加（　　　）□家庭で役割あり
□サービス等利用あり　　　□市町村事業（週　回）　□その他（　　　）

■現在の生活状況

■環境因子（※課題ありの場合 □✓）

	課題	備考
家族・介護者	□	
福祉用具等	□	
住環境	□	
自宅周辺	□	
地域への社会参加など	□	
交通機関	□	
サービス	□	
その他	□	

[東京都三士会（東京都理学療法士協会，東京都作業療法士会，東京都言語聴覚士会）生活期共通評価表作成委員会：リハビリテーションマネジメント加算におけるリハビリテーション計画書（アセスメント）記載マニュアル．Ver.1.0，2016 より]

表 2-23 死の受容プロセス（5 段階モデル）

- 否認　：死を否定する段階
- 怒り　：なぜ自分が死ぬのだ、という怒りの段階
- 取引　：取引をしてでも生きたい、何かにすがりついてでも死にたくない段階
- 抑うつ：無気力な段階
- 受容　：自身の死を受け入れる段階

(1) 利用者基本情報

主訴、家族状況、保健医療状況、生活歴、経済状況、住環境などを含める。

(2) 興味・関心チェックシート（表2-21）

興味・関心のある事柄について、具体的に提示し選択してもらう。

(3) リハビリテーション計画書（アセスメント）（表2-22）

心身機能・活動の評価、環境因子に関するチェック、活動と参加に影響を及ぼす課題の要因分析、社会参加支援評価など。なお、この計画書は、前述したように「リハビリテーション会議」において、関連する他職種からの評価および収集された情報に基づいて作成され、本人・家族へ説明し同意のあとに実行される。

3 心理社会面

米国の精神科医エリザベス・キューブラー・ロス（1926～2004年）は、その著書『死ぬ瞬間』（1969年）の中で、がんに侵された患者が自身の「死」を受け入れていく過程を「死の受容プロセス（5段階モデル）」として著した（表2-23）。

この受容のプロセスは、何らかの原因で障害者となってしまった人々の複雑な心の変化と重なる。失語症、ALS（筋萎縮性側索硬化症）などの進行する難病、認知症、若年性認知症の人、喉頭がんで声帯を失った人、嚥下障害のために経口での食事が摂れなくなった人、そしてその家族もまた同様のつらく苦しい日々を過ごすこととなる。

a 障害者の心理

失語症は、ある日突然、言語機能の喪失を引き起こす。症状や重症度はさまざまだが、言語聴覚士による評価がたとえ軽度であったとしても、失語症当事者にとって、その症状は重く、直面する現実は容赦がない。

発症する年齢によっても、また問題は異なる。20～50歳代のいわゆる働き盛りの男性にとって、それは就業の継続の是非にかかわる大きな問題へとつながり、引き起こされる経済的な問題は家族の生活や人生に影響を及ぼすこととなる。他者とのコミュニケーションを避け、自宅に引きこもるケースや、中にはうつの症状から、自死に至るケースもある。出産が起因となり、失語症となる20～30歳代の女性もいる。育児ができず、不安な日々が続くにもかかわらず、夫の協力が得られず、離婚に至るケースもある。

外見ではわかりにくく、自らの障害を訴えること自体に困難を抱える失語症などのコミュニケーションに障害ある人々にとって、地域社会で生きていくことがいかに難しいことか、その現実を上記の数々のケースから学ぶことができる。

一方、経口での食事に困難をきたす嚥下障害の人々の心の葛藤も見過ごすことができない問題である。人として「食べる」楽しさが奪われることは、他者とのコミュニケーションを奪われることと同等の心理状態を生む。嚥下造影検査（VF）を行い、客観的にも嚥下の困難さが示されてもなお、その結果が受け入れられず、普通食の提供にこだわり続けたり、誤嚥性肺炎を繰り返しても、経口での普通食の提供を希望するケースもある。食形態を考慮した嚥下食の開発は進んでいるが、なお解決されない心の問題が続いている。

b 言語聴覚士としての対応

通所・入所・あるいは訪問リハビリテーションの現場で直面する、家族も含めての心の問題である。

おのおのに生活の歴史があり，異なる価値観がある．「コミュニケーション」と「食べる」ことに支援を続ける専門職ではあるが，「専門性」を前面に出すことは避けたい．われわれの仕事は，終末期に続くいわゆる生活期という長期間にわたり，この心の問題にかかわらざるを得ないが，「説得」ではなく「共感」に解決の糸口があると思われる．

C 支援計画および訓練・指導・援助

　介護保険による通所あるいは訪問リハビリテーションを提供するにあたり，「リハビリテーション会議」において，多職種によるおのおのの評価および得られた情報により，共通の目標を決定し，具体的な支援計画が立案される．

1 支援計画立案上の留意点

a 環境調整に関する具体的対策の計画

　国際生活機能分類（ICF）に基づく評価において，環境因子は必須項目である．言語聴覚士としての視点からは，人的環境および物的環境の2側面から評価した結果について支援計画を立案する．

1）人的環境

　言語聴覚士が対象とするコミュニケーション障害のある人々，摂食嚥下障害のある人々と実際にかかわる家族，介護者，医師，看護師などの医療専門職，介護福祉士，介護支援専門員（ケアマネジャー），ボランティア，友人などが，その障害について理解があるかどうかによって，障害ある当事者への対応に影響が生じる．周囲の人的環境について情報収集し，理解の有無を評価することで，支援計画も具体化される．

2）物的環境

　対象とする障害ある人々が，日常生活を過ごす環境の中に，季節を感じる物（花，行事にかかわる飾り物など）があるか，カレンダー，時刻が明確に見える時計があるか，自ずとコミュニケーション意欲が湧いてくるような懐かしい写真や物品があるかなど，コミュニケーション能力や認知機能の維持改善にかかわる環境を実際に評価し，その有無により，支援計画もより具体化される．

3）非公的支援

　公的支援だけではなく地域固有の非公的支援も必要であれば支援計画に組み込めるように，言語聴覚士自らも常に情報収集をしておく．「失語症友の会」「認知症カフェ」，その他の自助グループ活動などがある．

b 具体的な支援計画を理解してもらう工夫

　コミュニケーション障害，特に重度の失語症者の場合，本人の主訴を引き出すこと，支援の内容について理解してもらうことなど，専門職の中でも特に言語聴覚士が臨機応変に対応することができるはずであり，その役割は重要である．

2 訓練・指導・援助

　支援計画（リハビリテーション計画書）に基づいて，リハビリテーションチーム（障害ある本人を支援するすべての多職種）として決定した目標達成に向けて，おのおのの専門職が必要な訓練・指導・援助を開始する．共有する中長期目標は，「活動」「参加」の実現である．言語聴覚士としての専門性は，特に「言語・コミュニケーション」「食事」「認知機能」にかかわる支援である．具体的な訓練・指導・援助のプロセスや内容については，2章5「地域言語聴覚療法におけるサービス」（☞62頁～）および2章6「地域言語聴覚療法の実際」（☞95頁～）の項を参照されたい．

表 2-24 リハビリテーション中止基準

1. 積極的なリハビリテーションを実施しない場合
   ① 安静時脈拍 40/分以下または 120/分以上
   ② 安静時収縮期血圧 70 mmHg 以下または 200 mmHg 以上
   ③ 安静時拡張期血圧 120 mmHg 以上
   ④ 労作性狭心症の方
   ⑤ 心房細動のある方で著しい徐脈または頻脈がある場合
   ⑥ 心筋梗塞発症直後で循環動態が不良な場合
   ⑦ 著しい不整脈がある場合
   ⑧ 安静時胸痛がある場合
   ⑨ リハビリテーション実施前にすでに動悸・息切れ・胸痛のある場合
   ⑩ 座位でめまい，冷や汗，眠気などがある場合
   ⑪ 安静時体温 38℃以上
   ⑫ 安静時酸素飽和度(SpO_2) 90%以下

2. 途中でリハビリテーションを中止する場合
   ① 中等度以上の呼吸困難，めまい，嘔気，狭心痛，頭痛，強い疲労感などが出現した場合
   ② 脈拍が 140/分を超えた場合
   ③ 運動時収縮期血圧が 40 mmHg 以上，または拡張期血圧が 20 mmHg 以上上昇した場合
   ④ 頻呼吸(30 回/分以上)，息切れが出現した場合
   ⑤ 運動により不整脈が増加した場合
   ⑥ 徐脈が出現した場合
   ⑦ 意識状態の悪化

3. いったんリハビリテーションを中止し，回復を待って再開する場合
   ① 脈拍数が運動前の 30%を超えた場合．ただし，2 分間の安静で 10%以下に戻らないときは以後のリハビリテーションを中止するか，またはきわめて軽労作のものに切り替える
   ② 脈拍が 120/分を超えた場合
   ③ 1 分間 10 回以上の期外収縮が出現した場合
   ④ 軽い動悸，息切れが出現した場合

4. その他の注意が必要な場合
   ① 血尿の出現
   ② 喀痰量が増加している場合
   ③ 体重が増加している場合
   ④ 倦怠感がある場合
   ⑤ 食欲不振時・空腹時
   ⑥ 下肢の浮腫が増加している場合

〔日本リハビリテーション医学会安全管理のためのガイドライン策定委員会(編)：リハビリテーション医療における安全管理・推進のためのガイドライン．p6，医歯薬出版，2006 より〕

重要な点は，いわゆる機能訓練が主体となる指導ではないということである．長期的に目指すことは，「生活機能」に視点を定め，人的・物的環境に対して調整および指導を行いながら，障害ある人々や高齢者が生きがいをもって生活できる地域社会を創っていくことを視野に入れた幅広い支援活動である．現在すでに「介護予防」の段階から言語聴覚士による指導が開始されていることもその支援活動の1つといえる．

D 職種間連携

地域リハビリテーションのさまざまな現場において，利用者のかかえる問題を解決するためには，多職種による専門的かつ多面的な評価に基づく目標設定とその共有化が必要である．医療の現場と異なり，この場合の多職種とは医療専門職に限らず，介護支援専門員(ケアマネジャー)，社会福祉士(生活相談員)，介護福祉士，福祉用具専門相談員，民生委員など，介護や福祉などの多分野から構成される．また，勤務する拠点が同一とは限らないことが特徴である．そのため，利用者にかかわる情報交換や，リハビリテーション会議や地域ケア会議などの場においては，相互に理解し合えることばで，効果的にコミュニケーションをとりながら連携をはかることが重要である．この多職種間のスムーズな連携が，利用者の問題解決，さらには地域社会での生活の再構築を支援し見守る原動力となる．

E リスク管理

1 リハビリテーション提供時のリスク

日本リハビリテーション医学会が定めた「リハビリテーション中止基準」を表2-24に示す．この中止基準の内容から，言語聴覚士としてもいかに医療的判断が求められるか理解ができる．言い換えれば，その判断を可能とする医学的知識の学

表2-25 誤嚥症例における治療必要の判断基準（井上式）

1. 重大条件（1つでも当てはまれば受診）
   - 意識状態の低下
   - 発熱（38℃以上）
   - 低酸素血症（普段より4%以上のSpO$_2$低下）
   - 呼吸促迫（25回/分以上）
2. 要注意条件（1つ以上当てはまれば要注意．2つ以上当てはまれば受診を勧める）
   - 咳
   - 痰量の増加
   - 発熱（微熱）
   - 悪寒
   - 機嫌の悪さ
   - 聴診にて呼吸雑音の出現
   - 食事量の低下（半分以下）
   - 食事時間の延長（2倍以上）
   - 会話量の明らかな減少

〔井上登太（編著）：誤嚥性肺炎をケアする人のための必要知識—臨床の注意点と嚥下食から訓練・評価法まで．pp40-41，ブイツーソリューション，2008より〕

表2-26 訪問リハビリテーションにおける嚥下訓練についての臨床上の注意

1. 推奨される摂食嚥下リハビリテーションの経験
   経験3年以上が望ましい．
2. 主治医への報告と指示確認
   - 指示内容：障害の有無，タイプ，重症度の評価が明記されており，具体的な訓練計画，実施上のリスクの記載があること，指示がわかりにくい場合は医師に確認し，記載を得ること．
   - 報告・指示確認：新たに直接訓練を開始する場合，訓練の段階を変更する場合は，現状を報告し，具体的な指示をもらう．現在経口摂取だが無理であると判断した場合，段階を下げることが必要と判断した場合は，医師に報告して了解を得，最終判断および家族への説明，相談，指導は医師の責任のもとで行う．医師からの指示が摂食嚥下リハビリテーションを行うことであっても，言語聴覚士として訓練適応でないと判断した場合は，その見解を医師へ伝え，判断を得る．
3. 必ず行うこと
   - 訓練開始に当たって医師の指示を受ける．
   - 訓練内容の変更やレベルアップの際は医師に相談し，指示を受ける．
   - 医師および関連職に評価結果，訓練状況を報告する．
   - トラブルや体調不良など，変化があった場合，迅速に医師，看護師に連絡する．
   - 直接訓練前後のバイタルチェックを行う．
4. 禁忌事項
   - 経口摂取開始，レベルアップを単独で行うこと．
   - 指示なしに吸引，バルーン拡張訓練をすること．
   - 疲労，拒否の訴えがあるときに実施すること．
   - 呼吸訓練を長時間（3分以上）続けること．
   - 予後などについて家族の質問に医師への確認なく答えること．

〔日本言語聴覚士協会学術研究部摂食・嚥下委員会．2006年7月より〕

習，実習，実践，そして経験の累積が必要ということである．特に地域言語聴覚療法を行う通所・入所の施設に医師が常駐していることはなく，看護師が主にバイタルチェックを行いながら，リハビリテーション専門職とともにリスクの回避に努めている．一方，訪問リハビリテーションの場は自宅である．本人，家族あるいは介護者のみの場であり，ただ1人の医療者として，言語聴覚士の役割・責任を担わなければならない．体温計，血圧計，聴診器，パルスオキシメータ，ストップウォッチは必須の器具であり，バイタルサインの状態をチェックしながらの対応となる．特に，摂食嚥下訓練を行う場合は，吸引器の使用も想定しなければならない．「誤嚥症例における治療必要の判断基準（井上式）」（表2-25）も参考となる．

訪問リハビリテーションで実施する摂食嚥下訓練に際し，日本言語聴覚士協会においても臨床上の注意点を明確にし（表2-26），特に医師からの具体的な指示が必須であることを強調している．

なお，留意しなければならない重要なリスクとして「セクシャルハラスメント」を見過ごしてはならない．訪問リハビリテーション実施時に家族・介護者が不在で1対1の関係性において行うときに，起こりうる事態である．証明する第三者が不在であるため，その解決は容易ではない．事前に回避するために，家族の同席など，現状に応じた対策が必要である．

2 個人情報提供にかかわるリスク

既往歴，現病歴，生活歴など，通常はケアマネジャーを通じて得られるが，スムーズな連携で

きずに必要な情報がないまま初回の訪問あるいは通所が開始されることがある．特に内科的な問題がある場合は感染にかかわる情報も含めて大きなリスクを伴うこととなる．医療情報は正確かつすばやい連携のもとに把握するよう努める．

3 急変を生じた場合

リスク回避のための対応を行っているにもかかわらず，心肺停止を伴う急変が生じる可能性は否定できない．直ちに「一次救命処置」が必要である．通所・入所施設内であれば，心肺蘇生法の実施とともに自動体外式除細動器（automated external defibrillator：AED）を使用し，医師あるいは救急車の到着を待つ．いずれも施設職員の連携により行うが，自宅訪問中に急変が生じた場合は直ちに救急車の手配を行うとともに，心肺蘇生法の実施が必要である．

想定外の出来事にパニックに陥る事態を回避するために，言語聴覚士においても，医療機関へつなげていくまでの「一次救命処置」について教育研修が必要である．

5 地域言語聴覚療法におけるサービス

A 地域包括ケアにおける言語聴覚療法

1 地域包括ケアが必要となる社会的背景

日本は急速な**少子高齢社会**を迎え，2017年には65歳以上の高齢者が人口に占める割合（高齢化率）は27.7％となったが，その中でも75歳以上の後期高齢者が急増し，その割合は13.8％となっている．地域包括ケアにおける言語聴覚療法の提供においては，このような高齢化とそれに伴う疾病構造の変化について理解しておく必要がある．

高齢者では脳神経系，感覚器系，心血管系，消化器系，呼吸器系，骨格系などさまざまな臓器に加齢変化が起こる．これらの加齢変化に適切な介入・支援があれば生活機能の維持向上が可能であるが，心身の活力（運動機能や認知機能など）や生活機能が低下し，心身の脆弱性が出現した状態であるフレイルや，低筋肉量や低筋力，低身体機能が起こる状態であるサルコペニアに陥りやすい．加齢変化が徐々に進む中で，感冒，インフルエンザ，肺炎や骨折などによる一定期間の安静，臥床を契機に寝たきりとなり，障害が重度化・複雑化し，回復に長期間を要することになる．

また，高齢者においては認知症や加齢性難聴のように診断されても治療に至らない，あるいは治療法がない病態も多く，障害を抱えながら終末期の問題に対処しなければならない[1]．病院で治す医療から地域・在宅で支える医療へ，地域・在宅で自立支援に向けたリハビリテーション・言語聴覚療法の提供へと移行しつつある．

a 死亡原因，受療率，介護認定からみた疾病構造の変化

疾病構造の変化を死亡原因で示す（図2-5）．戦前あるいは戦後すぐの日本は結核を中心とした感染症によって死亡することが多かったが，抗生物質による治療や栄養状態の改善で死亡率が劇的に低下した．

一方，栄養状態の改善は**生活習慣病**を生み，さらに日本特有の塩分摂取の多さから，1970（昭和45）年ごろまで脳血管疾患による死亡者が急増している．この時期の食塩摂取量は1日20〜25gであったが，その後の高血圧対策としての食事指導

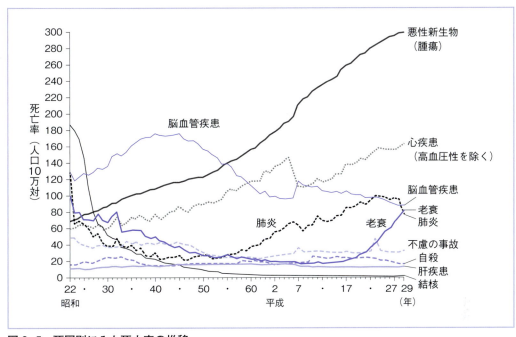

図 2-5　死因別にみた死亡率の推移
〔厚生労働省：平成 29 年人口動態統計月報年計（概数）の概況より〕

により食塩摂取量が 1 日 12 g 前後となったこと[2]，高血圧の早期発見とその治療が進んだこと，発症後の早期治療の体制が充実してきたこと，脳卒中治療ガイドラインの作成などが効果を及ぼし，脳血管疾患による死亡率は 1980（昭和 55）年ごろからは低下傾向を示している．

　心疾患の中で最も多い虚血性心疾患は生活習慣病との関連が深く，食生活の変化（食事の西洋化）や高齢化は心疾患による死亡率を増加させた．悪性新生物では男女とも肺がんと大腸がん，女性では乳がんの死亡率が増加している〔平成 29 年人口動態統計より〕．1980 年ごろより悪性新生物が死因の第 1 位となったが，国立がん研究センターのがん統計の年齢調整死亡率からは，悪性新生物の増加は高齢化によるものと考えられている[3]．近年，肺炎が死亡原因の第 3 位になったが，これも高齢者の誤嚥性肺炎の増加が影響しているといわれており[4]，2017（平成 29）年度の人口動態統計から誤嚥性肺炎が個別に集計されるようになった．

　表 2-27 に 2016（平成 28）年度の高齢者における年齢別の死亡原因の上位 4 位までを示す．悪性新生物は 90 歳未満までは第 1 位であり，その後も上位を占めている．90 歳以上では老衰による死亡が増加する．心疾患，肺炎，脳血管疾患も，高齢者では常に上位を占めている．

　平成 28 年度国民生活基礎調査の概況によれば，65 歳以上の高齢者の受療率が高い疾病は，入院では脳血管疾患，悪性新生物であり，外来では高血圧性疾患，脊柱障害である．75 歳以上では，入院，外来とも心疾患が加わる．また，入院患者のうち 65 歳以上は全入院患者の 71.1％，75 歳以上は 50.8％を占めている．

　また，同じ調査によれば介護が必要となった原因の上位 3 位は，認知症，脳血管疾患，高齢による衰弱となっている（表 2-28）．要介護 4，5 では骨折・転倒によるものが 3 位となっており，これを契機に寝たきり状態になることがうかがわれる．

b　認知症

　認知症については，2010 年の要介護認定者の

表2-27 年齢別死亡原因(2016年)

年齢	1位	2位	3位	4位
65～69	悪性新生物	心疾患	脳血管疾患	不慮の事故
70～74	悪性新生物	心疾患	脳血管疾患	肺炎
75～79	悪性新生物	心疾患	脳血管疾患	肺炎
80～84	悪性新生物	心疾患	脳血管疾患	肺炎
85～89	悪性新生物	心疾患	肺炎	脳血管疾患
90～94	心疾患	老衰	悪性新生物	肺炎
95～99	老衰	心疾患	肺炎	悪性新生物
100歳以上	老衰	心疾患	肺炎	脳血管疾患

〔厚生労働省：平成28年人口動態統計月報年計(概数)の概況より〕

表2-28 介護が必要となった原因(2016年)

要介護度	第1位		第2位		第3位	
総数	認知症	18.0%	脳血管疾患(脳卒中)	16.6%	高齢による衰弱	13.3%
要支援者	関節疾患	17.2	高齢による衰弱	16.2	骨折・転倒	15.2
要支援1	関節疾患	20.0	高齢による衰弱	18.4	脳血管疾患(脳卒中)	11.5
要支援2	骨折・転倒	18.4	関節疾患	14.7	脳血管疾患(脳卒中)	14.6
要介護者	認知症	24.8	脳血管疾患(脳卒中)	18.4	高齢による衰弱	12.1
要介護1	認知症	24.8	高齢による衰弱	13.6	脳血管疾患(脳卒中)	11.9
要介護2	認知症	22.8	脳血管疾患(脳卒中)	17.9	高齢による衰弱	13.3
要介護3	認知症	30.3	脳血管疾患(脳卒中)	19.8	高齢による衰弱	12.8
要介護4	認知症	25.4	脳血管疾患(脳卒中)	23.1	骨折・転倒	12.0
要介護5	脳血管疾患(脳卒中)	30.8	認知症	20.4	骨折・転倒	10.2

注：熊本県を除いたものである．
〔厚生労働省：平成28年国民生活基礎調査の概況より〕

データに基づくと，日常生活自立度Ⅱ以上の認知症高齢者は280万人(65歳以上人口に対する比率9.5％)であり，2015年には345万人(同10.2％)，2020年410万人(同11.3％)，2025年には470万人(同12.8％)と推計されている．また，久山町研究に基づく二宮らの推計では，2012年に462万人(同15.0％)であったのが2025年には675〜720万人(同18.5〜20.0％)となっている[5]．高齢になればなるほど認知症の有病率は高くなる．後期高齢者は今後さらに増加することから，これらの推計値はさらに増加する可能性が高い．

C 老人性(加齢性)難聴

　高齢者の生活の質を阻害する要因として，最近注目されているものに老人性難聴(加齢性難聴)がある．内田らは国立長寿医療研究センター・老化に関する長期縦断疫学研究(NILS-LSA)の調査結果から，25 dBを超える難聴の有病率は60〜64歳群までは徐々に増加し，65歳以上では男性で43.7％以上，女性で27.7％以上，75歳以上では男

性で71.4%以上，女性で67.3%以上と推計している[6]．また，同じ調査からの別の報告では，補聴器が必要となる良聴耳聴力40 dBを超える群は男性で15.6%，女性で10.6%であり，その中で補聴器を使用しているのは男性で42.7%，女性で36.0%と，約6割が補聴器を使用していないという結果を得ている[7]．

2 言語聴覚士の取り組み

a 入院医療（急性期，回復期）

　高度急性期・急性期病院においては質の高い医療と手厚い看護により，早期に回復期リハビリテーション病院に転院し，早期の在宅復帰，社会復帰を目指している．したがって急性期における言語聴覚士の役割は，効率的・効果的な言語聴覚療法の提供にある．発症直後からベッドサイドで介入を開始することが多いため，情報収集とその統合（問題点の整理と今後の方向性），スクリーニング検査を行い，その結果を家族や関係スタッフに説明すること，意識レベルの向上や合併症・廃用予防のための取り組みが中心となる．また，この時期に可能なコミュニケーション手段を早期に確保することは，患者本人との信頼関係の構築と効果的介入を進めるためには重要である．

　急性期病院での治療が終了した段階で回復期リハビリテーション病院へ転院となる．この際に急性期病院の言語聴覚士から提供される情報は，発症早期の状況を理解し，在宅生活を視野においた言語聴覚療法の計画作成の参考となる．このとき，各障害の病態を明らかにして効率的・効果的言語聴覚療法を提供するためには，正確かつ総合的な評価が重要となる．この評価に基づいたエビデンスレベルの高い機能回復のための介入法の実施と，スムーズに生活期に移行できるADL訓練が必要となる．

b 地域・在宅

　回復期病棟におけるリハビリテーションが一定の段階に到達したら，退院して地域で自立した生活を営むことになる．地域・在宅において提供されるリハビリテーションは**生活期リハビリテーション**といわれる．生活期リハビリテーションは自立生活を支援する取り組みであり，活動と参加に重点をおいた取り組みが求められ，地域における多職種連携が必要となる．

　言語聴覚療法の対象は，運動系の障害（運動障害性構音障害，摂食嚥下障害など）と言語・認知系の障害（失語症，認知症や高次脳機能障害によるコミュニケーション障害など）に分けられる．運動系の障害は，一般的には6か月くらいで症状が固定する場合が多く，その後は機能維持が主な目的となる．一方，言語・認知系の障害は長期にわたって回復することが知られており，地域・在宅においても自立生活への援助と同時に機能回復のための言語聴覚療法の継続も必要である．

　また，急性期病院から直接自宅退院する脳梗塞患者は39%，回復期リハビリテーション病院からの自宅退院も含めると発症後3か月では69%の患者が在宅となっており[8]，相当数の患者が地域・在宅で機能回復のための言語聴覚療法の提供を必要としている．そのためには，外来リハビリテーション，通所リハビリテーション，訪問リハビリテーションの充実が必要であり，この領域における言語聴覚士の従事者が増加しなければならない．また，施設サービスとしての介護老人保健施設，介護医療院，医療療養型病床における言語聴覚療法の提供も重要である．

　さらに地域・在宅における今後の方向性として重要なものに，診療所（クリニック）における言語聴覚療法提供の充実という点がある．耳鼻咽喉科，小児科，内科，歯科などのクリニックに所属する言語聴覚士は，地域におけるコミュニケーション障害や摂食嚥下障害のある方たちへの支援，特に評価と家族・介護者への助言などに大き

な力を発揮すると考えられる．また，聴覚障害や言語発達障害を有する障害児においては，外来リハビリテーションが中心となるが，重度障害児に対する訪問リハビリテーションも増加している．また，学童期の障害児を対象とした**放課後等デイサービス**，未就学児を対象とする**児童発達支援事業**においても言語聴覚士による支援は重要である．

2017年度に始まった障害者総合支援法による**失語症者向け意思疎通支援者養成・派遣事業**は，失語症者の地域における自立生活支援にとって重要な事業である．支援者は，失語症のある方とその家族が社会でさまざまな活動に参加する際に社会との意思疎通をはかりながら，社会参加を促進させることができる．言語聴覚士は意思疎通支援者の養成事業に積極的に関与しなければならない．

c 予防

加齢による心身機能の低下や活動・参加制限という状態を回避するには，生活習慣を改善して健康を増進し，生活習慣病などを予防する一次予防と健康診査などにより早期発見・早期治療を行う二次予防が重要である．住民運営の集いの場への支援を行う地域リハビリテーション活動支援事業は一次予防に該当し，言語聴覚士をはじめとするリハビリテーション専門職の積極的関与が期待されている．また，疾病が発症したのち，必要な治療を受け，機能の維持・回復をはかる三次予防は，リハビリテーションそのものである．

d 障害児・者と地域包括ケアシステム

地域包括ケアシステムは，高齢者を対象とした体制と理解されがちであるが，身体障害者や精神障害者，障害児への支援を含む体制と考える必要がある．障害児・者への地域における積極的支援が必要とされる．

引用文献
1）葛谷正文：健康長寿を目指す医療はどうあるべきか．日老医誌 51：46-48，2014
2）上島弘嗣：日本人の食生活と高齢者疾病構造．日老医誌 44：17-22，2007
3）国立がん研究センターがん情報サービス　がん統計年次推移(https://ganjoho.jp/reg_stat/statistics/stat/summary.html)
4）寺本信嗣：誤嚥性肺炎　オーバービュー．日胸 68：795-808，2009
5）二宮利治，他：日本における認知症の高齢者人口の将来推計に関する研究．平成26年度厚生労働科学研究費補助特別研究事業
6）内田育恵，他：全国高齢難聴者数推計と10年後の年齢別難聴発症率―老化に関する長期縦断疫学研究（NILS-LSA）より．日老医誌 49：222-227，2012
7）内田育恵，他：補聴器の進歩と聴覚医学「加齢と補聴器―社会交流における補聴器の役割」．Audiology Japan 60：477-483，2017
8）稲富雄一郎：脳血管障害における失語症の病態と治療戦略．高次脳機能研 35：167-174，2015

B 介護予防における言語聴覚療法

1 介護予防事業とは

介護予防事業は，各種の機能低下を予測させる高齢者にかかわることによって介護を必要とする状態にさせない，もしくは要介護状態を軽減する，悪化を防止することを目的とした予防事業である．生活機能が低下した高齢者に対しては，リハビリテーションの理念をふまえて，「心身機能」「活動」「参加」「背景因子」のそれぞれにバランスよく働きかける．また，高齢者の運動機能や栄養状態といった心身機能の改善だけを目標とするのではなく，日常生活の活動機能を高め，家庭や社会への参加を促すことで，生きがいや自己実現のための取り組みを支援し，QOLを向上させることを目指す．

2006年度の第3期介護保険事業計画から始まった介護予防事業は，「特定高齢者施策」を「二次予防事業」へと変更しながらも十分な成果をあげることができなかった．そこで，2014年の介護保険法改正を受け，これまでの介護予防の手法が心身機能を改善させることに偏っており，介護予防事

業に参加をしたあとの活動機能の維持を支える「通いの場」が十分に提供されなかったこと，また介護予防事業の参加者自身と事業の提供者の双方が機能訓練を中心とした訓練をすることだけが有効な手段であると理解していたことが課題としてあげられた．これらの課題から，これからの介護予防の具体的なアプローチとして，①リハビリテーション職を生かした介護予防の機能強化，②住民運営の通いの場の充実，③高齢者の社会参加を通じた介護予防，に見直された．新たな介護予防では，サービスを**自助**，**互助**，**共助**，**公助**に分けており，それぞれの観点から具体的な支援方法を提案することとなった．

2 健康観と日本の社会の取り組み

介護予防は，高齢になっても「健康であること」つまり「**健康寿命**」を長くすることを目標にしている．これには，医学における「健康観」を理解することが重要である．そもそも健康とは，疾病がないことをいうが，健康なのか不健康なのか，疾病があるのか単に病弱なのか，についての境界線ははっきりしない．つまりこれらの間には不連続性があるといえる．このような健康観は時代によって発展してきた．

1946年にWHOが提唱した健康の定義は「健康とは単に病気ではない，虚弱ではないというのみならず，身体的，精神的にそして社会的に完全な状態を示す」であり，健康はもはや身体的な側面だけを指すのではないということになる．

わが国でも，21世紀における国民健康づくり運動として「健康日本21」が2000〜2012年まで行われ，いわゆる「健康寿命」の延伸のため具体的な目標設定を行った．これまでの健康診断重視の二次予防から，健康づくりの一次予防を重視し，個人の健康づくりを支援する社会環境の整備，目標設定をし，地方の実情に合わせた地方計画の策定を評価するものとなった．

その後，2013年からは「健康日本21（第二次）」として，2022年までの間にさらなる健康寿命の延伸と健康格差の縮小，生活習慣病の発症予防と重症化予防，社会生活のために必要な機能の維持・向上，健康を支え守るための社会環境の整備，生活習慣および社会環境の改善に取り組むこととなった．

3 フレイル（虚弱）

フレイル（虚弱）とは老年医学の分野で使われている「frailty」の日本語訳で，日本老年医学会が2014年に提唱した．フレイルに関する日本老年医学会からのステートメントを以下に示す．

「高齢期に生理的予備能が低下することでストレスに対する脆弱性が亢進し，生活機能障害，要介護状態，死亡などの転帰に陥りやすい状態で，筋力の低下により動作の俊敏性が失われて転倒しやすくなるような身体的問題のみならず，認知機能障害やうつなどの精神・心理的問題，独居や経済的困窮などの社会的問題を含む概念である」

フレイルは，「健康な状態」と「日常生活で支援が必要な介護状態」の中間を意味する．高齢者では特にフレイルを経て要介護状態に進むことが多いと考えられ，フレイルに早く気づき，適切な対処をすることが大切である．

フレイルは加齢に伴う心身の変化と社会的・環境的な要因が合併して起こるといわれている．そしてこの状態は原因となる要素がそれぞれ影響しあいながらフレイルサイクルとよばれる悪循環を繰り返し，進行していく（図2-6）[2]．このようにフレイルは，低栄養，転倒を繰り返す，摂食嚥下機能の低下などの「身体的な側面」と，認知機能の低下や意欲・判断力の低下，抑うつなどの「精神的側面」，家に閉じこもりがちになって他者との交流の機会が減少する「社会的側面」が相互に影響しあっていることから，その予防に関しては，身体的・精神的・社会的な側面に総合的に働きかける必要がある．

フレイルの評価には，Friedの基準（表2-29）[1]や，厚生労働省が作成し2006年から介護支援の分

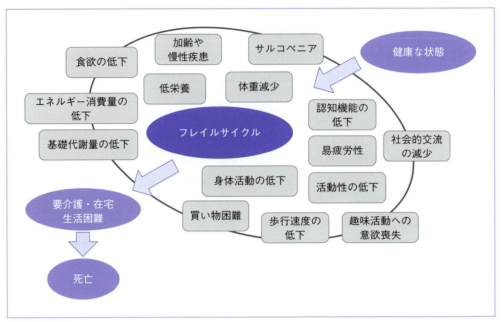

図2-6　フレイルサイクル

表2-29　フレイルの基準（Freidの基準）

項目	内容
1. 体重減少	6か月で2～3kg以上の意図しない体重減少がある．
2. 疲れやすい	2週間わけもなく疲れたような感じがする．
3. 歩行速度の低下	5mの測定区間で1m/秒未満である．
4. 握力の低下	利き手の測定で男性26kg未満，女性18kg未満である．
5. 身体活動量の低下	「軽い運動や体操を1週間に何日くらいしますか？」および「定期的な運動やスポーツを1週間に何日くらいしていますか？」の問いに，いずれも「運動や体操はしていない」と回答する．

3つ以上該当する場合：フレイル，1～2つ該当する場合：プレフレイル，いずれにも該当しない場合：健常または頑健．
〔Fried LP, et al：Frailty in older adults：Evidence for a phenotype. J Gerontol A Biol Sci Med Sci 56：M146-156, 2001より〕

野で使われているフレイルの身体的，精神的，社会的側面を含む項目をチェックできる基本チェックリスト[2]（表2-30）などがある．

2015年度からフレイルの早期発見・早期介入のために，市民が主体となって取り組む事業（**フレイルチェック**）がわが国の各地で開始された[3]．フレイルチェックは養成研修を受けたボランティアのフレイルサポーターが主体となって，市民参加者の簡易チェックと総合チェックの2種類の評価を半年に1回行う活動である．この半年間は市民自身が自分に合った継続性のある対策に取り組むこととなっており，自ら身体面・精神面・社会面のフレイルの症状に関心と予防の意識をもつことが健康的な街づくりにつながるとされる．このような事業も介護予防を念頭に置いたものである．

表2-30 フレイルの基本チェックリスト

No.	質問項目	回答		
1	バスや電車で1人で外出していますか	0. はい	1. いいえ	
2	日用品の買いものをしていますか	0. はい	1. いいえ	
3	預貯金の出し入れをしていますか	0. はい	1. いいえ	
4	友人の家を訪ねていますか	0. はい	1. いいえ	
5	家族や友人の相談に乗っていますか	0. はい	1. いいえ	
6	階段を手すりや壁をつたわらずに上っていますか	0. はい	1. いいえ	運動
7	椅子に座った状態から何もつかまらずに立ち上がっていますか	0. はい	1. いいえ	
8	15分くらい続けて歩いていますか	0. はい	1. いいえ	
9	この1年間に転んだことがありますか	1. はい	0. いいえ	
10	転倒に対する不安は大きいですか	1. はい	0. いいえ	
11	6か月間で2〜3kg以上の体重減少がありましたか	1. はい	0. いいえ	栄養
12	身長　　　cm　体重　　　kg(BMI＝　　　)(注)			
13	半年前に比べて固いものが食べにくくなりましたか	1. はい	0. いいえ	口腔
14	お茶や汁物などでむせることがありますか	1. はい	0. いいえ	
15	口の渇きが気になりますか	1. はい	0. いいえ	
16	週に1回以上は外出していますか	0. はい	1. いいえ	閉じこもり
17	昨年と比べて外出の回数が減っていますか	1. はい	0. いいえ	
18	周りの人から「いつも同じことを聞く」などの物忘れがあるといわれますか	1. はい	0. いいえ	認知症
19	自分で電話番号を調べて，電話をかけることをしていますか	0. はい	1. いいえ	
20	今日が何月何日かわからないときがありますか	1. はい	0. いいえ	
21	(ここ2週間)毎日の生活に充実感がない	1. はい	0. いいえ	うつ
22	(ここ2週間)これまで楽しんでやれていたことが楽しめなくなった	1. はい	0. いいえ	
23	(ここ2週間)以前は楽にできていたことが今ではおっくうに感じられる	1. はい	0. いいえ	
24	(ここ2週間)自分が役に立つ人間だと思えない	1. はい	0. いいえ	
25	(ここ2週間)わけもなく疲れたような感じがする	1. はい	0. いいえ	

基本チェックリストの結果が，下記に該当する場合，市区町村が提供する介護予防事業を利用できる可能性があるため，市区町村や地域包括支援センターに相談する．
項目6〜10の合計：3点以上，項目11〜12の合計：2点，項目13〜15の合計：2点以上，項目1〜20の合計：10点以上
注）BMI＝体重(kg)÷身長(m)^2 が18.5未満の場合に該当とする．
〔厚生労働省老健局老人保健課：基本チェックリストの考え方．厚生労働省，2006より改変〕

4 介護予防における言語聴覚士の取り組み

a システムの中での活動

一般社団法人日本言語聴覚士協会では，言語聴覚士が提供できる介護予防として，下記の5つの事業を上げている．

1）通所型介護予防事業

聴覚や口腔機能，摂食嚥下機能を評価し，予後予測を行い，適切な援助のプログラムを提供する．

2) 訪問型介護予防事業

保健師などと同行訪問し，聴覚の評価や補聴器などの助言・指導を行うことや，口腔機能や嚥下摂食機能を評価し，改善に向けた助言・指導を行う．

3) 介護予防普及啓発事業の介護予防教室など

市区町村などで行う介護予防普及啓発事業において，言語聴覚士が講師となって，聴覚に低下のある人や，摂食嚥下障害のある人たちへの対応を啓発する．また，口腔機能向上教室などで口腔機能の体操の指導，講演や地域住民の定期的な評価を行う．

4) 地域介護予防活動支援事業

地域の「失語症者友の会」などの地域活動組織への協力や支援を行う．

5) 地域ケア会議への参加

地域ケア会議は，地域包括支援センターおよび市区町村レベルの会議であり，5つの機能（個別課題の解決，地域包括支援ネットワークの構築，地域の課題の発見，地域づくりのための資源開発，政策の形成）がある．

(1) 地域ケア個別会議

地域ケア個別会議とは，地域ケア会議の中で特に個別検討が必要なケースに実施する地域包括支援センターが開催する会議である．支援者が困難を感じているケース，支援が自立を阻害しているケース，必要な支援につながっていないケース，権利擁護が必要なケース，地域課題に関するケース，などが個別会議での検討が有効であると考えられている．多職種協働によって多角的なアセスメントを実施し，問題を提起し具体的な助言を行うことができる．

言語聴覚士は，摂食嚥下障害や聴覚に低下のある人たちに対する評価やコミュニケーション方法に関する助言指導などを行う．

(2) 地域ケア推進会議

地域ケア推進会議とは，次の2つの機能を果たすことを目指し地域課題の検討を行う市区町村レベルの会議である．まず，①インフォーマルなサービスや地域見守りネットワークなど，地域に必要と考えられる資源を開発する地域づくり・資源開発機能，②地域に必要な取り組みを明らかにして施策や政策を立案・提言する政策形成機能である．

地域ケア個別会議で検討された課題の中からその地域に共通するテーマが選択される．会議の参加者はテーマによって異なるが，民生委員，住民組織の代表者，医師，リハビリテーション職，地域づくり関係課の職員，ボランティア団体の代表者，介護サービス事業者，生活支援コーディネーターといった多岐にわたる人が選定される．このような多職種・多機関のメンバーによる協議の結果提案された施策・政策を市区町村に提言する．

言語聴覚士は，摂食嚥下障害のある人への正しいケアの提供法を助言，聴力の低下のある人たちに対する補聴器の適合を含んだ助言・指導，聴覚障害やコミュニケーション障害のある人が利用しやすい地域のコミュニティ活動の支援（失語症友の会活動，会話パートナー養成講座など）などを行う．

6) 人材育成

介護予防においては，地域における言語聴覚療法に関する研修を行うことも重要な業務であり，一般社団法人日本言語聴覚士協会では，同協会が主催する講習会を介護予防・地域支援事業にかかわる実務者を対象として実施している．このような言語聴覚士独自の研修のほか，理学療法士や作業療法士と合同の研修会も都道府県単位で行われており，地域支援事業や地域包括ケアシステムにおける事業にリハビリテーション専門職として力を発揮できる人材を育成している．

b 各種障害に対する介護予防

1）聴覚機能への対応

　加齢とともに難聴の発症率は高くなり，内田らの報告によると（2008～10年），全国の65歳以上の高齢者の難聴の有病率は男性で43.7％以上，女性で27.7％以上であるといわれる[4]．高齢者の難聴の存在が抑うつや意欲低下，認知機能の低下，要介護または死亡などのリスク増加に関与することは知られており，補聴器装用に関する本人や周囲の理解を介護予防プログラムの中に取り入れることは大いに意味のあることである．

2）認知機能への対応

　明らかな認知症を発症した時点では予防対策はきわめて困難であるが，その前段階である軽度認知障害（mild cognitive impairment：MCI）の時期に認知機能低下を抑制する方法が現時点では最も効果的であると考えられている．予防対策としては，認知機能の低下および認知症に関する介護予防普及啓発事業において認知症に対する正しい理解の普及啓発を推進する，認知機能低下予防につながる運動などの健康増進をはかる，認知症を地域で支えるシステムづくりに健常高齢者と一緒に取り組むなどがある．

3）コミュニケーション機能への対応

　言語的交流の多い者は，「生活意欲が高い，疲労感や身体の痛みを感じることが少ない，食欲がありよく眠れる，寂しさや不安・イライラを感じることが少ない，生活に対する満足感が高い，生活の自立度が高い」などが示されており[5]，コミュニケーション支援は生活機能の維持とともに意欲や自立心を向上させる効果が期待できる．

4）口腔機能への対応

　口腔機能には咀嚼機能・嚥下機能・唾液の分泌機能・構音機能などがあり，これらの機能は健康増進のためにも社会との交流のためにも欠かせない．介護予防事業では口腔機能の低下を予防するサービスが導入されている．

　近年**オーラルフレイル**という考え方が提唱されている．これは，口腔機能の軽微な低下や食の偏りなどを含むフレイルの1つである．オーラルフレイルの始まりは，食べこぼし，わずかなむせ，噛めない食品が増える，口の乾燥，滑舌が低下するといった微細な症状であり，早期に気づき適切な対応をすることが重要である．

5）知的障害のある人の加齢現象への対応

　植田らは，知的障害者の加齢変化の特徴として，①40歳代を節目にして生活習慣病や合併症などの医学的な管理が必要となる，身体的機能は40歳代後半～50歳代にかけて急激に落ち込む，②認知症になるリスクが高く発症が早い傾向にある，③ダウン症などのように障害そのものが老いを早めることがある，また急激な退行現象がみられる，④障害特性と社会的な体験の幅の狭さから，高齢期に自分自身や家族に起こるさまざまな変化を受け止め，対応することが困難である，としている[6]．先天性の障害のない高齢者とは，支援の内容が大きく異なってくる．

6）今後の課題

　介護予防事業が今後発展するには，利用者にとって多種多様なメニューが提供されることが必要である．それには言語聴覚士も多数の引き出しをもつことが求められる．また，プログラムには地域特性がある．高齢者には適していても障害者には適していないなど一般化しにくいこと，当事者の参加をさらに進める，といった課題がある．

　言語聴覚士の介護予防への介入はまだそれほど多くなく，実践例の報告も少ない．しかし，介護予防へのリハビリテーション専門職に向けられた介護予防への期待を考えると，さらなるかかわりが必要と考えられる．

引用文献

1) 佐竹昭介：フレイルの進行に関わる要因に関する研究．長寿科学総合研究事業　平成26年度総括報告書．2014
2) 厚生労働省：介護予防のための生活機能評価に関するマニュアル（改訂版）
3) 飯島勝矢：口腔機能・栄養・運動・社会参加を総合化した複合型健康増進プログラムを用いての新たな健康づくり市民サポーター養成研修マニュアルの考案と検証．平成27年度老人保健健康推進事業等補助金老人保健健康増進等事業報告書．2015
4) 内田育恵，他：全国高齢者推計と10年後の年齢別難聴発症率—老化に関する長期縦断疫学的研究（NILS-LSA）より．日老医誌 49：222-227，2012
5) 横山正幸：高齢者の言語生活と生活意欲の関係．福岡教育大学紀要 42：337-360，1993
6) 植田　章：知的障害者の加齢変化の特徴と支援課題についての検討．佛教大学福祉教育開発センター紀要 13：41-56，2016

C 外来における言語聴覚療法

1 目的

　外来における言語聴覚療法の目的は言語・コミュニケーション障害の改善を目指し，訓練・指導を継続するとともに，地域社会における生活機能の向上をはかることである．片麻痺などの身体機能の回復に比べ，失語症などの言語・コミュニケーション障害は回復までに期間を要す．そのため，発症からの経過月数により機械的に急性期，回復期，生活期（維持期）と分けることには，維持期＝機能回復が見込めない時期と解釈してしまう危険性をはらんでいる．

　一方，症状が必ずしも改善の経過をたどらないことがある．脳血管疾患による失語症，高次脳機能障害や運動障害性構音障害は改善を示すものの，時間の経過とともに加齢という要素が加わり，改善傾向が緩やかになることなどが関係するためである．また，神経変性疾患や脳腫瘍などの進行性の疾患では，次第に症状の改善が見込めなくなる時期がやってくる．したがって，外来における言語聴覚療法では，心身機能・構造面へのアプローチに加え，**実用的な訓練**を実施し，生活機能の維持向上や**生活の安定**をはかることが大きな目標となる．

　外来における言語聴覚療法で最初の目標となるのは，自宅から病院や診療所までスケジュールに合わせて通院ができるようになることである．これは退院から間もない患者の自宅への「閉じこもり」を防ぐ役割も果たしている．また，障害をもちながら地域で生活する患者の**社会参加**への第一歩としての機能を担っている．さらに家庭内での役割を再構築するとともに，地域活動への参加を支援し，生活の質（QOL）の向上を目指すことも重要である．また，復職支援や職業上のニーズに対応することも役割の1つである[1]．

2 利用者

　外来の言語聴覚療法の利用者は乳幼児から高齢者までと幅が広い．入院加療が必要である全身状態や病態が不安定な患者は集中的な医学管理，全身状態の管理が最重要課題である．言語聴覚療法においても，ベッドサイドにおけるスクリーニング検査に始まり，日々刻々と変化する症状の把握が必須である．外来における言語聴覚療法の利用者は病院・施設における集中的医学管理およびリハビリテーションを経て，全身状態が安定し急激な機能回復（自然治癒を含む）が一段落した者が多い．

　対象疾患は多岐にわたり，脳血管疾患や神経・筋疾患（パーキンソン病・脊髄小脳変性症・筋萎縮性側索硬化症など），聴覚障害をきたす疾患，発達障害などさまざまである．聴覚障害については第2章6-F（→119頁），発達障害については第3章（→143頁～）で詳しく述べる．ここでは，脳血管疾患や神経・筋疾患による認知機能障害，言語・コミュニケーション障害および摂食嚥下障害の外来における言語聴覚療法について述べる．

表 2-31　外来の言語聴覚療法で収集すべき情報の種類および内容

種類	項目	収集すべき内容
基本情報	氏名 性別，年齢 医学的診断名，障害名	
	主訴，希望	本人と家族の両方から聴取する
医学的情報	主治医（病院名）	医療機関名，通院頻度も聴取する
	現病歴	発症時の様子，手術の有無，意識障害の有無と期間，認知・言語機能の経過
	既往歴	罹患した年齢および，治療の有無
	禁忌事項・リスク	
	服薬状況	薬名，服薬管理状況
生活関連	家族構成（キーパーソン）	同居・別居家族およびキーパーソン
	職業・社会歴	現在および病前の職業，地域・社会的役割
	最終学歴	
	性格	病前および病後，病前からの変化の有無
	趣味・興味・関心	
	家屋状況	居住スペース，1階または2階，バリアフリーか
	日中の過ごし方	起床から就寝までどこでどのように過ごすか，家庭での役割や日課の有無
	介護状況	ADL・IADLの状況
	活動範囲	外出頻度，行動の範囲，利用手段
社会・福祉	保険・身体障害者手帳	介護保険の申請の有無，身体障害者手帳の取得の有無，等級
	サービス利用状況	介護，福祉サービスの利用状況，地域連携室，ケアマネジャー

3　サービス

同一医療機関を退院後に外来に移行するケースもあるが，入院とは別の医療機関で言語聴覚療法を実施することも多い．その場合は患者・家族の申し込みによって外来の言語聴覚療法がスタートする．申し込み時には氏名，年齢，医学的診断名などの基本情報と主訴を聴取し，初診の日程調整を行う．初回評価時におおまかな全体像を把握し，個別性を重視した目標および支援計画を作成し実施する．

a　情報収集および評価

言語聴覚療法で患者に接する時間は，週1回の頻度であれば，1週間の中でほんの1時間にすぎない．したがって残りの時間の生活に目を向けなければ，訓練室という限定的な場における「できる」能力へのアプローチにとどまる．外来の言語聴覚療法では，患者の生活を中心に置き，言語聴覚療法以外の時間に焦点を当てたサービス訓練・指導計画を立案することが重要である．それには，生活場面における「している」活動，患者および家族の主訴，ニーズ，今後の生活における希望など，丁寧な**情報収集**が欠かせない．

聞きもらしを防ぎ，効率的に情報を収集するため，初回の言語聴覚療法の前あるいは待機時に初診時問診票を記入してもらうとよい．問診時に確認すべき項目の例を表 2-31 に示した．これまでに言語聴覚療法を受けた経緯があれば，当時の様子がわかる言語聴覚サマリー（申し送り書）の提供

を求めることも必要である．機能回復訓練は多くの場合，入院から継続して行われるため，経過や目標を共有し，切れ目のないサービスを提供することが重要である．

問診票や入院時サマリーから得た情報を集約するとともに，スクリーニング検査を行い，障害の選別と大まかな重症度の把握を行う．スクリーニング検査は認知，言語・コミュニケーション，摂食嚥下について短時間で評価できる検査バッテリーを行う．細かい症状特徴の把握も重要であるが，在宅生活を支援するうえでは，広い視野で障害の全体像をとらえることが必要とされる．また，初回評価時には可能な限り家族に同席してもらい，自宅での「している」活動との差異を聴取する．次いで必要に応じて，言語・高次脳機能および運動障害性構音障害などの総合検査（鑑別診断検査）を実施し，現在の障害特徴や重症度を調べる．

生活期においては，標準失語症検査（SLTA）のような客観的検査のスコアが必ずしも患者の言語・コミュニケーションの実態を表さないこともある．そこで，このような検査に加えて，問診や行動観察によるチェックをし，意識，情動，注意，記憶，判断，病識などの観点から行動評価も合わせて実施する必要がある[2]．これらの客観的情報と主観的情報を統合し，国際生活機能分類（ICF）の「心身機能・身体構造」「活動」「参加」「背景因子」の観点に本人および家族の希望をふまえて全体像をまとめ，目標設定を行い，治療方針を決定する．

b 訓練・指導・支援

1）機能回復・維持訓練

医療機関の在院日数の短縮が加速する昨今は病院での十分な言語聴覚療法を受けることなく，退院を余儀なくされる患者が少なくない．外来では患者の機能回復の可能性を見極め，最大限に機能回復を促すための言語聴覚療法を提供しなければならない．

長期にわたり外来の言語聴覚療法による失語症の回復を追跡した研究が存在する[3]．このような研究では，失語症の回復には十分な訓練期間が必要であること，機能回復の予後には脳病変の部位と範囲が関係することなどが明らかになってきた[4]．

一般に，脳損傷が広範囲に及ぶほど，機能回復の予後が不良であるとされ，失語症が重度であっても機能回復訓練は容易に諦めるべきではなく，少なくとも2年以上の長期にわたって回復を試みる努力を重ねることが重要かつ必要である．そのためには，丁寧な評価に基づく訓練プログラムの立案が欠かせない[5,6]．

失語症状の回復過程には順序性があり，初期には言語理解能力の改善を認め，その理解能力を土台に表出能力が改善することが知られている．また，書字能力は日常生活を上回る外的な言語刺激の入力により，発病から5年以上が経過しても機能回復が生じることが報告されている[3]．これまでの経過と現症を照らし，改善の可能性を探り，粘り強く努力を重ねることが重要である．

一方，長期経過の中で，再発や新たな病気の発病に拠らない言語機能の低下を示すケースが存在する．言語聴覚療法によっていったん回復した機能が低下しやすいことが報告されており，訓練によって改善した機能が必ずしも維持されるわけではないこと，回復した機能の脆弱性が指摘されている[7]．

以上より，外来における言語聴覚療法では丁寧な評価に基づき，適切な**予後予測**を行うことが大切であり，患者1人ひとりに合わせた目標設定とプログラムの立案が機能訓練の鍵を握る．

2）その人らしい生活を実現する実用訓練

在宅において患者が障害を抱えながら生活するうえでは，いくつもの壁に突き当たることは想像に難くない．この壁が日常生活を送るうえでの課題となり，この壁の高さや性質を1つひとつ見極め，環境調整によって取り除き，患者の強み（残存

機能，得意なことや好きなこと）を活かして乗り越える工夫をすることは言語聴覚療法の重要な役割である．

　入院時に立てた「在宅復帰」という目標を果たし，再びスタートした在宅での生活は，病前の生活と同じではない．ここから自身の生活を再建していかなければならない．入院中には考えもしなかった些細な出来事も障壁となりうる．現在の自分を病前と比較するあまり，できないことばかりに目が行き，不安で先が見えない患者は多い．言語聴覚士は複数ある課題の性質をよく吟味し，患者の希望やリスクなどの緊急性を考慮し，課題の優先順位を決める必要がある．加えてそれが実現可能な目標となっていなければならない．その課題を1つひとつ解決することで，**その人らしい生活**の再構築が進む．

　このような積み重ねが生活の安定化へとつながり，視野が広がることによって新たな目標へと生活が進展していく．具体的な課題の例としては「家族をよぶ」「緊急時の安否確認」「電話やメールでのやりとり」「病院での受付」「テレビのリモコン操作」などがある．これらの課題解決を通して，患者と課題を達成した喜びを共有し，自信と活力を取り戻すことによって生活の質が向上する．

3）社会参加への支援

　言語聴覚療法の長期目標は，人生における目標設定であり，どのような環境（人，空間）でどのような生活を営めるかである．退院後間もない外来言語聴覚療法に移行してすぐの患者は，機能回復への希望が高く，機能回復についてのイメージは容易にもてるが，障害を抱えた自身が社会に参加していくイメージはもちにくい．目標設定にあたっては「**参加**」に関する情報を丁寧に収集し，実現可能なものを設定する．

　例えば友人や家族との外食，銀行・市役所などでの手続き，自治会活動や冠婚葬祭への参加などを具体的に患者・家族に質問し，その都度，今後どのような生活を送りたいか意向を尋ねながら，一緒に目標を立て共有していく．社会参加へのニーズは障害受容の過程や心理面の影響を強く受けるため，言語聴覚士は無理に推進することなく，患者・家族の意向を傾聴し，常に受容的にかかわることを忘れてはならない．

　参加の支援ではその地域活動のみならず，職場や学校への復帰支援や就労支援も重要である．支援内容は，職場や学校へ本人・家族の同意を得て報告書を作成する，学校の先生，職場の担当者と面談の機会をもつことなどがあげられる．また，適宜学校や職場へ同行し，そこで求められる活動が患者にとって可能な範囲か否かを判断するとともに，必要な環境調整を行う．

　地域で言語・コミュニケーション障害を抱えて生活する患者が精神的・社会的に孤立しないよう支援することも大切である．患者会を紹介することや患者会の運営に携わるための活動を行うことも重要である．また患者が当事者として，失語症会話パートナー養成講座などのコミュニケーション障害の地域啓発活動へ参加することを促すこともよい．演習補助の役割を担うことで，患者自身が責任感や達成感を得られる．

　このように患者と地域住民が交流できる機会を提供し，ボランティア活動を啓発するとともに専門ボランティアの育成を行うことも言語・コミュニケーション障害のある患者の社会参加を支援するうえで意義ある活動である．

C 連携

1）家族との連携

　家族の理解と協力なしに患者の在宅での生活を安全安心に継続することは難しい．言語聴覚療法を実施する際には各家庭の個別性を配慮したかかわりをもつことが重要である．在宅生活において家族は患者と最も長い時間をともにし，生活に関する多くの情報をもっている．家族からの情報提供なしに在宅における言語聴覚療法は成立しない．

　観察眼に優れた家族は，患者の状態をよく理解

しており，適切な情報を提供してくれる．しかし，家族によっては障害を理解できないで適切なかかわりや介助を行えていないことがある．言語聴覚士は根気よく家族に対して患者の状態を説明し，障害への理解を促す努力を続けていくことになる．言語聴覚士は可能な限り家族の声に耳を傾け，悩みや不安を共有すること，ともに患者の課題に向き合い支援していくことが大切である．

2）専門職による職種間連携

外来における職種間連携は，施設内連携と施設間連携がある．施設内連携では主に主治医，看護師，医療ソーシャルワーカー，言語聴覚士，理学療法士，作業療法士，地域連携室が中心となる．外来開始時や状態変化時，サービス移行期などの節目でカンファレンスを開く．このカンファレンスでは各専門職が情報を共有し，患者の全体像を把握する．そして共通の長期目標を設定し，方針を検討する．

施設間連携は，入院していた病院の言語聴覚士との引継ぎから始まる．入院中の患者の全身状態や言語聴覚療法の経過を主に書面で共有する．この際不明な点や気になる点は，臆せず電話などで尋ねることも重要である．必要な情報は待つのではなく，自ら行動を起こして取りにいくことによって，他施設の言語聴覚士との距離も縮まる．

それぞれがよい言語聴覚療法を行うために，提供すべき情報と収集すべき情報の質や感度を高める．携わる言語聴覚療法の形態（回復期病棟，外来，通所など）によって視点が異なることから，施設を超えた同職種間の連携は重要である．

3）介護保険サービスへ移行するための連携

外来言語聴覚療法を継続していると患者の機能，活動，参加の状況が変化するため，その都度目標を見直す必要がある．外来においては介護保険の言語聴覚療法へ移行することを検討しなければならない．言語聴覚療法は医療保険と介護保険のサービスをまたぐものであり，切れ目なく提供されるべきである．外来サービスは医療保険と介護保険の言語聴覚療法をつなぐ架け橋となるべく，連携機能を強化する．

4）地域との連携

患者が地域でその人らしく生活するためには，生活しやすい地域づくりを推進する必要がある．それには，患者がその地域の住民として生活し活動するために，どのような支援を必要としているかを見極める．例えば，市役所や郵便局，病院での受付などの手続きが行えるよう，地域の諸機関と連携する．障害に対する理解を深めて，環境を整えることは言語聴覚士の重要な役割である．

復学や進学の支援では学校との連携，職場復帰や就労支援に際しては職場との連携が求められる．

4 外来における言語聴覚療法の特徴

a 「受ける」から「自ら行う」言語聴覚療法へ

急性期や回復期の病院で入院時はほぼ毎日言語聴覚療法を受けていた患者も，外来では週1～2回から月1回程度の頻度になることが多い．言語聴覚療法の頻度が減ることに不安を感じる患者や家族もいるが，入院と外来とではその性質が大きく異なることを理解してもらう．

回復期リハビリテーション病棟に入院中は，リハビリテーションを行うこと自体が患者の最も重要な役割であり，生活に占めるウエイトが大きい．リハビリテーションの予定を立てるのは言語聴覚士であり，スケジュールの調整も病院側に委ねられている．患者はその時間に病室や待合室で待機してさえいれば，半ば自動的に言語聴覚療法を「受ける」ことができた．

一方外来においては，自身の予定を把握し，自分の生活のペースに合ったスケジュールを自主的に組み立てねばならない．また，その時間に間に合うよう身支度を整え，家を出る．公共交通機関の利用に際しては乗り場や時刻，行き先，料金な

ど，さまざまな情報を統合する必要がある．自身の生活におけるさまざまな活動と言語聴覚療法を照らして，その優先順位を決めなければならない．

このような**主体的な選択と自己決定**を積み重ねながら，身を委ねて「受ける」言語聴覚療法から「自ら行う」言語聴覚療法へ転換していくことが可能となる．言語聴覚士は適切な評価に基づき，患者の現在の生活に寄り添い，今後の人生に思いを馳せて，明確な言語聴覚療法の目標を患者とともに決定する．患者は自身の目標をイメージしにくい場合も多いため，目標を達成することによって生活がどのように変わるかを説明すると，目標に対する共通理解をもつことができる．このように，外来言語聴覚療法では「与えられた」目標ではなく，「自己決定した」目標に向かうことが重要である．

b 標準算定日数という制約と今後の課題

国が定める医療保険における疾患別リハビリテーションを提供する仕組みは，治療期間の目安として標準的算定日数を設けている（2017年11月現在）．この期間内で医療保険における集中的リハビリテーションを終え，介護保険でのリハビリテーションに移行することを推奨している．言語聴覚療法を提供する脳血管疾患などのリハビリテーションでは標準算定日数が発症から180日（6か月）と定められている．失語症を含む高次脳機能障害はこの期間を越えて回復が見込めるとして，要件から除外されているが，発症から6か月時点で「維持期」にあるとみなされる傾向がある．

その結果，回復期病棟入院での訓練のみの実施にとどまり，外来での訓練継続が困難な場合も多い．このように標準算定日数制限内で終了となっているケースも多く，機能回復が十分見込める患者が地域に埋もれている可能性がある[8]．6か月以降も集中的言語聴覚療法を実施しやすい環境を整備するため，言語聴覚士は機能的自立度評価法（functional independece measure：FIM）などのADLの指標では評価できない，生活期における言語聴覚療法の効果を示していくことが重要である．

引用文献

1）大澤真理，他：在宅系における言語聴覚療法．森田秋子，他（編）：在宅・施設リハビリテーションにおける言語聴覚士のための地域言語聴覚療法，pp48-49，三輪書店，2014
2）森田秋子，他：認知機能を行動から評価するための認知関連行動アセスメントの開発．総合リハ42：877-884，2014
3）近藤郁江，他：失語症状の回復経過―2年3か月の治療中断を含む6年の経過の検討．高次脳機能研究35：332-337，2015
4）中川良尚：失語症に対する外来言語療法の実践．総合リハ44：879-888，2016
5）種村　純，他：失語症治療に関する後方視的研究―SLTAの改善とその要因．高次脳機能研32：497-513，2012
6）Flowers HL, et al：Poststroke Aphasia Frequency, Recovery, and Outcomes；A Systematic Review and Meta-analysis. Arch Phys Med Rehabil 97：2188-2201, 2016
7）中川良尚，他：失語症の超長期的経過―失語症の機能低下について．高次脳機能研究31：373-383，2011
8）厚生労働省保険局医療課：リハビリテーションの標準的算定日数に関する関係団体への聞き取り調査について．p7，2010

D 通所における言語聴覚療法

本項では，介護保険の通所における言語聴覚療法，利用者およびサービス内容と特徴，連携について述べる．

1 医療と福祉の現場

a 福祉現場における言語聴覚士の現状

一般社団法人日本言語聴覚士協会によると，医療系で働く言語聴覚士は73.8％，デイケアやデイサービスなど福祉系で働く言語聴覚士は15.9％である（2018年3月調べ）．団塊の世代が75歳以上になる2025年に向けて，地域包括ケアシステムが

構築されるなか，地域での言語聴覚士の活躍は必要不可欠となっている．

b リハビリテーションの環境

現在，リハビリテーションは発症から間もない「急性期リハビリテーション」，集中的な訓練を行う「回復期リハビリテーション」，そして，在宅生活で必要な能力を獲得する「生活期リハビリテーション」において，医療と福祉現場は密接に連携している．この2つの現場に違いもあるものの，急性期リハビリテーションや回復期リハビリテーションでは多くの医療従事者が医療管理のもと，患者1人ひとりの体調や心身機能の変化，禁忌など，常に情報を共有し対応している．

一方，生活期リハビリテーションでは在宅で過ごす障害者が多く，介護者の高齢化や家庭の事情などにより障害者の体調や心身機能の変化が見過ごされることがある．生活期リハビリテーションでは言語聴覚士をはじめ，各職種が主体的に日々の障害者の体調や生活状況を把握し，積極的に他職種と連携することになる．また医療・福祉のさまざまな職種がかかわるためリハビリテーション従事者は医学的な知識はもちろん，福祉の知識ももつことが必要である．一方，医学的な知識がない職種にはわかりやすく，丁寧にリハビリテーションの考えを説明し，情報を共有する．

2 介護保険におけるリハビリテーション

介護保険におけるリハビリテーションは，「介護給付サービス」と「予防給付サービス」の2つの給付サービスがある．介護給付で受けるリハビリテーションは「居宅サービス」に属し，予防給付で受けるものは「介護予防サービス」である．

居宅サービスには12種のサービスがあり，これらのサービスは「通所サービス」「短期入所サービス」「訪問サービス」「その他の居宅サービス」の4つに分類される．「通所サービス」では通所介護・通所リハビリテーション，「短期入所サービス」では短期入所生活介護・短期入所療養介護，「訪問サービス」では訪問介護・訪問入浴介護・訪問看護・訪問リハビリテーション・居宅療養管理指導，「その他の居宅サービス」では，特定施設入居者生活介護・特定福祉用具販売・福祉用具貸与の12種がある．同様に介護予防サービスも12種のサービスがあり，居宅サービスと介護予防サービスでは給付は異なるものの，いずれも在宅で生活するさまざまな障害者に対し，適切なリハビリテーションを提供するサービスである．居宅サービスの種類を表2-32に示す．

3 居宅サービスにおけるリハビリテーションの種類と目的

在宅のリハビリテーションは，障害者の心身機能や生活状況，家族の介護力などによってサービスの内容が決まる．在宅では単身生活や老々介護の世帯が多く，介護の有無や家族の介護負担などさまざまな問題があることを念頭に置くことが大切である．そして，在宅リハビリテーションではケアマネジャーをはじめ，さまざまな職種が当事者や家族とかかわり，心身機能や生活状況を把握し，状況に応じて「通所サービス」の通所介護や通所リハビリテーション，「訪問サービス」の訪問リハビリテーションの適性，利用頻度や利用時間などを考慮し，個人に応じたサービスを提供している．在宅にかかわるリハビリテーションの種類と目的および対象を表2-32に示す．

4 通所系サービスとは

a 通所サービスの種類

1) 通所介護

通所介護は「デイサービス」ともよばれ，日帰りで食事や入浴，レクリエーションや機能訓練のほ

表2-32 在宅にかかわるリハビリテーションの種類

居宅サービス 介護予防サービス	種類	目的と対象
訪問サービス 介護予防訪問サービス	訪問リハビリテーション	医師の指示のもと日常生活の自立や介助量の軽減など心身機能の維持回復をはかるため理学療法士・作業療法士・言語聴覚士などが利用者の居宅を訪問しリハビリテーションを行うサービス. (対象：要介護1以上〜)
	介護予防訪問 リハビリテーション	予防的なリハビリテーションを通じて，要介護状態になることを防ぎ，あるいはこれ以上悪化させないために行うサービス. (対象：要支援1または要支援2)
通所サービス 介護予防通所サービス	通所介護	デイサービスセンターなどの施設に通って入浴・食事・レクリエーションなどの提供を受け，日常生活上の支援や生活機能訓練を行うほか，社会との交流につなげるサービス. (対象：要介護1以上〜)
	介護予防通所介護 (デイサービス)	デイサービスセンター(通所介護事業所)などの施設に通って入浴・食事・レクリエーションなどの提供を受け，心身機能の維持向上と利用者の家族負担の軽減，社会参加をはかる．また予防的なリハビリテーションを通じて，要介護状態になることを防ぎ，あるいはこれ以上悪化させないために行うサービス. (対象：要支援1または要支援2)
	通所リハビリテーション	介護保険施設，病院，診療所などに通って受ける理学療法・作業療法・言語聴覚療法などのリハビリテーション．心身機能の維持回復をはかり，日常生活の自立を助けることを目的とするサービス. (対象：要介護1以上〜)
	介護予防通所 リハビリテーション (デイケア)	介護保険施設，病院，診療所などに通って日常生活の自立を助けるために理学療法・作業療法・言語聴覚療法などのリハビリテーションを行い，利用者の心身機能の維持・改善をはかるサービス．また予防的なリハビリテーションを通じて，要介護状態になることを防ぎ，あるいはこれ以上悪化させないために行うサービス. (対象：要支援1または要支援2)

〔厚生労働省：第158回社会保障審議会介護給付費分科会資料　資料1　平成30年度介護報酬改定の主な事項について．厚生労働省，2018/コンデックス情報研究所(編著)：現役ケアマネが教える　最新介護保険利用のしかた．pp82-83，成美堂出版，2015を参考に筆者作成〕

か，年中行事をテーマにした活動など利用者が充実した生活を送れるようにサービスを提供している．リハビリテーションには**機能訓練指導員**(Side Memo 5)がかかわり，利用者の「引きこもり」や「孤立」の解消や家族の介護負担の軽減にも役立っている．

デイサービスで行われるリハビリテーションは，機器を使った機能訓練や将棋，囲碁，カラオケなど，楽しみながら機能の維持・向上をはかることや，最近では筋力強化に特化したフィットネス，PCやタブレットを用いて認知機能の維持・向上を目的としたリハビリテーション特化型デイサービスが存在する．

2) 通所リハビリテーション

通所リハビリテーションは「デイケア」ともよば

Side Memo 5　機能訓練指導員

理学療法士・作業療法士・言語聴覚士・看護師・准看護師・柔道整復師・あん摩マッサージ指圧師の資格を有する者.

表2-33 デイサービスとデイケアの利用の目安

項目	通所介護(デイサービス)	通所リハビリテーション(デイケア)
人員	管理者,生活指導員,看護師または准看護師,介護職員,機能訓練指導員	医師,理学療法士(PT),作業療法士(OT),言語聴覚士(ST),看護師または准看護師,介護職員
主な役割	■ソーシャルケア ・日常の健康管理,自立した生活に資する活動・参加の機会の確保 ■レスパイトケア ・介護者等家族の支援 ① 精神的介護負担の軽減・お預かり機能 ② 身体的介護負担の軽減 ③ 環境調整(福祉用具など)による介護負担の軽減	■医学的管理 ・医師の診断などによる医学的管理 ・看護師による処置などの医療機能 ■心身・生活活動の維持・向上 ・早期退院者,在宅にて急変した方への専門的リハビリテーション ・生活活動(ADL/IADL)の各行為を向上するリハビリテーション
主な内容	・利用者の体調管理や関連職種による運動指導など,活動の機会の確保. ・他の利用者・職員との交流を通じた参加機会の確保により社会性の向上をはかる. ・サービス利用(いわゆるお預かり機能)による介護者などの家族の直接的負担の軽減. ・介護者などの家族の心身および介護環境の両面にわたる介護負担の軽減をはかり,介護者などの家族の社会参加を含めた介護者支援を行う.	・通所リハビリテーション担当医と主治医が情報交換を行い,定期的な診察などにより疾患管理を行う. ・通所リハビリテーション担当医の指示に基づき,看護職が処置などを実施する. ・医師の指示のもと,理学療法士・作業療法士・言語聴覚士が専門的な観点から評価し,チームとして目標設定を行い,心身機能や生活活動(ADL/IADL)の生活行為を維持・向上をはかる.

れ,基本方針は「利用者が可能な限り居宅において有する能力に応じて自立した生活を営むため理学療法,作業療法,言語聴覚療法の必要なリハビリテーションを行い,利用者の心身機能の維持・回復をはかるものでなければならない」というものである.デイケアでは医師の指示のもと心身・生活活動の維持・向上のリハビリテーションが必要と判断された要支援1,2および要介護1~5を有するものが対象である.

ここでは,定期的に医師の診察,看護師の処置などが行われ,理学療法士や作業療法士,言語聴覚士などは専門的な観点から心身機能の維持・向上,ADLやIADLの生活行為の維持・向上を目指した訓練を実施する.

3) デイサービスとデイケアの利用の違い

デイサービスとデイケアの違いは,わかりやすくいうと利用者の疾患に対し,① 医学的な管理が必要か否か,② 医師が疾患に伴う障害に対し,医学的観点から心身機能や活動,参加を継続的に評価する必要があるか否かである.

デイサービスでは直接的な医師の関与はなく職員からの問い合わせにかかりつけ医が指示書で対応するのに対し,デイケアでは医師の定期的な診察や指示のもと,リハビリテーションが実施されており,このことは両者の人員配置の違いにもあらわれている(表2-33).

5 通所サービスの利用

a 対象

通所系サービスの利用は介護保険加入者であることに加え,介護保険の対象となる特定疾病であることがサービスを受ける条件となる(表2-34).

1) 介護保険の対象

介護保険は満40歳からの加入が義務づけられ,加入者は年齢によって以下に分類される.

表2-35 要介護度と心身機能の目安

区分	要介護度	身体の目安
介護予防サービス	要支援1	日常生活の能力にはほとんど支障がないが,入浴などに一部介助(見守り)を要し介護予防サービスにより生活機能が維持または改善する可能性が見込まれる状態.
	要支援2	食事や排泄にはほとんど支障はないが,立ち上がりなどに不安定さがみられることが多く,ときどき介助が必要な場面がある.心身機能が安定しており,適切な介護予防サービスにより機能維持・改善が期待できる状態.
居宅サービス	要介護1	食事や排泄はおおむね自分でできるが,立ち上がりや歩行が不安定なことが多い.さらに心身の状態が安定していないか,認知症などにより行動の一部または全介助を要する状態.
	要介護2	食事や排泄に介助が必要なことがあり,身の回りのこと全般に介助が必要な状態.自力で立ち上がりや歩行が困難で介助が必要.
	要介護3	立ち上がりや歩行が不可能で入浴や排泄,衣服の着脱などに全介助が必要な状態.
	要介護4	介助なしで日常生活を送ることが困難であり,入浴,排泄,衣服の着脱などに全介助,食事は一部介助が必要な状態.
	要介護5	食事や排泄,身の回りの行為,立ち上がりや歩行はほぼ困難であり,時には問題行動や理解力の低下などがみられる状態.

〔川村匡由(監修):改正介護保険 サービス・しくみ・利用料が分かる本 2018〜2020年度版. p53, 自由国民社, 2018/中村聡樹(監修):最新改訂版 上手に活用! 介護保険&介護サービス. p51, 学研プラス, 2015を参考に筆者作成〕

2) 被保険者

① 第1号被保険者:65歳以上の者
② 第2号被保険者:40歳以上65歳未満の者

3) 介護保険の特定疾病

介護保険の対象となる通所利用者は,脳血管疾患など16種の特定疾病に該当することが条件である(表2-34).

b 要介護認定

通所系サービスでは「要支援」や「要介護」ということばをよく聞くが,これは介護サービスを受ける利用者の介護の度合いを示したものである.要介護認定は,ケアマネジャーによる介護認定調査をもとにコンピューターによる一次判定と,保健医療福祉の学識経験者5名程度で構成される介護認定審査会による二次判定によって決定する(表2-35).

表2-34 介護保険の対象となる疾患(特定疾病)

1. がん(がん末期)【医師の判断による】
2. 関節リウマチ
3. 筋萎縮性側索硬化症
4. 後縦靱帯骨化症
5. 骨折を伴う骨粗鬆症
6. 初老期における認知症
7. 進行性核上性麻痺,大脳皮質基底核変性症およびパーキンソン病(パーキンソン病関連疾患)
8. 脊髄小脳変性症
9. 脊柱管狭窄症
10. 早老症
11. 多系統萎縮症
12. 糖尿病性神経障害,糖尿病性腎症および糖尿病性網膜症
13. 脳血管疾患
14. 閉塞性動脈硬化症
15. 慢性閉塞性肺疾患
16. 両側の膝関節または股関節に著しい変形を伴う変形性関節症

表2-36 専門職種が提供する主な情報

職種	情報提供の内容
医師	疾患に伴う生活上の留意点の助言や指導およびリハビリテーションの方針の確認
歯科医師	歯や口腔内の疾患に対する治療,摂食嚥下機能に関する助言・指導
薬剤師	健康状態と薬剤の見極め,適切な使用の確認と助言・指導
看護師	健康状態や水分・食事・排せつ・睡眠などの介護(介助)の見極めや助言・指導
保健師	健康状態の見極めと助言,家族指導
管理栄養士	健康と栄養状態の見極めと支援方法の助言・指導
歯科衛生士	歯や口腔内の衛生状態に関する助言・指導
理学療法士(PT)	筋力や持久力,痛みなどの心身機能の評価,起居・歩行などの基本動作能力の見極めや支援方法,訓練方法の助言・指導
作業療法士(OT)	認知機能などの心身機能や入浴行為などのADL,調理などのIADL,余暇活動,道具の選定や環境調整などの能力の見極めや支援方法の助言・指導
言語聴覚士(ST)	聴覚,言語機能,嚥下機能などの心身機能やコミュニケーション能力の見極めや支援方法,訓練方法の助言・指導
介護支援専門員	別称:ケアマネジャー 介護認定調査や多様なサービス事業者との連携,生活支援
社会福祉士	経済面,家族関係,地域・社会資源関係,制度利用上の課題の見極めと助言・指導

間中はリハビリテーションに期待を膨らませ「回復」を願い訓練を続けていても完全回復には至らず,在宅で後遺症を抱えながら生活する人が多い.在宅での生活では,日々不安を感じ,時には困難さや生活上のトラブルなど入院中とは異なる悩みや問題がある.言語聴覚士はこうした悩みや問題を傾聴しつつ,専門性を活かし幅広い観点で利用者とコミュニケーションをとることが大切である.

言語聴覚士は心身機能や能力を見極めることはもちろん,生活環境で「できるADL」や「しているADL」を把握し,国際生活機能分類(ICF)の「活動」「参加」という観点から1人の人間の存在価値を引き上げ,再チャレンジする意欲を高める.また,家族を含め周囲に情報提供し,問題解決に向けた理解や協力を得る.さらに,言語聴覚士は担当医師(かかりつけ医)や理学療法士・作業療法士をはじめ,ケアマネジャーや生活指導員,栄養士などと連携し,利用者に合った対応をする.

b 職種間連携

一般に,通所利用者は医療や福祉のさまざまなサービスを利用している.この1人ひとりの①健康状態,②心身機能,③生活環境,④活動と参加に対し,各職種は情報共有しながら連携して問題解決に向けた支援を行わなければならない.ここでは,地域にかかわる専門職の種類と利用者を支援するための職種間に求められる主な情報内容について表2-36にまとめた.

6 通所介護・通所リハビリテーションにかかわる言語聴覚士

a 基本的な考え

通所利用者にかかわる言語聴覚士は心身機能だけでなく「生活(生き方)」そのものと向き合い,専門的かつ人間的なかかわりが大切である.入院期

7 通所における言語聴覚療法の特徴

a 通所介護(デイサービス)における言語聴覚療法

通所介護(デイサービス)で働く言語聴覚士は,訓練以外にも利用者の送迎や血圧・体温測定,レクリエーションの参加など職域を越えて利用者に接することがある.デイサービスでの言語聴覚療

表2-37 言語聴覚療法にかかわる主な加算

主な加算	算定要件
リハビリテーションマネジメント加算（Ⅰ）	① 通所リハビリテーション計画の進捗状況を定期的に評価し見直す． ② 理学療法士，作業療法士または言語聴覚士が介護支援専門員を通じて関係事業者に対し，リハビリテーションの観点から日常生活上の留意点，介護の工夫などの情報を伝達する．
リハビリテーションマネジメント加算（Ⅱ）	① 医師，理学療法士，作業療法士，言語聴覚士，介護支援専門員などが定期的にリハビリテーション会議を行い，情報共有や内容の見直しを記録する． ② 理学療法士，作業療法士，言語聴覚士が介護支援専門員や指定居宅サービス事業にかかわる従業員，さらに利用者・家族に対し利用者の有する能力，自立のために必要な支援方法および日常生活上の留意点に関する情報提供を行い記録する．
生活行為向上リハビリテーション実施加算	生活行為の内容の充実をはかるための目標および当該目標を踏まえたリハビリテーションの実施内容などをリハビリテーション実施計画書にあらかじめ定め，利用者に対してリハビリテーションを計画的に行い，利用者の有する能力の向上を支援する場合には加算する． ① 生活行為の内容の充実をはかるための専門的な知識もしくは経験を有する作業療法士または生活行為の内容の充実をはかるための研修を修了した理学療法士もしくは言語聴覚士を配置する．
口腔機能向上加算	① 口腔機能向上サービスの提供は，言語聴覚士，歯科衛生士または看護職員を1名以上配置して行う． ② 口腔機能向上加算を算定できる利用者は，所定の認定調査票における嚥下，食事摂取，口腔清潔の3項目のいずれかの項目において口腔機能向上サービスの提供が必要と認められる者とする．

〔厚生労働省：第158回社会保障審議会介護給付費分科会資料　資料1　平成30年度介護報酬改定の主な事項について．厚生労働省，2018を参考に筆者作成〕

法は個別的対応（個別リハビリテーション）とは限らず，障害別や重症度別など小グループに分けて集団訓練を行うこともある．機能訓練では，言語・コミュニケーションや記憶，注意，思考などの予防・維持・向上を目的とした高次脳機能課題や各利用者の利点を活かしたゲーム的な課題などを取り入れる．近年ではタブレットやPCソフトを用いて認知機能の予防・維持・向上をはかるリハビリテーション特化型のデイサービスも行われている．

またデイサービスの利用者からは「飲み込み」や「難聴」についての相談があり，特に摂食嚥下障害について ① むせ込みの対応，② 食形態の変更，③ 嗜好料理の摂取の可否，④ 内服方法などの問い合わせがある．言語聴覚士は本人や家族の要望を傾聴しつつ，十分な評価とともに専門的な観点で医師と相談し，本人や家族に適切な対応を説明する．

b 通所リハビリテーション（デイケア）における言語聴覚療法

通所リハビリテーション（デイケア）は，医師の指示のもと理学療法，作業療法，言語聴覚療法が処方されることが前提であるが，サービス提供の仕方やリハビリテーションの充実さによって介護報酬の加算や減算がある．言語聴覚療法に関する加算には表2-37にあげたものがある．訓練については，基本的には個別的に対応する（個別リハビリテーション）が，期間を決めて機能訓練を集中的に行う短期集中リハビリテーションもある．各専門職種は生活場面の情報や訓練場面の様子，必要に応じて心身機能の検査を行い，実生活に活かせる訓練目標や訓練方法を考え，「通所リハビリテーション計画書」を作成する．訓練経過はカルテに記載し「リハビリテーション会議」（→ Side Memo 6）を通じて，家族をはじめ，各専門職種で情報共有されケアプランに反映される．

言語聴覚士は利用者の既往や合併症，リハビリテーション経過など医学的情報を把握し，評価結果に基づき利用者1人ひとりに応じた機能的側面や生活面に即した訓練を実施する．個別リハビリテーションでは ① コミュニケーション手段の確立，② 摂食嚥下機能の評価・訓練，③ 高次脳機能障害の評価・訓練のほか，④ 低栄養への対策，⑤ 高齢者の聴覚障害への助言や対応，⑥ 脳の賦活を含む全般的精神機能の低下の予防や維持・向上をはかる訓練などを行う．さらに ⑦ 利用者の自主トレーニングの協力を得るため家族指導が大切である．また利用者が活動・参加，自立に向けた生活を送るために各専門職種と連携して，公共機関の利用や買い物訓練，調理訓練など，より実践的な支援を行う．

8 通所における言語聴覚療法の情報収集・評価・訓練

a 訓練指標

通所リハビリテーションにおける言語聴覚療法の役割は，① 利用者の生活支援や自立を考えた訓練を提供するとともに，② コミュニケーション障害による引きこもりや孤立を防ぎ，③ 家族をはじめ周囲に障害の理解や協力を促し，さらに，④ 利用者に生きがいや楽しさ，社会とのつながりを提供することである．そして最大の役割は，⑤ 利用者が日々の生活を前向きに過ごせるように支援することである．

> **Side Memo 6 リハビリテーション会議**
>
> 会議の構成員は医師，理学療法士，作業療法士，言語聴覚士，ケアマネジャー，居宅サービス計画に位置づけられた指定居宅サービスなどの担当者など．利用者の状況などに関する情報を共有し内容を記載する．

b 情報収集

福祉現場では，利用者が現在の通所介護や通所リハビリテーションを変えて，新規に自分に合った施設を利用することや，諸事情により発症からかなり経過してから通所サービスを利用することがある．また主疾患が直近のものではなく詳細な医学的情報が入手できないこともある．言語聴覚士は，初回時に本人や家族から ① 主疾患や既往歴，合併症など医学的な情報，② 病前生活，③ リハビリテーション実施の経過，④ 生活状況を聴取し，利用者の全体像を理解しておく必要がある．

c 評価および訓練

急性期や回復期のリハビリテーションでは機能的側面や能力的側面の評価・訓練に重みをおくことが多い．しかし，生活期リハビリテーションでは機能的な訓練にとらわれるのではなく，実生活に即した評価や訓練が求められる．利用者の心身機能の状態と生活上の問題を見極め，実生活の問題解決につながる訓練が必要である．

1) 高次脳機能の評価・訓練

生活期リハビリテーションにおける高次脳機能障害に対する評価は，行動観察や自宅での生活状況の聴取から始まる．言語聴覚士は，行動観察からみえる生活上の問題点を予測することが重要で，この予測と家族からの情報を照らし合わせて訓練方針や実生活に活かせる柔軟な課題を提供することが必要である．また，時には標準失語症検査（SLTA）や標準注意検査法（CAT）などを用いて機能的側面の変化や訓練方針の修正を行う．

訓練では行動範囲の拡大を目的に旅行のパンフレットやインターネットでの旅先の検索・予約の取り方などの指導や，就労活動ではアルバイト先の検索，カルチャーセンターの参加による趣味の開拓など機能訓練以外にも生活を充実させる具体的かつ柔軟な支援が大切である．通所リハビリテーションでは公共機関を使った訓練や調理訓練

などを行うこともあり，このような場面での支援や行動評価も重要である．

2) 摂食嚥下機能の評価

近年，高齢者の誤嚥性肺炎が増加し社会問題になっているが，通所リハビリテーションでも「飲み込み」の問い合わせや評価・訓練の依頼が多い．摂食嚥下機能の評価・訓練は在宅生活を送る通所利用者にとって重要な問題である．

病院など医療現場ではVF検査やVE検査で評価することが多いが，通所では①安静時の発語器官の形状とその動き，②視診や触診による麻痺の程度，③oral diadochokinesis検査，④反復唾液嚥下テスト(RSST)，⑤改訂版水飲みテストなどで評価することが多い．これら複数の検査反応や数値をもとに摂食嚥下機能がどのように機能し，障害しているかを読み取るようにする．

3) 摂食嚥下機能の訓練と指導

通所利用者に対する摂食嚥下訓練は，利用者本人はもちろん家族指導も大切である．言語聴覚士が行う摂食嚥下訓練は，基礎訓練である嚥下体操や頸部可動域訓練，口唇・舌・頰の訓練，舌抵抗訓練など間接訓練のほか，息こらえ嚥下法や顎突出嚥下法，メンデルソン手技などの摂食訓練，頸部回旋や交互嚥下など直接訓練が一般的であろう．訓練と併行して嚥下指導では，介護スタッフや本人・家族指導に向けて姿勢や食形態，1回摂取量，むせ込みの有無，食事環境などに注意を払うことを指導する．直接的嚥下訓練は，医師への相談や確認，了承をとり，介助者の見守りが必要である．通所利用時に昼食を提供する場合は，食前に集団で嚥下体操や姿勢の確認をするとよい．

E 入所における言語聴覚療法

介護老人保健施設は2000年に施行された介護保険制度で，介護老人福祉施設（特別養護老人ホーム），介護療養型医療施設とともに**介護保険施設**として位置づけられた．本項では，在宅復帰，在宅支援機能を有し，高齢者のリハビリテーション施設としての役割をもつ介護老人保健施設の入所における言語聴覚療法について解説する．

1 介護老人保健施設の概要

a 制度の沿革

介護老人保健施設の創設は1985年にまで遡る．その年の社会保障審議会の意見書において，「重介護を要する老人には，医療面と福祉面のサービスが一体として提供されることが不可欠で，医療機関と特別養護老人ホームを統合し，それぞれの長所を持ち寄った**中間施設**を検討する必要がある」とされ，中間施設に関する懇談会が開催された．その中間報告において「医療施設，福祉施設，家庭の間に存在する課題を解決し，要介護老人に対して通所，短期入所サービス及び入所サービスをきめ細かく実施する中間施設の体系的整備をはかっていくことが必要」と示された．

ここにおける入所サービスとは，入院治療後に家庭・社会復帰のためのリハビリテーションおよび生活訓練などを実施するとともに，病院に入院して治療するほどではないが，家庭では十分なケアのできない要介護高齢者に対し，医学的な管理と看護を中心としたサービスである．

老人保健法が改正され，1988年に老人保健施設が本格実施となった．1997年には，介護保険法が成立し，根拠法を老人保健法から介護保険法に移行し，2000年の介護保険制度施行により介護老人保健施設となった．

b 入所者の実態

2016年の調査における入所者の実態を下記に示す[1]．入所者の要介護度は，要介護4が26.8%と最も多く，次いで要介護3が24.1%，要介護5が18.7%と，要介護3以上の中重度者が69.6%と約7割を占めている．一方，老人福祉施設では要介護3以上が91.6%，介護療養型医療施設では95.5%と，より中重度者の占める割合が高い．

入所者の年齢は64歳未満の第2号被保険者は1.8%とごくわずかであり，65～74歳の前期高齢者でも7.6%と少ない．75歳以上の後期高齢者が90.4%を占めており，90歳以上が35.3%と最も多くを占めている．この傾向は，老人福祉施設や介護療養型医療施設でも同様である．

認知症の状況は，「認知症あり」が95.6%と大多数を占めており，認知症高齢者の日常生活自立度ランクⅢが38.9%と最も多く，次いでランクⅡが31.7%であった．老人福祉施設は同様の傾向だが，介護療養型医療施設はランクⅣが45.0%と最も多くを占めた．

2016年の退所者の入退所の経路は，入所前の場所として，医療機関が最も多く51.2%，次いで家庭が31.1%で両方を合わせると82.3%を占めた．一方で，退所後の行き先では，医療機関が36.6%，次いで家庭が33.1%であった．近年，ターミナルケアの充実がはかられていることもあり，死亡が12%を占めた．なお，平均在所日数は299.9日と介護保険施設の中で最も短くなっている．

c 言語聴覚士の配置状況と人員配置基準

2016年現在では[1]，人員基準において，入所者100に対し1以上の理学療法士，作業療法士または言語聴覚士の配置が定められている．実際の従事者数は，1施設当たりの常勤換算従事者数で，言語聴覚士が0.3であり，理学療法士の1.8，作業療法士の1.3と比較して少ない状況である．

その他の職種では，医師は常勤1以上，利用者100に対し1以上の配置であり，薬剤師は300対1を標準とし，実情に応じた適当数である．看護職員は介護職員と合わせて3対1以上，うち看護師は2/7程度とし，栄養士は入所定員100以上の場合，1以上である．

2 施設機能の充実

a 在宅復帰支援

老健施設の在宅復帰支援には，中間施設として医療機関と在宅をつなぐ「通過型機能」と，在宅から入所し，再び在宅に戻す「往復型機能」がある．これらの在宅復帰支援機能をより強化する観点から，2012年以降，**在宅復帰支援**機能に応じた報酬体系となり，在宅復帰強化型施設（以下，強化型），在宅復帰・在宅療養支援機能加算施設（以下，加算型），通常型施設（以下，通常型）の3つに類型化された．特に強化型は，体制要件，在宅復帰要件，ベッド回転率，重度者要件が定められ，2016年10月時点で，調査回答した1,807施設のうち245施設と，全体の13.6%であった．一方，加算型は530施設で29.3%，残りの1,032施設が通常型で57.1%を占めた[2]．

2017年6月の介護保険法改正では，介護保険法第8条第28項の定義を「要介護者であって，主としてその心身の機能の維持回復をはかり，居宅における生活を営むことができるようにするための支援が必要である者に対し，施設サービス計画に基づいて，看護，医学的管理の下における介護及び機能訓練その他必要な医療並びに日常生活上の世話を行うことを目的とする施設」と定めた．さらに，基本方針を，「施設サービス計画に基づいて，看護，医学的管理の下における介護及び機能訓練その他必要な医療並びに日常生活上の世話を行うことにより，入所者がその有する能力に応じ自立した日常生活を営むことができるようにするとともに，その者の居宅における生活への復帰を目指すものでなければならない」と明記し，より一層の在宅復帰支援機能を強化する方向が示された．

b 在宅療養支援—短期入所療養介護の活用

在宅療養の支援として，通所リハビリテーションや訪問リハビリテーション，短期入所療養介護における個別リハビリテーションがある．その中で短期入所療養介護は，介護者の介護休暇(レスパイト)だけでなく，個別リハビリテーションも目的の1つとなる．

短期入所は在宅生活の延長上にあることを忘れず，個別リハビリテーションでは，在宅生活に主眼をおいて目標の設定や課題の解決をはかる．食物形態の調整や介助方法など短期入所中に施設内でできる対応をすべて在宅で再現できるとは限らないことに留意する．また，定期利用により，対象者の状態変化を早期に把握し，在宅のケアマネジャーと連携して対応することで在宅療養を長期的に支援する．

c 口から食べる楽しみの支援

認知機能や摂食嚥下機能の低下によって経口摂取が困難となっても，口から食べる楽しみを得られるよう，多職種により支援する．具体的には，経管栄養から経口栄養に移行しようとする取り組み(経口移行)や，経管栄養は行われていないが著しい摂食機能障害を有し，誤嚥が認められる者に対して経口による食事の摂取を継続するための特別な管理(経口維持)を行う．

さらに2015年の対象者の選定および管理方法の見直しによって，医師，歯科医師，管理栄養士，看護職員，言語聴覚士，ケアマネジャーなどが共同して，入所者の栄養管理をするための食事の観察および会議などを行うことが規定された．医師，歯科医師，歯科衛生士と並んで言語聴覚士が加わることで，各専門性に基づく質の高い経口維持計画を実施する．

d 看取り期における対応

高齢者支援では，人生の最後をどう迎えるかまで考える必要がある．一方で，介護保険施設には看取り期における対応の充実が求められ，介護老人保健施設では，入所者およびその家族などの意向を尊重しつつ，看取りに対する理解の促進をはかりながら，看取り介護の質を高めている．言語聴覚士は「最期に何を口にしたいか」，本人・家族の意向に寄り添いつつ，家族とのつながりを実感できるようコミュニケーションの機会を確保していく．

3 リハビリテーションの提供体制と言語聴覚療法

高齢者リハビリテーションについて，以前より「長期間，効果の明らかでないリハビリテーションが実施されている」「医療から介護への連続するシステムがない」などの課題が指摘されてきた．その解決をはかるとともに，リハビリテーションにおける医療保険と介護保険の役割を明確化し，生活期(維持期)リハビリテーションを介護保険に移行する方針が出された．介護保険におけるリハビリテーション提供のあり方についても見直される中で，入所における言語聴覚療法の提供体制も変化している．

a リハビリテーション・マネジメントの導入

リハビリテーション・マネジメント(図2-7)とは，Plan-Do-Check-Act(以下，PDCA)サイクルに基づき，リハビリテーションを提供する仕組みである．具体的には，入所前の情報収集，入所時の評価をもとに，「開始時リハビリテーションカンファレンス」を開催し，「リハビリテーション実施計画原案」を作成する．さらに，入所から2週間以内に詳細な評価とカンファレンスを経て「リハビリテーション実施計画書」を作成する．それを本人・家族に説明し，同意を得たうえで医師の指示に基づき実施する．3か月ごとにモニタリングを行い，リハビリテーション実施計画を見直す．このリハビリテーション実施計画は，施設

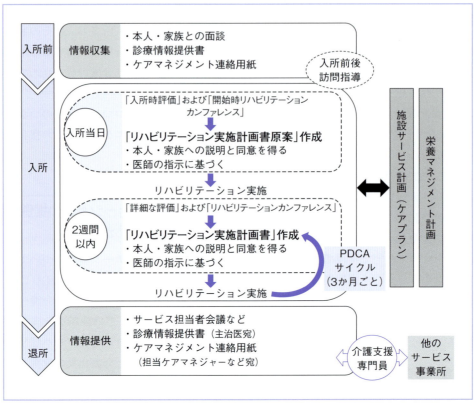

図2-7　リハビリテーション・マネジメント（施設版）

サービス計画（ケアプラン）と整合性をはかることが重要である．加えて，摂食嚥下リハビリテーションは栄養マネジメント計画と連動させると効果的である．現在ではリハビリテーション・マネジメントは施設の基本サービスに包括化されたが，このプロセスやおおむね週2回のリハビリテーションの提供は，継続して行われる．

b 短期間集中的リハビリテーション

生活期（維持期）リハビリテーションを介護保険へ移行する中で，リハビリテーション提供量の急激な減少を防ぐ目的から，入所から3か月間に限り，集中的にリハビリテーションを提供することが評価された．

加えて同じ期間内に，認知症の入所者に対して在宅復帰に向けた生活機能の回復を目的に認知症短期集中リハビリテーションが提供できる．2006年は，対象の軽度認知症をMMSEなどの簡易認知機能検査においておおむね15点以上25点未満としていたが，2009年はMMSEでおおむね5点以上25点未満の中重度者にまで拡大した．2006年に認知症高齢者へのリハビリテーションが入所サービスに位置づけられたことで，介護老人保健施設に新たなリハビリテーション機能が付与され，言語聴覚療法の対象が広がることとなった．

4 入所における言語聴覚療法の実際

a 情報収集

入院とは異なり，本人・家族から入所申込があるため，入所前から情報を得ることができる．さらに2012年に「入所前後訪問指導」が設けられたことで，入所前に入所者の自宅を訪問し，環境評

価に加え，生活状況について聴取し，具体的な在宅生活上の課題を把握しやすくなった．

また，入所申込の際に提出される，主治医からの診療情報提供書や在宅のケアマネジャーからのケアマネジメント連絡用紙から，医学的情報や生活状況，在宅での**ケアマネジメント**の情報を得る．入所者は，多疾患・重複障害を有する場合も少なくないため，どのような経過で現在の生活機能に至ったか，情報を整理する．医療機関から入所する場合には，地域ごとに医療・介護連携のための共通様式などから情報を得ることができる．それでも不足する情報は前施設の担当者への問い合わせが必要となるため，日ごろから地域内の施設・事業所と連携できる体制をつくる．

b 評価

入所当日の評価は，①リハビリテーション実施計画書原案の作成と，②入所生活上必要な情報を収集し入所環境の設定を行うために行う．時間に制限があるため事前情報と照らし合わせ，環境の変化を考慮しながら，効率的に評価する．

言語聴覚士は，主にコミュニケーションと食事について評価する．例えば，介護者への要求伝達行動とその手段として，ナースコールの使用の可否，その他の代償手段の可否を判断し，入所環境を調整する．食事については，スクリーニング検査や食事場面の観察から，食物形態や介助方法を設定する．いずれも入所生活をスムーズに開始できることを優先する．

入所後に行う評価では，一般的な言語病理学的検査だけでなく，生活行動の観察など活動・参加面の評価も合わせて行う．入所では，心身機能・身体構造に，活動と参加を合わせた「**生活機能**」を把握することが重要であり，それに影響を及ぼす健康状態や環境因子も合わせて評価する．

前述のとおり，入所者は認知症の合併が多いことから，認知機能検査は必須である．高齢者の場合，加齢変化と認知症が区別されずに，診断に至っていないケースが少なくないため，入所後すぐに認知機能検査を行い，医師に報告することで適切な診断や治療につなげる．さらに評価結果を他職種と共有し，対応に活かすことで，環境変化による混乱を最小限にとどめる．認知機能は，生活機能の予後，および言語聴覚療法の適応や目標設定にもかかわる．検査を行う際には，加齢による視覚や聴覚の機能低下に配慮し，検査課題が見えているか，教示の声は聞こえているかを確認し，正確な検査結果を得るよう努める．

日常生活動作(ADL，IADL)の評価結果では，認知機能や高次脳機能，言語・コミュニケーション機能の低下が自立を阻害する要因となっていないか，言語聴覚士もかかわる．

摂食嚥下機能の評価は，栄養摂取や誤嚥性肺炎の予防にもかかわり，入所者の体調の管理や効果的なリハビリテーションを行ううえで重要である．

実際の摂食嚥下機能評価では，検査と行動観察の両方を行う．特に，認知症の入所者では検査場面と食事場面の反応に乖離が生じる可能性を考慮する．食事場面では，本人の摂食嚥下機能や，食事内容，食物形態だけでなく，食器の選択，また一口量やペースといった介助方法など介護者側の要因も評価する．

c 目標設定とプログラム立案

目標を設定するうえで入所の目的や，施設サービスやリハビリテーションに求めることなど，入所前に本人・家族から聴取した情報はリハビリテーション目標を設定するうえで重要である．入所目的が「リハビリテーション」の場合には，具体的にどのような改善を期待しているのか，詳細に把握する必要がある．一方で「在宅介護が困難」という介護者の意向で入所することも少なくないため，介護負担を感じている介護者の状況を把握する．在宅復帰を目指す場合，介護負担感の軽減が施設サービスおよび言語聴覚療法の目標にもなりうるため，ケアマネジャーや支援相談員などと連携し，家族支援も並行して行う．

生活期(維持期)リハビリテーションでは，目標

を「活動」や「参加」におくことが推奨される．「活動」とは生活行為全般を指し，入所者が生活の中で何を実現したいか，という視点で考える．

一方，「参加」は人生レベルの目標とも表現され，どのような集団・環境に身を置き，生活するかを表す．自宅で家族とともに暮らす，介護付き高齢者住宅で暮らすなど，参加レベルの目標が定まると活動の目標も明確にしやすい．「活動」や「参加」の目標を達成するために，機能回復に加え環境調整や代替手段の獲得など言語聴覚療法で行うべき内容が明確化され，優先性を判断しやすくなる．実現可能性の高い具体的な目標を立てることは，本人および家族も理解しやすく，合意形成をはかるうえで重要である．

d カンファレンスの開催

各専門職から報告される評価結果とプログラムを統合し，優先性を考慮しながらリハビリテーション目標を決定する．さらに，施設サービス計画の目標や方針と整合性をはかることで，目標達成のために多職種が役割分担し，協働する体制をつくる．

e 本人・家族への説明

リハビリテーション実施計画は本人・家族に説明し，同意を得る．重要なことは計画立案のプロセスに本人・家族が参加し，十分理解し，納得して取り組めるよう合意形成をはかることである．特に目標設定においては，目指すべきことと今やるべきことを本人・家族が明確に整理できるよう，今後の見通しについて情報を整理しながら伝え，方向性を示していく．

f アプローチ

限られた提供期間・時間の中で目標を達成するために最適なアプローチを選択する．機能回復訓練を行う際，入所者の機能回復の予後を予測する．機能回復が活動や参加にどうつながり，目標達成にどうつながるかという見通しをもつ必要がある．対象者の機能回復の可能性を病期や言語聴覚療法の経過などから客観的に判断する．情報が不足し，的確な予後予測が難しい場合には，まず一定期間機能訓練を行い，効果を確認することも有用である．並行して，活動や参加の目標を達成するための環境的アプローチなどを進めることが肝要である．

入所は「集団生活」であり，年齢や境遇の似た入所者同士の交流は精神的賦活をはかり，活動性を向上するなどの効果が期待できる．入所者同士の関係性を築き，活用することで活動や交流が生活場面へと般化しやすくなるため，集団への働きかけも重要である．その場合，言語的活動だけではなく，非言語的活動，例えば囲碁・将棋や書道，裁縫，編み物，ゲームなど，余暇活動への興味・関心を把握し，交流の場をつくり，参加を促す．

摂食嚥下機能へのアプローチは，本人に対する摂食嚥下機能向上訓練と並行して，食事環境や食物形態，介助方法など食事にかかわる複数の因子を調整する．在宅復帰を果たすためには，専門職がかかわらなくても安心して食事が摂れる条件設定が必要であり，本人・家族が実行できることが望ましい．

引用文献

1) 厚生労働省：平成28年介護サービス施設・事業所調査の概況．pp4, 15, 18, 20, 2016
2) 厚生労働省：介護老人保健施設．社会保障審議会第144回介護給付費分科会参考資料2：12, 2017

F 在宅における言語聴覚療法

言語聴覚士が行う訪問リハビリテーションは，在宅で暮らす言語聴覚療法を必要とする当事者とその家族を支援する，重要な在宅サービスの1つである．「病院から在宅復帰へ」という医療の流れが進められていることから訪問リハビリテーションのニーズはますます高まるであろう．

訪問リハビリテーションでは，言語聴覚士が当事者の暮らす現場に赴き，機能面および生活面の評価を行い，必要な訓練・指導・支援を行う．訪問リハビリテーションで大切な視点は，① 機能障害のみに着目することなく，心理的要因・環境的要因などさまざまな要因によって生じる**生活機能障害**（➡ Side Memo 7）へアプローチし，在宅生活を支援していく，② 支援の対象は当事者のみならず家族・家族以外の介護者に及ぶことを意識して指導・支援を行っていく，③ 多職種で連携してチームアプローチを行いながら，生活・**生活再建**への支援を行う，ことである．

訪問リハビリテーションで言語聴覚士がかかわるのは，次のようなケースが多い．① 医療機関を退院・介護老人保健施設などを退所直後，あるいは在宅生活をする中で日常生活上，コミュニケーション・摂食嚥下などに何らかの問題が生じている，② 不活発な生活をしている場合など，活動・社会参加を促す必要がある，③ 家族・介護者への支援が必要である，④ 神経難病などの進行性疾患に罹患している，あるいはがんなどの疾患の終末期のため，コミュニケーション・摂食嚥下などの問題に長期的にかかわる必要がある，⑤ 疾患や体力低下などを理由に通所リハビリテーションなどの利用が困難なため，長期的な支援が必要である．

訪問で対象となる障害は，失語症，構音障害，認知症や脳外傷に伴うコミュニケーション障害，失語症以外の高次脳機能障害，難聴，摂食嚥下障害などであり，多岐にわたる．対象は小児から成人・高齢者までと幅広いが，ここでは失語症などの言語障害，摂食嚥下障害を有する成人・高齢者に対する訪問リハビリテーションの概要について述べる．

1 訪問リハビリテーションの流れ

現時点では，訪問リハビリテーションは医療保険および介護保険下での提供が可能である．原則的には介護保険の要介護認定を受けている場合は介護保険対応となり，要介護認定の対象とならない場合は医療保険対応となる．介護保険における訪問リハビリテーション開始にあたっては，以下の手続きが必要となる．① 主治医・介護支援専門員（ケアマネジャー）から情報提供を受け，訪問リハビリテーション事業所内の医師の指示を受ける，② 評価に基づき，本人・家族・関係者・他職種との情報交換を行う，③ リハビリテーション実施計画書の作成，④ 本人・家族へ説明を行い，同意を得る．

2 情報収集・目標・評価・訓練

a 情報収集

訪問リハビリテーションでは，医学的情報と生活面での情報収集が必要である．介護保険で対応している場合は，主な情報はケアマネジャーから得ることになる．

医学的情報は，診断名，現病歴，既往歴，合併症，感染症，禁忌，訪問リハビリテーション実施上のリスク，処方薬・副作用，身体機能，ADL，IADLなどである．体調不良時や急変時には，多

Side Memo 7 国際生活機能分類に基づく生活機能障害のとらえ方

国際生活機能分類（International Classification of Functioning, Disability and Health：ICF）は人間の生活機能と障害の分類法であり，正式名称は「生活機能・障害・健康の国際分類」である．2001年5月，世界保健機関（WHO）総会において採択された．ICFでは，人間の生活機能と障害について「健康状態」「心身機能・身体構造」「活動」「参加」「環境因子」「個人因子」の6つの構成要素に分類している（図1-1 ➡ 5頁）．生活機能障害をこの6つの構成要素に従ってとらえるとよい．

くの場合，訪問では医療従事者として1人で対応することになる．事前にかかりつけ医に注意点，リハビリテーション実施の中止基準，緊急時の対応法・連絡先などを確認しておく．また，医師からはリハビリテーションの方針，予後についての本人・家族への説明内容などの情報も得ておくとよい．

生活面では，生活再建に向けての**本人・家族の希望**，家族構成，職業歴，趣味・興味・関心事，性格，家屋状況，経済的状況，病前の生活状況，現在の1日の生活の流れ，地域・社会活動の参加状況などについて情報収集を行う．

b 目標

本人・家族の希望を考慮して目標設定を行う．訪問リハビリテーションにおける最終目標は生活再建である．そのためには，できることを見出して伸ばすという視点でアプローチを行い，活動・参加支援を行っていくとよい．本人・家族の意向・希望に応じて，**行いたい活動・参加したい場所**など，できるだけ具体的な目標設定を行う．家族・介護者も支援の対象であることを意識するとともに，心理面・環境面など幅広い視点に立った目標を立てることも必要である．

c 評価

1) 機能面以外に行うべき評価

医療機関での評価は機能評価中心であるが，訪問リハビリテーションでは機能評価のみならず，生活機能障害の軽減，生活再建に必要な情報を得るための評価を重視する．すなわち，①実際の生活・活動場面での状況，②家族の介護力，③在宅での当事者および家族の健康状態，心理・精神的側面などを評価することが大切である．

2) コミュニケーション面・摂食嚥下面の評価

訪問で実施することが多いコミュニケーション面，摂食嚥下面での評価について述べる．

(1) コミュニケーション面

機能評価のほか，実生活でのコミュニケーション場面での評価を行う．外出に同行し，外出場面での評価を行うこともある．

〔当事者について〕
① コミュニケーションへの意欲
② 生活場面での量的・質的なコミュニケーションレベル（→ Side Memo 8）
③ 非言語的コミュニケーション手段，拡大・代替コミュニケーション（AAC）の活用状況
④ 人的コミュニケーション環境：誰とどのような内容のコミュニケーションをとっているか．対人交流の機会・頻度はどうか．
⑤ 物的コミュニケーション環境：カレンダー，地図，思い出の写真，関心をもっている物など，コミュニケーションをとる際に役立つ物が活用しやすい場所に置かれているか．

〔家族・介護者について〕
家族・介護者が障害を正しく理解し，日常生活場面で適切なコミュニケーション方法を実践しているか．

Side Memo 8 生活場面でのコミュニケーション評価の一例

① 理解
・質的側面：どのような内容を理解できるか（物品の名称や簡単な指示，家庭内での家族との会話，社会生活内での第三者との会話，テレビなどのメディア情報など）．
・量的側面：ほとんど理解困難〜ある程度理解可能までの段階評価．

② 表出
・質的側面：どのような内容を伝えようとするか（痛み・苦痛など身体上の訴え，自身の要求事項，家庭内のできごと，社会的な関心事，など）．
・量的側面：ほとんど伝達困難〜ある程度伝達可能までの段階評価．

(2) 摂食嚥下面

嚥下機能評価・実際の食事場面での評価のほか，①口腔内の衛生状態，②服薬・口腔ケア時のむせの有無，③食事介助が必要な場合に家族・介護者が適切な介助を行っているか，を評価する．ペースト食などの嚥下食は，家族の食事とは別に用意する必要がある．家族がその準備に困惑している場合には支援が必要となる．嚥下食の準備が無理なくできているかを確認する．

嚥下造影検査・嚥下内視鏡検査の実施が必要な場合はかかりつけ医に相談し，速やかに実施する．そのために地域の検査実施体制を知っておく．

d 訓練・指導・支援

訪問はその人の暮らしの現場に踏み込んでいく．そのため機能訓練のほか，家族・介護者への直接的・継続的な指導・支援，環境面への直接的なアプローチが可能である．また期間としては，短期から長期のかかわりとなる．

1）機能訓練

(1) 機能回復を目指すための言語聴覚療法

医療期間の入院期間は短縮化が進み，医療機関での外来リハビリテーションの実施は縮小傾向にある．例えば長期間の回復が認められる失語症であっても，病院でリハビリテーションを受けられる期間は1年以内が多いのが現状であろう．機能回復を目指す訓練の実施は，訪問リハビリテーションの重要な役割でもある．

(2) 機能維持を目指す言語聴覚療法

不活発な生活習慣による廃用症候群，フレイル（高齢者が筋力，認知，活動が低下している状態），対人交流の少ない生活の継続，加齢など，さまざまな要因によりコミュニケーションや摂食嚥下などに機能低下が生じる．在宅生活の長期経過の中で機能が低下した場合は，訪問で機能を維持するためのリハビリテーションを提供する．機能維持のための生活指導も行う必要がある．

2）生活・活動参加支援

コミュニケーション・摂食嚥下などの障害によって生じた日常の生活機能障害を軽減し，障害に適切に向き合いながら機能を回復・維持し，その人らしい生活の再建へ向けて生活支援を行うほか，活動・社会参加を促進する．

① 退院直後などで日常生活内でのコミュニケーションのとり方がわからず，生活そのものに混乱をきたしている場合など，在宅での生活機能障害に対して生活指導を行う．

② 生活支援は終末期ケアも対象となる．がんなどのターミナルステージではコミュニケーション手段の確保や，最後まで口から食べることへの支援などが求められる．同様に神経難病などの進行性疾患に対しても，長期的支援が必要である．

③ 当事者の病前の生き方・価値観を理解したうえで，障害をもって生きる新たな生活の構築に向けて支援を行っていく．機能訓練で得た改善を生活場面へ活用できるよう支援することがポイントである．活動としては，病前に行っていた趣味活動のほか，興味・関心がある活動，新たにチャレンジする活動などがある．家庭内で何らかの役割をもつことも大切である．高齢者の場合は，家族のレスパイト（介護者の休息）のためにもデイサービスなどの利用を助言する．失語症者は他者とのコミュニケーションに支障があるため，デイサービスなどの利用継続が難しい場合が多い．サービス利用開始後も参加状況を確認し，継続が困難なケースに対しては問題の解決，サービス利用の変更を支援する．

④ 医療機関での支援が困難な場合，復学・就労への支援が必要なこともある．また復学・就労後にさまざまな問題に直面することが多い．精神的支援も含め，復学・就労後も一定期間，支援を継続する．

⑤ 在宅で暮らす人にとって選択できる地域サービスは多ければ多いほどよい．言語聴覚士には

自助グループや趣味の会など，新たな地域サービスの創設に積極的に取り組む姿勢も求められる．

3) 心理・精神面へのアプローチ

まず，共感的態度で本人の訴えを真摯に傾聴する．喪失感の軽減に向けて支援する．再び地域で生活していくには，本人の自主性が不可欠である．自主性が低下している場合には，その回復へのアプローチも必要となる．

4) 家族・介護者へのアプローチ

在宅では，介護者である家族への支援は重要である．加齢とともに生じる摂食嚥下障害や認知症の発症など，新たに身体機能上・生活上の問題が生じることがある．間欠的・長期的な家族への支援が必要である．主な内容は下記のとおりである．

(1) 障害についての説明

発症直後の入院中は，家族も混乱している．医療機関で受けた説明が十分に理解できていないことが多い．在宅では必要に応じてくり返し障害の説明を行い，理解を促していく．高齢な介護者には指導内容を書面にして手渡すほうがよい．

(2) 家族の介護負担の軽減

家族の精神的負担，身体的負担へ配慮する．特に突然の失語症発症によるコミュニケーション手段の喪失は，本人・家族に甚大な精神的苦痛をもたらす．発症当初，重度の失語症者が精神的に混乱しかつリハビリテーションを受ける必要性を理解できず，医療機関でのリハビリテーション実施を拒むことがある．そのような失語症者は適切な言語聴覚療法を受けずに在宅に復帰するため，家族がその対応に苦慮することがある．このような場合に家族指導・支援を主軸とするリハビリテーションの実施は医療機関では困難なため，訪問リハビリテーションでかかわる意義は大きい．

精神的支援では，まず家族の訴えを傾聴することが大切である．在宅生活で困っていることに対して共感的態度で傾聴し，問題解決に向けて協力していく．当事者が介護保険対象者の場合は，身体的負担への軽減のためにデイサービスのほか介護老人保健施設や有料老人ホームで行っているショートステイサービスの利用を勧める．

3 連携・協働

当事者・家族の在宅での生活支援を行う際には，地域における**多職種連携**が不可欠である．地域で連携が必要な職種とその役割は下記のとおりである．

- 医師：全身状態・疾患の状態をみて診断・治療・投薬を行い，在宅医療にかかわる医療関係者に指示を出す．
- 歯科医師：在宅での歯科治療を行い，在宅歯科医療にかかわる医療関係者に指示を出す．嚥下内視鏡検査を行うこともある．
- 看護師：健康管理や医療処置，入浴・排泄・食事などの日常生活動作の介助・指導などを行う．
- 薬剤師：処方されている薬の服薬法・飲み合わせなどの問題に対しての指導・対処，残薬の管理を行う．
- 保健師：地域包括支援センターに所属する保健師は，主に担当地域における高齢者の介護予防マネジメントを行う．
- 管理栄養士：療養に必要な栄養指導，嚥下機能低下のある人が誤嚥しやすい食べ物・調理法などについての説明・指導を行う．
- 歯科衛生士：口腔ケア・歯科衛生指導，咀嚼などを強くするための助言・指導を行う．
- 理学療法士(PT)・作業療法士(OT)：ADL・IADL訓練，助言・指導，住宅改修や福祉道具の導入などの生活環境の整備を行う．OTは趣味活動への支援も行っている．
- 介護支援専門員(ケアマネジャー)：介護保険サービスの利用に際してケアプランを作成，関係機関・関係者との連絡調整を行う．
- 社会福祉士：地域包括支援センターなどで福祉に関する相談に応じる．

- 介護福祉士(ケアワーカー)：入浴・排泄・食事などの日常生活活動に支障がある人に対して介護・支援を行う．
- 訪問介護員(ホームヘルパー・ヘルパー)：日常生活を営むうえで支障がある高齢者や障害のある人に対し，身体の介護・家事サービスを行う．
- 福祉用具専門相談員：福祉用具(車椅子，ベッドなど)の選定・提案を行う．

連携を行う際に，必要な職種がすべてそろうとは限らない．お互いに役割を補完し合うこともある．摂食嚥下障害がある人への支援では，連携は特に必要となる．実際の食事場面の評価で姿勢に問題があるときや呼吸・排痰訓練が必要な場合は理学療法士，自助具の工夫が必要な場合は作業療法士，嚥下食の調理・栄養指導を行う場合は管理栄養士との連携を行う．

連携を行う際に大切なポイントは，①サービス担当者会議などにできるだけ参加して顔合わせを行い，顔が見える関係づくりに努める，②わかりやすいことばで説明する，③タイムリーかつこまめに連絡をとり合い，正確な情報を共有することである．

地域言語聴覚療法の実際

失語症

脳血管疾患，脳外傷などを起因とするコミュニケーション障害は，音声・構音に主に障害をきたす運動障害性構音障害と言語機能(聴く・読む・話す・書く)そのものに障害をきたす失語症に大別される．失語症は，脳損傷の部位により，身体障害を伴わず，言語機能のみに障害がある場合も多く，外見からは障害がわかりにくい．また，発話に錯語が出現したり，全失語のように全く発話がないか，あるいは意味のない常同語のみが発話されつづけたりする場合もあり，このような場合には精神疾患あるいは認知症などと誤解され，医療の場においても誤った対応がなされている現状がある．

急性期から回復期リハビリテーション病院での機能訓練を経て，在宅復帰あるいは施設入所する場合は，正確な疾病の診断のもと，後遺症となる失語症という障害についての情報が地域の関連する多職種と共有できる．そこから必要であれば外来あるいは通所リハビリテーション，訪問リハビリテーションなどで**機能訓練の継続**が可能となる．医療や介護保険の制度の中で期間は短縮されつつあるが，失語症の回復は数年単位といわれており，機能回復の機会が保障されている現在，言語聴覚士としては，その機会を逃してはならない．

1 地域における失語症への対応

a 外来における対応

身体障害を伴わない失語症の場合，急性期病院から自宅への退院となり，外来で機能回復訓練を行うケースがある．あるいは回復期リハビリテーション病院(病棟)退院後，継続的な訓練・指導を外来で実施する場合もある．いずれにおいても，外来頻度は週1～2回であるため，自宅における自主訓練(宿題)の比率は高い．徐々におのおのの日常生活をイメージした「語彙」を課題に導入し，自主訓練も自己管理のうえ，実施できるよう指導

し，「実用性」あるコミュニケーション方法の訓練の割合を高めていく．障害理解とともに障害受容のためにも主介護者となる家族の同行・同席が望ましい．

b 介護老人保健施設など入所における対応

自宅退院前に，機能回復訓練とともにADL（日常生活動作）の指導に主体をおいた訓練を行うことが介護老人保健施設の役割の1つである．重度〜中度の失語症者が対象と思われるが，施設内の人的・物的環境に留意し，必要な環境調整も実施しながら，「実用性」あるコミュニケーション方法の訓練・指導を行う．特に介護福祉士などの直接介護にあたる職員とのコミュニケーションがスムーズにできるよう両者を指導し，失語症者が，第三者とのコミュニケーションに自信がもてるように配慮する．

c 通所における対応

通所リハビリテーションや通所介護（デイサービス）の利点は，自宅から離れ集団の中で過ごすという環境が，失語症者が陥りやすい孤立化を防ぐ一助となること，そこでの有効かつ実用的なコミュニケーション方法の獲得が家庭内での「活動」や地域社会への「参加」に対する支援となることである．なお通所リハビリテーションでは，言語聴覚士，理学療法士，作業療法士などのリハビリテーション専門職が配置されての訓練・指導であるため，失語症者にとって，医療における外来訓練との違いがわかりにくい場合もあるが，徐々に専門職のかかわる時間を減らしながら，「活動」「参加」へと導いていくことが重要である．

d 訪問における対応

自宅退院直後に提供される訪問リハビリテーションでは，病院という守られた環境との落差に，大きな不安感を抱いている失語症者本人および家族に寄り添いながら，日常生活を過ごす環境において，改めて失語症への理解を求める指導が必要である．その後の継続した訪問において，人的・物的環境の調整を行いながら，失語症者本人のコミュニケーション意欲を引き出す訓練，実用的なコミュニケーション方法の訓練・指導を家族や介護者を交えて行い，徐々に家庭内での「活動」にかかわること，デイサービスや「**失語症友の会**」などの「参加」の場へ出かけることを支援していく．

e インフォーマル支援における対応

地域への参加（例：「失語症友の会」など）は，自宅から地域社会への一歩を踏み出すという点において，失語症者の自発性を引き出すこととなり，また同じ障害がある者同士や家族間の交流を通じて，いわゆる「障害受容」にも効果をもたらす．さらに社会生活に必要なより実用性のあるコミュニケーション方法の実践の場ともなる．この「参加」への一歩の実現がさらなる地域社会への一歩へとつながっていく．

なお，失語症者が住みやすい地域社会を目指し，2018年度より「**失語症者向け意思疎通支援者**」の養成が都道府県レベルで開始された．現在，各地域の言語聴覚士がその講習会の講師として活躍している．

2 事例

■**発症から10年間の軌跡—地域における活動参加が当事者および家族に与えたもの**

発症時，58歳．男性．会社員．妻と長男，次男（いずれも学生）との4人暮らし．

a 急性期

自宅にて発症．家族の通報により，幸いにも直ちに自宅近くの総合病院に救急搬送され，脳梗塞の診断を受ける．四肢に運動麻痺はないが，重度の失語症が後遺症となる．入院中，コミュニケーションに困難があったが，歩行，食事，洗面，更衣などADLはほぼ自立したため，入院から3週間後に自宅退院となる．自宅から徒歩15分ほどの

場所にリハビリテーション専門のクリニックが開設されており，言語聴覚士も配置されていたため，当該クリニックにおいて失語症に対する回復期の言語聴覚療法を実施することが決まった．

b 外来による言語聴覚療法の経過

1）初回評価（発症から1か月後）

(1) 言語障害の種類

　失語症（混合型）重度

(2) 言語機能

　標準失語症検査（SLTA）では，聴理解（単語80％，短文80％），読解（漢字単語100％）の結果に比し，発話（呼称0％，復唱0％），書字（漢字単語0％）と表出の障害が重度であり，母音の復唱，自身の名前の自発書字も困難であった．

(3) 実用的コミュニケーション能力

　文脈に即した簡単な内容であれば対面での会話は理解できるが，YES-NOを導くためには漢字単語あるいは絵や写真を見せ，指さしてもらうことが必要であった．まれに「ありがとう」とささやき声だが流暢に復唱できることがあった．なお，身振りによる表現は困難であった．

(4) 心理・社会面

　元来性格は穏やかで家族間の関係も良好であったとのこと．発症後も特に性格変化はなかった．外来に付き添い，言語訓練の様子も見学する妻との関係も良好で，夫婦相互に支え合っていこうとする姿勢が垣間見えた．

2）目標

　十分な回復期の訓練・指導が必要なため，外来頻度は週4回とし，加えて自宅での学習も積極的に取り入れた．

(1) 短期目標

　言語機能の改善

(2) 長期目標

　地域への活動参加（定年間近の発症のため，退職がすでに決定しており，地域で何らかの役割をもった生き方が必要と考えられた）

3）言語機能療法の経過（特に「活動・参加」を中心に）

　回復期における詳細な言語聴覚療法の経過を述べることは本項の意図と異なるが，実施した訓練・指導内容は外来とはいえ，回復期リハビリテーション病院・病棟に入院して受ける内容と質・量ともにほぼ同様といってよい．ただし自宅からの通院かつ歩行に障害がないという利点を生かし，さらなる「活動・参加」として，本人の理解力の向上を目的としつつ，「書字，特に模写の能力を生かした課題」を自宅で継続してもらった．

　この課題は，自宅に配達される新聞あるいは広告類の中に必ずといってよいほど掲載されている，いわゆる「懸賞」や無料の音楽会・相撲観戦への「招待」を誘う，はがきによる応募欄を活用する方法である．本人に気に入った応募内容を探してもらい，郵便局で購入してきたはがきに当選を願って書き写してもらう．国技館への相撲観戦，歌番組収録時の観客，美術館での有名画家の絵画鑑賞など，多種多様な応募に挑戦し，当選時は日記帳に相応するノートに新聞の切り抜きや入場券などを添付してもらい，外来時によく披露してもらった．本人は妻のためにも旅行券が当たることを希望していたが，なかなか当選できずにいた．しかし，新潟県魚沼産のお米券が届いたときには，その喜びを満面の笑みと身振りで報告してくれた．

　この課題の利点は2つある．1つ目は自ずと習慣化される新聞や文字への再意識化と，読解力・書字力を中心とした言語機能の改善である．2つ目は，単に自宅とクリニックとの往復の日常ではなく，次々と外出する機会を拡大させ，自宅に引きこもることなく社会との接点を自然発生させることである．なお，外来訓練開始から1年経過後の標準失語症検査では，発話は呼称30％，復唱においては単語レベルで改善し，理解力も口頭命令30％，書字命令50％と改善したが，検査上，この

数値以上の向上はその後も認められなかった．ただし，あいさつ語，高頻度語の喚語力は日常会話においては出現頻度が高く，身振りや単語レベルの書字能力を活用し，実用的コミュニケーション能力全体の改善が認められた．

C 「活動・参加」の実際

1)「失語症友の会」への参加

上記の言語機能療法と並行するように，発症からほぼ半年経過するころから，まず地域の「失語症友の会」への参加の声がけを行った．言語機能の中でも特に発話面の障害が重かったが，ボランティアとして協力する地域の人々や言語聴覚士の支援の中で，拒否することなくスムーズな参加が実現できた．以降，数年参加するうちに，会の中で「幹事」となり，最後は「副会長」としての役割をもって20数名の会員の皆さんから信頼される立場にもなった．

当時はまだ介護保険制度ができる前でもあり，失語症の方々にとっての活動参加の第一歩は「失語症友の会」といっても過言ではない時代であった．特に当事者とその家族，言語聴覚士，地域のボランティアの人々によって運営されていた当該の会では，参加する人々の自主性が第一義であり，失語症の重症度にかかわらず，会の役員として，あるいは何らかの役割をもって参加することになっていた．そのため，コミュニケーションせざるを得ない機会に直面することが多く，言語機能の改善にもプラスの影響を与えていたといえる．当該の友の会では毎年5月に年に1回の総会を開催するが，ある年，会長交代を迎えた60歳の男性が懸命にことばを選びながら，「会長，やってよかった．僕だけが，しゃべれるようになってはいけないので，交代，しましょう」とあいさつしたことばがその証左でもあるように思われる．

月1回の「失語症友の会」には妻も常に参加したが，失語症という同じ障害でありながら，おのおのの症状や重症度が異なり，家族の抱える問題もさまざまであること，安易に比較できないことを学ぶ機会ともなっていった．さらに会員数名の小規模な友の会にも参加し，徐々に地域における参加の場は拡大していった．

2)「話食の会」の設立

「失語症友の会」で，コミュニケーションへの自信を徐々に取り戻してきた経過の中で，さらなる前進があった．自らが代表者となり，妻の協力を得ながら創った「話食の会」の設立である．男性の失語症者数名と1〜2か月に1回おいしいランチを食べながら，交流を深めようという趣旨である．模写の能力を生かし，参加者のために地図付きの案内書(図2-8)を作成して郵送し，片麻痺の方でも入れる店か事前の下見も行っていた．

3)「男性のための料理教室」への参加

「話食の会」などで交流を深めた失語症の男性の皆さんは，並行して，地域の社会福祉協議会の支援により開催されている「男性のための料理教室」にも通うようになっていった．近隣の主婦の方々が主に定年退職以降の一般男性のために開催していたが，その中にいつのまにか，失語症の男性の方々も加わり，右片麻痺であってもできうる役割を果たしていた．

ほぼ同世代の一般男性の方々にとって，「失語症」という障害を初めて知り，理解する，絶好の場となったはずである．また失語症者にとっても，臆することなく地域社会の人々とコミュニケーションがはかれるという自信を回復する場となった．障害という垣根を越えて，自然に生まれてくるこのような場，このような地域社会こそ私たちが目指すべき姿である．

4) その他

さらに参加した活動として「障害者ゴルフの会」や野菜づくりがある．個人の楽しみとして，行政が募集する農園に当選し，狭い区画だがさまざまな野菜づくりにも初挑戦をしていた．

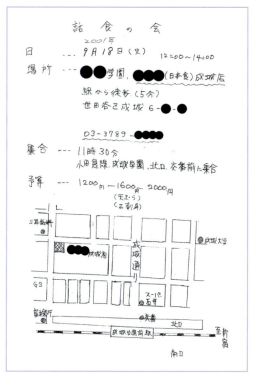

図 2-8 「話食の会」案内書

d 10年目の再発

初回の脳梗塞発症から，ちょうど10年を経過するとき，突然の予期せぬ再発の連絡があった．クリニックの外来にかかってきた妻からの電話に半ば信じられない気持ちを抱きながら，救急で運ばれた病院に向かい，病室のベッド上で夕食をとっている本人に会った．嚥下障害がないことに安堵しながらも，左手でやや不自由そうにフォークを使用している状況と傍で見守る妻から，右足も麻痺があるのだと告げられ足元の布団をめくったとき，改めて事の重大さを痛感した．どのようにことばをかけたらよいか，やや動揺している私に，妻は以下のように語った．

「先生，主人は脳梗塞で今度は右の手足にも麻痺がきました．これはきっと治らないですよね．でも先生，私，何か大丈夫な気がするんです．この10年間，友の会の旅行で，車椅子の方も一緒にバス旅行に行きました．ことばが話せなくても，たくさん，会話ができました．片腕のない方が懸命にゴルフを楽しんでる姿にも出会いました．おかげさまで多くの友人もできました．会社勤めで定年していたら，こんなに身近に友人ができたでしょうか」

妻のこの言葉の中に，すでに夫の再発による障害を理解し受容しようとする姿勢があることに驚いた．もしこの10年間，本人が失語症ゆえに自宅に閉じこもり，家族以外の人とのコミュニケーションを拒否していたら，この妻のことばも障害を理解する気持ちも生まれなかったのではないだろうか．本人が努力し妻とともにさまざまな活動に参加してきたことの意味がここにあったのだ，と改めて思い学んだ瞬間であった．

e 脳幹梗塞を発症

脳梗塞の再発から2か月後，さらに脳幹梗塞を発症した．両下肢の運動機能は低下し，自立歩行への回復は困難となり，入院による回復期リハビリテーションが理学療法士，作業療法士，言語聴覚士により提供されることとなった．失語症の重度化はさらに進み，特に理解力の低下が著しく，以前のように文脈を手がかりとしながら，本人の意思を推測するには限界があった．訓練・指導時に言語聴覚士に机上の鉛筆を投げつけるなど，本人の辛い心情が伝わってきた．

f 自宅退院から再び地域へ

リフトを利用したベッドから車椅子への移乗では，入院中に何度も妻に練習してもらい，ケアマネジャーによるケアプランでも妻による介護負担の軽減が主目的となった．エレベーターのないマンションの3階にある自宅に退院が決まっても，車椅子での生活が主である以上，自室に閉じこもりの生活が推測できたが，運よくスカラモービル（階段昇降が可能な車椅子）を使用できる介護タクシーが手配でき，週1回の通所リハビリテーションが可能となった．

そして何よりも夫婦にとって嬉しかったことは，かつての失語症の友人たちが直接自宅を訪ねてきてくれることであった．

B 高次脳機能障害

高次脳機能障害とは，脳血管障害あるいは交通事故などによる脳外傷により，言語・行為・認知・記憶・思考などの高次の精神活動が障害された状態である．その障害は，失語・失行・失認，記憶障害，実行機能障害など多彩であり，広範な病変では注意，行動，感情，自発性などの症状を伴うことが多い．特に記憶障害や感情の障害は，日常生活の自立，社会での協調的な生活の遂行に大きな影響を与える．

1 地域における高次脳機能障害への対応

a 外来における対応

回復期リハビリテーション病院退院後，特に身体障害が軽度な場合，あるいは身体障害が中重度であっても介護タクシーなどの移動手段によって通院が可能な場合は，機能回復を目的とした外来リハビリテーションの継続が考えられる．中には病識が欠如し，入院生活が困難となり，外来に切り替わる場合もあるが，いずれにおいても家族などから自宅での日常生活の様子を具体的に聞くことが重要である．例えば，「記憶障害がどのように生活を阻害しているか」「感情が抑制できず易怒性が高まるのはどのようなときか」「関心があり注意が持続できるものは何か」などの情報から訓練・指導内容を計画し，自宅で行ってもらう課題を決定していく．

記憶障害を代償するメモリーノートの作成，日記の習慣化など，おのおのの障害のレベルに応じて指導内容はさまざまだが，家族など主介護者の協力は必須であり，また家族の心理状態についても留意し傾聴する時間が必要である．一般に，脳損傷を起因とする障害について理解することは容易ではないが，特に高次脳機能障害の場合，認知症と症状が類似しており，誤解も受けやすいため，障害理解のための**家族指導**が重要である．

b 通所における対応

通所リハビリテーションあるいは通所介護（デイサービス）は，自宅や家族から離れて外出するという意味において，社会復帰への一歩となる場所である．また言語聴覚士にとっても，高次脳機能障害者と共有できる時間が増え，個別訓練のみではなく集団の中での評価・訓練・指導が可能である．通所時間内でのスケジュール管理がどの程度可能となっているか，家族ではない第三者に対してのコミュニケーション行動に問題はないかなど，遂行困難な場合は何が有効な方法となるか，具体的な検討と指導ができる．なお，家族や主介護者とは連絡ノートなどにより情報交換を行う必要があるが，可能であれば集団における生活を見学してもらい，改善の様子あるいは問題点などを共有できることが望ましい．

c 訪問における対応

日常生活の大半を過ごす環境の中で，直接，評価・訓練・指導の実施ができることに訪問リハビリテーションの大きな利点がある．特に回復期リハビリテーション病院（病棟）退院直後から提供されることが必要といえる．病院という医療スタッフに守られた環境と，家族のみ，あるいは独居である自宅という環境には大きな落差があり，本人のみならず，介護者にとっての不安感は計り知れない．したがってその落差から生じる不安感を最小限にするために，在宅支援を行う訪問リハビリテーションチームが直ちに自宅訪問する必要がある．そして高次脳機能障害者が安心して過ごせるよう，日常使用する物品類などをわかりやすく配置したり，障害に対する理解をさらに深めてもら

うために家族指導を行うなどの環境調整が重要である．さらに継続した訪問においては，例えばメモリーノートの有効性を評価・指導したり，ADL上の課題も実際の場面で具体的に評価し，家族や介護者に直接指導し，どのような援助方法があれば外出も可能となるかなど，いわゆる「活動」「参加」に向けて，本人・家族の心身の状態に合わせて対応していく．

なお，下記に紹介する事例2のように，訪問では覚醒も不確実な重度のケースを担当することもある．重度の高次脳機能障害，コミュニケーション障害があったとしても，安易に結論を出すことなく，**長期的視点**をもち，コミュニケーションの方法を導き出すことが重要であり，それが在宅で求められている言語聴覚士の専門的役割でもある．

2 事例1

■ 職場復帰した高次脳機能障害者への言語聴覚療法

発症時，39歳．男性，会社員．妻と長男（幼稚園児）との3人暮らし．

a 急性期（回復期リハビリテーション病院転院へ）

職場にて発症．直ちに救急搬送され，脳出血（左前頭葉および頭頂葉）の診断後，血腫除去術施行．右片麻痺と言語障害が後遺症となり，回復期リハビリテーション病院へ転院となる．8か月間の入院による集中的な訓練・指導を受け自宅退院となる．なお，当時はまだ8か月の長期入院も可能であった．

言語障害は失語症が中核症状であったが，発動性や短期記憶の低下などの高次脳機能障害による症状も伴い，さらなるリハビリテーションの継続を希望した妻の働きかけにより，自宅から電車を乗り継いでの距離ではあったが，言語聴覚士の所属するリハビリテーションクリニックの外来におけるチームアプローチが開始された．

b 外来による言語聴覚療法の経過

1）初回評価（発症から9か月後）

(1) 言語障害の種類

失語症（中等度），高次脳機能障害によるコミュニケーション障害

(2) 言語機能

標準失語症検査の結果は以下のとおりであった．
① 聴理解・読解：口頭命令・書字命令60%
② 発話：呼称80%，ただし語の列挙2語，まんがの説明は段階2
③ 書字：漢字単語のみ自発書字100%，かな文字は不可

(3) 認知機能

発動性の低下が根幹にあり，注意・エピソード記憶の障害がADLにも影響を与えていた．

(4) 実用的コミュニケーション能力

短文レベルの会話の理解は可能だが，自発話はきわめて少なかった．「はい，そうですね」などのあいづちが多く，展開的に会話を進めていくことは困難であり，家庭内でも同様であった．

(5) 心理・社会面

多忙な職務ではあったが，家族関係は発症前より良好で，本人も妻も職場復帰を目標として，外来でのリハビリテーションに取り組む姿勢がうかがわれた．

2）目標

(1) 短期目標

言語機能，認知機能の改善

(2) 長期目標

職場復帰（原職への復帰は困難と予測された）

3）外来における回復期の言語聴覚療法で特に主眼をおいた指導

(1) 会話による発動性の向上

本人は大学で経済学を学び，就職後の業務内容も国の行政機関に関するものであり，元来知的レ

ベルの高い能力をもっていることが推察された．したがって外来訓練のほぼ1/2の時間は，いわゆる会話訓練とし，本人の発話意欲が引き出されるよう，テーマに工夫をこらした．言語聴覚士も事前の学習が必須だが，時には経済学の著名な学者や研究について，あるいは日本や海外の経済の動向について，「それが知りたい」という姿勢を会話の中で見せながら，本人の発話から引き出される専門用語や語彙に関心を示し，発話の内容が拡大展開していくような導き方を心がけた．会話後半では笑い声やユーモアある表現もみられ，同席していた妻もともに楽しむ時間となるようにした．

(2) かな文字訓練

職場復帰を目指すためには，かな文字を再び駆使できる能力の改善が必要である．自発話の語彙が豊富に展開されていくに伴い，かな文字訓練を段階的に行い，最終的には文から文章レベルの書字が可能となった．右上肢の麻痺のため，利き手交換は本人にとって苦労のある訓練だったが，一文字一文字，丁寧にかな文字やかな単語を学習していく姿勢に，「早くよくなって仕事の場に戻りたい」という切実かつ必死な思いが伝わってきた．

c 職場復帰へのプロセスと新たな課題

1) 発症から2年10か月時の言語機能

標準失語症検査の結果は以下のとおりであった．
① 聴理解・読解：口頭命令90％，書字命令100％
② 発話：呼称100％，語の列挙12語，まんがの説明は段階6
③ 書字：まんがの説明は段階6
④ 実用的コミュニケーション能力：文章レベルの自発話が増え，家族との会話も良好．ただし，短期記憶になお軽度の障害があるため，重要事項についてはメモをとることが必要．日本経済新聞の中から関心のある記事を選択し，ノートに要約を記述することが習慣化される．

2) 職場復帰支援プログラムへの参加

職場復帰を具体化するために，A市の「障害者職業総合センター」で実施している職業復帰支援プログラムへの参加が決まり，5か月間にわたり，週5日，1人で自宅から電車を利用し通所した．高次脳機能障害者を対象とした，主にパソコン業務を想定した職業前訓練プログラムであり，短期記憶の障害からのミスを未然に防ぐために，行動マニュアルに沿った業務遂行の習慣化がはかられていた．

d 職場復帰と新たな問題の発生

発症前より会社への貢献度の高かった本人の職場復帰は，原職ではないが，主にパソコンを使用した業務が考慮され，業務に集中できるように一室も提供され，勤務時間も配慮されるなど一見順調なスタートを切ったように思えた．復帰前の打ち合わせも「職業復帰支援プログラム」の実際の担当者，言語聴覚士も交えて会社で実施され，失語症，高次脳機能障害への理解に終始努めた．

復帰から3か月ほど経過したころ，妻から「最近，夫のことばが減っています．ことばをうまく思い出せないようなんです」との連絡が入った．クリニックの外来で3か月ぶりに会ったが，発話能力の低下は，職場で他の職員と会話をする機会もなく，ほぼ5日間パソコンとのみ向き合って過ごしていた「環境」に原因があると判断した．

対策として，職場内での会話の機会を意識的に増やすことを社内で実施してもらうことに加えて，月1回，仕事が休みとなる土曜日に外来での言語聴覚療法の継続が決まった．外来時には日本経済新聞の記事の中からテーマを決め，要約とその記事に対する意見などを述べてもらう内容とした．以降，月1回の外来では，本人の発話能力，書字能力の維持向上を目的に言語聴覚士によるフォローが継続されている．

本事例のように，職場復帰が可能となっても変化が予測される「職場環境」が生活機能に影響を及

ぼすため，長期的な視点をもってフォローをしていく必要がある．

3 事例2

■脳外傷による重度高次脳機能障害がある人への言語聴覚療法

受傷時，23歳．男性．学生．両親，妹との4人暮らし．趣味はサッカー観戦など．

a 急性期・回復期

オートバイ走行中に交通事故により受傷．昏睡状態にて救急搬送され，開頭血腫除去術を受け，その後水頭症に対しV-Pシャント術施行．

意識障害，四肢麻痺．回復期リハビリテーションを受けるため転院し，1年6か月間におよぶ長期入院の中で，理学療法・作業療法・言語聴覚療法を受け，自宅退院となる．なお，本人は地方旅行中の事故であったため，自宅からは遠距離の病院に入院し，受傷後2年ぶりの帰宅であった．

b 在宅生活を中心に展開するリハビリテーション

自宅退院直後より，地域のリハビリテーションクリニックに訪問看護師より相談があり，訪問リハビリテーションの開始となる．当時は，地域に訪問リハビリテーションを行う医療機関，訪問看護ステーションはきわめて少なく，言語聴覚士による訪問も制度化される前であった．しかし，幸いにも当該クリニックの医師の指示により，定期的な訪問が可能となった．

1) 自宅退院時の生活機能にかかわる評価

① 認知機能：日中の覚醒時間はなお浮動的で，訪問時にも傾眠傾向．好きな音楽には覚醒し，聞くことに注意持続可能な場合あり．
② 身体機能：入院当初は四肢麻痺だったが，退院時には右上肢のみ麻痺の回復がみられ，手指の動きも徐々に出現．ベッド上で過ごす日常だが，車椅子座位も短時間だが可能．
③ コミュニケーション能力および嚥下機能：発声・発話はなく，本人の意思を確認できる方法はなし．食事は全粥，ペースト食レベルを口腔内に運ぶことで嚥下可能．ADL全介助．

2) 主介護者である母親の思い

初回訪問時，車椅子座位がわずかに可能だが，すぐに傾眠してしまう息子の姿を前にし，母親は落ち着いた口調で次のように語った．

「これからは息子が（つらくならないように）いかに楽な姿勢で寝ていられるか．親として寝かせてあげられるか．それが役割なのでしょうね」

そのことばから，受傷から2年を経過してもなお覚醒も確実にならない息子に対し，親としてしっかり見守っていこうとする覚悟が感じられた．

訪問リハビリテーションにおけるこれまでの経験から，本事例のような重度の脳外傷のケースでも，ゆっくりだが改善の傾向を示していくことがあったため，「きっとこのままではないと思います．一緒に歩んでいきましょう」と声をかけ，具体的な改善の内容は説明できなかったものの，本人，家族とともにあきらめずに訓練を継続していくことを理解してもらった．

3) リハビリテーションチームとしての目標

① 認知機能の改善．当面は覚醒，注意障害の改善
② 上記①の改善の段階に合わせて，コミュニケーション方法の獲得
③ 移乗，座位の安定による介助量の軽減
④ 廃用性の予防

4) 言語聴覚療法の目標および訓練・指導内容

上記3)の①②を目標とし，週1回の訪問を開始した．
① 訪問時の覚醒時間を増やし，注意を喚起，持続させる課題の実施．特に関心の高い音楽を聴きながらの会話訓練で，サッカーの話題には注意を喚起させる可能性があることを確認した．

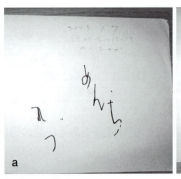

図 2-9 書字
a：「めんち・かつ」，b：「トイれ」

② 覚醒し注意が持続できる場合には，右手による指さし行動およびOKサインにつながる右手指で輪をつくる動きの模倣を訓練した．
③ 右手による指さしが可能な場合に，数字，文字の聴理解力・読解力を探り評価しながら訓練を実施した．
④ 記憶訓練としては，日常生活におけるエピソードの再認を，家族からの事前の情報を得て実施した．

この時期においてもコミュニケーション障害の鑑別はまだ不確実で，失語症があるのか，発声できない原因は何か，知的レベルはどの程度保たれているのか，記憶障害はどの程度あるのか，などの評価ができない状況であった．

なお受傷から 3 年後，車椅子座位も安定したため，外出の機会となるよう，訪問からクリニックの外来リハビリテーションへ移行した．目標および訓練内容は訪問時と同様である．

C 受傷後 3 年 2 か月目からの改善

1）受傷から 3 年 2 か月

机上に配列した 3〜4 語の漢字単語カードの中から，指示した単語を正確に指さしができることがあった．

2）受傷から 3 年 3 か月

「オムレツ」の写真を見て，ほかのかな文字の中から語頭音の「お」のかな文字を正確に選択し，指さしができることがあった．これらの一連の行動から，コミュニケーション障害として，失語症は否定してよいのではないかと判断した．

3）受傷から 3 年 8 か月

右手に鉛筆をもち，ひらがな一文字の書き取りができることがあった．

4）受傷から 3 年 9 か月

年末の外来の休みをはさんで，年明け最初の訓練日．言語聴覚療法室で母親より，「休みの間，かな文字を書き取り，少し練習できました」との報告があり，本人も表情よく，鉛筆ももってくれたため，「おめでとう」の書き取りを促すと，筆順を追う必要はあるが「おめでとう」と読み取れるひらがなを書字した．注意の持続性もみられたため，訓練上初めて，WH 疑問文を投げかけた．

「食べたいものは何かな？」の質問に「めんち」，間をおいてさらに「かつ」と書字（図 2-9a）したため，「メンチカツが食べたいのね」と確認すると，右手で OK サインを出した．旅行好きな本人であったため，さらに引き続き，「どこか行きたいところはある？」と質問すると，書字に時間はかかったが筆順を確認しながら読み取ると，それは「トイれ」に行きたいとの表記であった（図 2-9b）．本人の OK サインも確認し急ぎ担当の理学療法士にも声をかけ，車椅子用トイレに連れて

行った．トイレの前で待っていると，中から母親の「先生，おしっこ，出ました」との声が聞こえてきた．

受傷から3年9か月，初めて，本人の意思が書字によって確認ができ，そして何よりも尿意さえも回復していた．トイレから戻ってきた母親は，「先生が最初に訪問で家に来られたとき，『息子さんは，このままではないと思います』といってくださいましたが，それはこのことだったのですか」と質問された．「具体的には説明できなかったが，リハビリテーションのチームが訓練を継続することで何らかの改善があることは推測できました」と伝えた．

C 摂食嚥下障害

1 地域における摂食嚥下リハビリテーション

地域における摂食嚥下リハビリテーションは，障害がある人の摂食嚥下障害の評価や訓練に加え，継続可能な食事環境の調整，栄養摂取の方法の検討などについて，本人・家族を中心に地域における支援者，食べることにかかわる多職種が**連携**して，実現可能な着地点を探す活動である．加齢や認知症，精神疾患など老年期の疾患，がん，神経筋疾患や頭部外傷における遷延性意識障害などさまざまな病態の理解に加え，終末期など必ずしも現状の身体機能の維持向上を介入の目的としない人も対象とする．そのため，対象となる人のライフステージにおける食べることの意味を考えながら，その人らしさが大切にされ，持続可能で快適に過ごすための工夫を重ねるケアの視点をもって臨床を組み立てていくことが必要である．また，**地域包括ケアシステム**の深化が強く求められる状況の中，食べることを通じた地域住民の**健康増進**や**権利擁護**にも専門職として責任をもつこ

とが求められている．

本項では言語聴覚士がかかわることが多いと考えられる外来，入所，通所，訪問と介護予防事業の特徴，地域における摂食嚥下リハビリテーションの事例を紹介する．

2 外来通院における摂食嚥下リハビリテーションの特徴

外来では摂食嚥下機能に関する精査を実施し，評価結果に基づいた摂食・嚥下訓練および自主トレーニングを定着させること，家族や支援者に食事の困難への対応方法を指導することが，言語聴覚士が担う中心的役割である．退院直後に外来に通う患者は，摂食嚥下機能訓練や食べることに関するADLの再獲得について自分が主体的に行う必要があることを認識していないことが多い．外来での個別リハビリテーションは，入院時，特に回復期と比較すると，圧倒的に頻度が少なくなる．そのため，自分自身が主体的に機能訓練を行い，活動範囲を広げ全般的な体力向上を目指さなければ，本来の摂食嚥下機能向上は望めない．

外来で嚥下造影検査(VF)や嚥下内視鏡検査(VE)などの検査が可能であれば，摂食嚥下機能の定期的な精査を行い，地域の介護保険事業者などで安心して食べることの支援が継続できるよう，適切な食形態や介助方法，栄養量や環境調整などについて情報提供書を作成して助言する．地域においては事業所によって食形態の名称が異なることが多い．そのため「日本摂食・嚥下リハビリテーション学会嚥下調整食分類2013」や「ユニバーサルデザインフード」などを用いた食形態の表現(図2-10)に留意し，安全な食形態について正確に申し送りができるようにする．また**サービス担当者会議**などに出席し，**ケアプラン**に助言することも求められる．

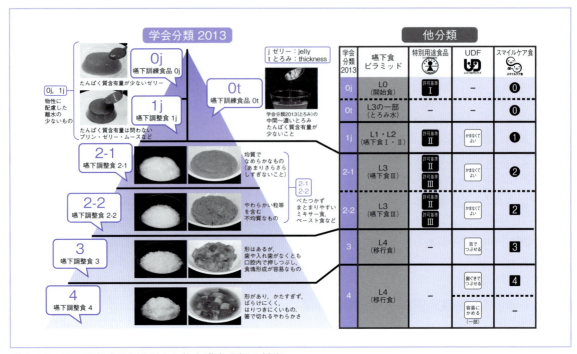

図2-10　嚥下調整食分類2013と他介護食分類の対応

・形態，特色などの詳細は「日本摂食・嚥下リハビリテーション学会嚥下調整食分類2013」の本文および学会分類2013（食事）早見表を確認のこと．
・他分類の対応に関して；嚥下食ピラミッド，特別用途食品（嚥下困難者用食品）許可基準，UDF（ユニバーサルデザインフード）区分は「学会分類2013（食事）早見表」を，スマイルケア食は「スマイルケア食の選び方」を参考にヘルシーフード株式会社が作成した．
・学会分類2013に対応する内容のみ記載しているため，嚥下食ピラミッド「L5（普通食）」，スマイルケア食「5（容易にかめる）」，「青マーク」の記載は割愛している．
・学会分類2013に対応していない場合は「―」を記載している．
〔日本摂食・嚥下リハビリテーション学会医療検討委員会：日本摂食・嚥下リハビリテーション学会嚥下調整食分類2013．日摂食嚥下リハ会誌 17：255-267，2013／ヘルシーフード株式会社ホームページ（https://healthy-food-navi.jp/?post_type=search&p=75／嚥下調整食分類2013と他介護食分類の対応.pdf）より改変〕

3　入所施設における摂食嚥下リハビリテーションの特徴

　介護保険の入所施設（介護老人保健施設など）利用者の多くは，認知症を伴っている．認知症を伴う疾患の病態を理解し，安全な食事環境をつくるために，食事の準備をする人や直接的に食事介助をする人が，摂食嚥下障害に対応する力をつけていけるよう調整していくことが言語聴覚士の大きな役割となる．特に食具の操作の障害や，食事介助への抵抗，丸飲みによる窒息などに注意が必要である．ただし，実際に食事介助をするのは介護職であることが多い．病態に応じた個別の介助方法や環境設定を行い，継続して実施可能なケアとなるよう調整を行う．

　摂食嚥下障害がある人に対し，障害に対応した食形態や食事介助方法が明らかであるにもかかわらずその対応がとられていない場合，安全に食べる権利を侵害されたととらえることもできる．安全に食べる権利の擁護という視点から，摂食嚥下リハビリテーションを考える必要がある．

4　通所施設における摂食嚥下リハビリテーションの特徴

　通所施設（通所リハビリテーション，通所介護など）は短時間利用で食事を提供しない施設，またおおむね昼食のみ提供する施設がある．

表2-38 栄養に関するリスクのチェック

記入者名：

	0	1	2	3	点数
A. 過去3か月間で食欲不振，消化器系の問題，咀嚼・嚥下困難などで食事量が減少しましたか？	著しい食事量の減少	中等度の食事量の減少	食事量の減少なし		
B. 過去3か月間で体重の減少がありましたか？	大幅に痩せた（3 kg以上）	わからない	少し痩せた（1～3 kg）	体重減少なし	
C. 自力で歩けますか？	寝たきりまたは車椅子を常時使用	ベッドや車椅子を離れられるが，歩いて外出はできない	自由に歩いて外出できる		
D. 過去3か月間で精神的ストレスや急性疾患を経験しましたか？	はい		いいえ		
E. 神経・精神的問題の有無	認知症やうつ病があり，食事に影響している	認知症やうつ病があるが，食事に影響はない	精神的問題なし		
F. BMI(kg/m^2)：体重(kg)÷身長^2(m^2)	BMI 19未満	BMI 19.0～21未満	BMI 21.0～23未満	BMI 23.0以上	
G. ふくらはぎ周囲長(cm)：CC ※CCメジャーで健足側で計測					

0～7点：低栄養，8～11点：低栄養のおそれあり，12～14点：栄養状態良好

表2-39 摂食嚥下障害スクリーニング質問紙EAT-10(イート・テン)

質問1	飲み込みの問題が原因で体重が減少した	
質問2	飲み込みの問題が，外食に行くための障害になっている	
質問3	液体を飲み込むときに余分な努力が必要だ	
質問4	固形物を飲み込むときに余分な努力が必要だ	
質問5	錠剤を飲み込むときに余分な努力が必要だ	
質問6	飲み込むことが苦痛だ	
質問7	食べる喜びが飲み込みによって影響を受けている	
質問8	飲み込むときに食べ物がのどにひっかかる	
質問9	食べるときに咳が出る	
質問10	飲み込むことはストレスが多い	

0点：問題なし．3点以上の場合，嚥下の効率や安全性について専門医に相談することをお勧めする．
〔若林秀隆，他：摂食嚥下障害スクリーニング質問紙票EAT-10の日本語版作成と信頼性・妥当性の検証．静脈経腸栄養 29：871-876, 2014を参考に筆者作成〕

表2-40 通所施設における主なスクリーニング検査項目の例

- 簡易栄養状態評価表(MNA-SF：Mini Nutrition Assessment Short-Form)
- 摂食嚥下障害スクリーニング質問紙票(EAT-10)
- 握力測定
- LSA(Life-Space Assessment)

　スクリーニング検査として簡易栄養状態評価表(Mini Nutrition Assessment Short-Form：MNA-SF)[1]や摂食嚥下障害スクリーニング質問紙票(EAT-10)[2,3]などを用いて，低栄養状態や摂食嚥下障害の早期発見に努める(表2-38～40)．あわせて握力を測定し，全身の筋力低下リスクの有無やLife-Space Assessment(LSA)[4]を用いて日常活動範囲について確認する．施設での摂食嚥下機能評価だけでなく，自宅などでの食事状況の聞き取りも行い，食事環境によるパフォーマンスの違いや，介助者のスキルの違いを考慮した食事支援プログラムの策定が必要になる場合がある．

また，チームに分かれ吹き矢で点数を競うゲームをしたり，地域特性に応じた歌を取り入れた口腔体操を行ったりするなど，摂食嚥下機能を高める**グループ活動**の考案と実施も求められる．

■**事例　70歳代後半，女性．くも膜下出血**

独居で生活していたが200X年ごろより健忘症状が目立ち，長女夫婦と同居．201X年，自宅居室で意識消失し救急搬送，くも膜下出血の診断を受けシャント術を施行された．

回復期リハビリテーション病棟での3か月のリハビリテーションで，左片麻痺は残存するもののADLは見守りレベルとなった．摂食嚥下面では嚥下時の努力性がみられ，窒息予防の観点から，食形態について主食は粥，副食は1cm角程度にカットする対応がとられた．不安を痛みや動悸など身体症状として訴えることや，拒否のため全く食べられないことがあり，摂食量が安定しなかった．また病棟でのグループ活動に対する不安を示し，活動に参加できないこともたびたびあった．

自宅退院にあたり，摂食量の低下と嚥下機能に応じた食事の準備に対する家族の不安への支援のため，訪問で言語聴覚士の介入が検討された．

訪問担当の言語聴覚士は退院2週間前に入院担当の言語聴覚士とともに病室に訪問し，入院中の摂食プランと退院時栄養指導の内容を確認した．本人と家族には，退院後に自宅を訪問し，安全な摂食方法と必要栄養量がとれるように支援する旨を説明した．

言語聴覚士は退院2日目に自宅訪問を開始し，**主介護者**である長女に，退院時に指導を受けた食形態調整と栄養補助食品が使用できているかの確認を行った．長女からは通所介護に通ったが施設で過呼吸症状を呈したため早退し，夕食は疲労のため食べられなかったとの訴えがあった．そこで，落ち着くための呼吸法の練習と，通所介護の活動プログラムに慣れることによって不安と疲労が軽減され，摂食量が安定する可能性を伝えた．通所介護職員と連絡を取り，1日のプログラムの流れと，疲れたら休んでよいことを本人に話して

もらった．約2週間後には通所介護後の疲労は軽減し，昼・夕食の摂食量が安定した．また長女が本人の調子をみながら補食の形態を調整しており，クッキーが食べられる日もあったとの報告を受けた．言語聴覚士が立ち会って食事評価を実施したところ，常食について咀嚼・嚥下とも大きな問題を認めなかった．評価を主治医に報告し，主食，副食ともに常食に変更することの了承を得た．

ケアマネジャーと通所介護事業所へ，常食への食形態アップと，窒息予防のため食事時の見守り強化について連絡を行った．常食への移行と家族による摂食嚥下状態に応じた食事の調整が可能となったこと，通所介護での活動の安定がみられたため，約2か月間(6回)で言語聴覚士の訪問を終了した．

5　居宅における摂食嚥下リハビリテーションの特徴

自宅では摂食嚥下機能に応じた食事(食形態，内容，量など)の提供や，適切な介助について，主介護者の技量や価値観，経済的事情などさまざまな要因により難しいことがある．自宅での低栄養や窒息・誤嚥につながる不適切なケアを回避するために患者本人の摂食嚥下機能だけでなく，患者の食事を支援する環境にもアプローチする必要がある．

患者の食事に関する状況を可視化するには5W1Hの考え方が参考になる．以下に食事状況の可視化の例をあげる．

- WHO(誰が)：誰が患者の食事を準備するのか，ヘルパーか主介護者か．
- WHAT(何を)：食形態や食事の内容，栄養補助食品や経管栄養剤などを使うのか．
- WHEN(いつ)：食事をする時間帯はいつか．家族と一緒に食べるのか，介助が必要なため家族とは別に時間をかけるのか，おおむね決まった時間で食べているのか．
- WHERE(どこで)：自宅のベッド上かリビング

で食卓を囲むか，また通所介護やショートステイなどで施設の食堂を利用するか．
- WHY（どのような目的で）：摂食嚥下障害の程度や患者のライフステージによっては，本人・家族・支援者の間で口から食べることの目的について話し合いが必要なケースがある．
- HOW（どうやって・どのくらい）：患者が安全に十分な栄養を摂るためにはどのような介助が必要か，何分くらいかけてどの程度の量を1食（または1日）につき食べられているのか．

言語聴覚士は本人・家族の嗜好に合った食べることの生活支援を組み立てて行く**調整者**としての役割を果たすことが求められる．

■ 事例　80歳代後半，男性．脳梗塞と胃がん

ADLはほぼ全介助であった．看護師は排泄ケア，理学療法士は座位保持時間の延長を目的に訪問看護ステーションからの訪問を行っていた．昼夜逆転がみられ，日中は傾眠傾向にあった．食事は覚醒状態をみながらベッド上70°程度まで背上げし，主介護者である長女の介助で粥と1cm角程度の軟菜を食べていた．摂食時間が1時間以上かかることと，摂食量の低下について対応を求められ言語聴覚士の介入が始まった．

言語聴覚士が訪問を開始し摂食嚥下機能の評価を行ったところ，特に口腔内の乾燥が強く，また歯肉の炎症があることから専門的口腔ケアが必要と判断した．歯科の介入も検討するようケアマネジャーに連絡し，定期的な歯科医と歯科衛生士の訪問が始まった．

覚醒状態の改善のため，車椅子に乗車し摂食できるか検討した．しかしベッドから車椅子への移乗には安全面から2人での介助を要し，家族だけでは難しかった．ケアマネジャーと相談し，車椅子乗車頻度を増やすためにケアプランを修正するサービス担当者会議を開くことになった．言語聴覚士と歯科衛生士が訪問した際にも車椅子に乗れるよう，移乗方法について理学療法士から会議の場で指導を受けた．会議後，3か月間は覚醒向上のためのプランが継続できたが，徐々に傾眠に改善がみられなくなったためリハビリテーションの内容を機能的改善から苦痛の除去へと**シフトチェンジ**した．

本人が食べたいと感じられるものをいつ，どのような形態および介助方法であれば食べられるかについて介護者に伝えること，また口腔衛生状態の維持や呼吸リハビリテーションを中心に介入を継続した．言語聴覚士の訪問開始から5か月後に老衰で死去した．

6　介護予防事業などにおける普及啓発活動

地域包括ケアの時代において，言語聴覚士には行政と協力して地域住民に対する摂食嚥下障害の発生予防について，**介護予防**教室などを通して普及させていく役割が求められている．介護予防教室は，自分に摂食嚥下障害があることの自覚がなく過ごしている人の発見や，家族や友人の摂食嚥下障害に気づくきっかけになる．地域のサロンなどに出向き，通所と同様にスクリーニング検査（MNA-SF，EAT-10など．表2-40参照）を行ったり，体操やゲームに加えて講話をすることで地域住民の摂食嚥下障害への理解と対応の底上げをはかることが期待される．

地域で言語聴覚士がかかわる摂食嚥下障害がある人の生活上の課題はさまざまであり，介入の目的は摂食嚥下機能の改善だけではない．暮らしの中で生じた食べることの困難の原因を探り，地域の多くの支援者と価値観をすり合わせながら，今ここでよいと考えられる目標に向けた支援を柔軟に提供していくことが必要である．

引用文献

1) Rubenstein LZ, et al：Screening for undernutrition in geriatric practice：Developing the Short-Form Mini Nutritional Assessment (MNA-SF). J Gerontol A Biol Sci Med Sci 56A：M366-377, 2001
2) Belafsky PC, et al：Validity and reliability of Eating

Assessment Tool (EAT-10). Ann Otol Rhinol Laryngol 117：919-924, 2008
3）若林秀隆，他：摂食嚥下障害スクリーニング質問紙票EAT-10の日本語版作成と信頼性・妥当性の検証．静脈経腸栄養 29：871-876, 2014
4）Peel C, et al：Assessing mobility in older adults；the UAB study of aging life-space assessment. Phys Ther 85：1008-1019, 2005

D 発声発語障害

1 地域における発声発語障害への対応

　発声発語障害とは，話しことばの障害であり，主に音声障害，構音障害，吃音の症状を呈する．
　音声障害は臨床症状として声帯に器質的な変化を生じている器質性音声障害と，声帯の機能的な障害によって生じた機能性音声障害があげられる．高齢者の多くは，加齢による器質的変化により，声の質に変化が生じていることが多いものの，日常生活では差し支えなく経過することが多い．神経難病などにより喉頭の運動障害をきたし，発声が困難になる方については，機能改善に向けてのアプローチだけではなく，コミュニケーション環境の調整など，リハビリテーション介入は多岐にわたる．
　構音障害は，脳血管疾患やその他神経疾患などにより運動障害性構音障害を呈し，リハビリテーションの適応になる例がみられている．回復期リハビリテーション病棟に働く言語聴覚士を対象とした調査報告[1]では99.3％が構音障害の評価を行い，訓練対象では構音障害単独が23％，構音障害と嚥下障害の合併が20％，構音障害と失語症の合併が24％と，訓練対象の半数以上に構音障害が対象となっている．
　吃音は幼児期にはじまり，成長過程の中で症状が複雑になることがあるものの，自然治癒例も多い．
　地域で生活する高齢者は，生活環境もご自宅のみならず，有料老人ホームやグループホーム，介護保険サービスにおける施設サービスなど多様に変化している．退院後の生活を支える地域言語聴覚療法では，外来，入所，通所，訪問などの場で，対象者の転帰先に応じた内容のリハビリテーションを提供することが求められる．以下に各サービス別の特徴，介入例について紹介する．

2 外来における発声発語障害への対応

　急性期や回復期を経て退院した当事者の中には，医療保険による**外来リハビリテーション**を利用する者がいる．また，要介護認定を受けている者は，退院後の機能維持・向上を目指し，介護保険の訪問や通所などによるリハビリテーションを利用することがある．その場合，介護保険優先のルールにより，医療保険による外来リハビリテーションの併用期間が限られているため，外来リハビリテーションの開始の際には，介護保険によるリハビリテーションサービスの利用について確認することが必要である．
　外来リハビリテーションは1週間に1回ないし数回，20～60分の介入であり，対象者の生活時間の一部でしかない．したがって，言語聴覚士がかかわる時間以外をいかに充実したものとするかが問われる．
　外来リハビリテーションは医療保険サービスである．医療保険は「医療的に必要な（回復や改善を望む）リハビリテーション」を支えるサービスであり，一部の難病などを除き，目標設定においては，機能回復の可能性を問われることが多い．あわせて，外来リハビリテーションを終えたあとも，対象者が自身で機能の維持向上ができるようになることが求められる．

■事例　75歳，女性．脳出血（右小脳出血）
【障害名】　失調性構音障害（発話明瞭度2），嚥下障害（嚥下 Gr7）
【主訴】　話していても声が震えて相手に伝わらない．

【経過】 発症後，急性期病院にて入院加療後，回復期リハビリテーション病棟にて2か月訓練を受けたのち，外来リハビリテーション利用となった．1か月後に通所リハビリテーションを利用開始する予定である．

【介入内容】 退院時サマリー内容をもとに，スクリーニング検査，発声発語器官検査を実施した．最長発声持続時間（MPT）は18秒で，発声直後に爆発的な発声があり，その後，声量の低下と増大がみられ，不安定であった．軽度の鼻咽腔閉鎖不全を認めるが，発話明瞭度には影響がなかった．発話場面では全体的に不規則なリズム変動があり，また構音の誤りも不規則で，その結果，発話内容の詳細が相手に伝わらない様子が認められた．在宅生活でさまざまな会話場面に直面している対象者にとって，目標は「日常会話に溶け込む自然な発話」である．外来リハビリテーション訓練では，限られた時間の中で意図を理解できる，わかりやすい訓練であることが，訓練効果向上のために欠かせない．そのため，今回はリズミックキューイング法を用い発話速度とリズムの改善について，訓練・指導を行った．

自主練習としては，音読課題として対照的生成ドリルなどを自主練習指導後に宿題として提供し，来院時に実施状況を確認した．その結果，短い発話場面では声量が安定したが，長文で会話する場面では不安定な状態が継続していた．通所リハビリテーション利用に伴い，外来リハビリテーションは終了となり，通所リハビリテーションスタッフへ評価内容，経過，目標やプログラムの申し送りを行った．

【注意点】 医療保険における外来リハビリテーションから**介護保険サービスへ移行**する際には，**申し送り**を行い，次のサービスを円滑に開始することが重要である．申し送り先に言語聴覚士の配置があるかどうかにかかわらず申し送りは必要である．申し送りを行う相手を確認し，リハビリテーション専門職以外の職種への申し送りには，専門用語などの使い方に注意する．

3 入所施設における発声発語障害への対応

退院後，自宅復帰が困難な場合に介護や福祉サービスを利用して入所し，生活を送る者が存在する．介護保険サービスにおいては，介護老人保健施設以外の施設では言語聴覚士の配置はまだ少ない．

施設においては，失語症や摂食嚥下障害に比べて発声発語障害への理解が低いため，不明瞭な発話を聴覚的理解の低下あるいは難聴や，知的機能低下などと誤解されることがある．そこで，介護者が，難聴者に対応するように必要以上に大きな声で話しかけたり，言語表出が難しいと誤解して一方的に話しかけたりすることがある．

当事者の転帰先に言語聴覚士がいない場合，発声発語障害について理解をしてもらうために症状や対応法について情報提供書を作成することが必須となる．また，生活を送る中で生じた困難への対処方法や問い合わせ先などについて情報提供を行っておくことも必要である．

入所サービスの利用者にとって，生活環境の中でいかに多くのコミュニケーションの機会が得られるかが能力向上の鍵となる．対象者にとって入所環境で過ごす時間のすべてが生活リハビリテーションの機会となる．自身のことばで意思を伝えることは生活場面での孤立を防ぐことにつながる．有用なコミュニケーション手段の確立と，生活場面においてそれを活用する方法について，スタッフ全員が共有し相互に活用することが重要である．

■事例　78歳，女性．脊髄小脳変性症
【障害名】 四肢協調運動障害，失調性構音障害（発話明瞭度3），嚥下障害（嚥下Gr6，摂取量を補うために1日1本補助栄養を摂取200 mL/200 kcal）

【主訴】 一生懸命話しても，相手に伝わらない．
【介入内容】 介護スタッフとのコミュニケーション場面では，発声の動揺と爆発的な発声の特

徴がみられた．意思伝達場面では，会話の後半部に声が途切れ，介護スタッフが対象者の意思を読み取れない様子がみられた．発話の明瞭度は「話し始めはわかるが，後半はうまく聞き取れない」状態であった．言語聴覚療法評価にて，3語文以上になると有声音が無声化することが判明した．また，MPT は3秒と短縮していた．

そこで，会話場面途中で意識的に息継ぎを行うなど，一度に伝える内容のコントロールをすることを練習し，趣味の歌唱を自主練習に取り入れ，呼吸コントロールの練習も継続実施した．介護スタッフにも，対象者が焦ってコミュニケーションをとる場面では「一度深呼吸を行うこと」を統一の介入内容とし，ケアプランに組み込み実施した．

その結果，現在日常会話場面において簡単な内容であれば，一度で意思伝達できる機会が増え，デイルームなどで入所者同士の会話に参加するようになった．

【注意点】 入所サービス利用者の円滑なコミュニケーションには，日常会話や生活場面にかかわる介護スタッフの影響は大きい．介護スタッフをキーマンとし，話し方の工夫など，介護のコツをアドバイスすることが重要である．

4 通所施設における発声発語障害への対応

介護保険の**通所サービス**には通所リハビリテーションや通所介護など多様な形態が存在する．限られたサービス提供時間内に多数の利用者に対しサービスを提供するため，1人の利用者だけと会話をする時間の確保が難しい場合も多い．しかし，利用者間の交流といった集団の力を活用できることが通所サービスの大きな特徴である．サービス提供側と利用者という関係だけではなく，**利用者同士の交流**も大切なコミュニケーションの機会となる．

通所施設におけるコミュニケーションの相手は，介護職，看護師，相談員やサービスリハビリテーション専門職，利用者など幅広い．そこで多彩な人々とのコミュニケーションをいかに効果的にとり，現在の機能を最大限に活用したコミュニケーション手段を実用化するかが重要となる．また，オープンスペースに一定数の人々が集まるため，コミュニケーション環境についても配慮する必要がある．施設生活においては，対象者が有する機能を十分に発揮できるコミュニケーション手段を対象者本人，施設スタッフに提案し，実践することを目標としたい．

■事例 63歳，男性．脳梗塞後遺症

【障害名】 軽度左片麻痺，運動障害性構音障害（発話明瞭度3），嚥下障害（嚥下 Gr7，食事に60分要す）．家族からはこれまでに言語聴覚療法歴があるが，あまり大きな変化はなかったとの訴えがあった．

【主訴】 人と話すのが好きであるが，話をしていても鼻に息が抜けてしまい相手に伝わらない．

【介入内容】 鼻咽腔閉鎖機能はブローイング時に呼気鼻漏出重度，/a/持続発声時に呼気鼻漏出軽度，MPT 2秒．会話内容の多くが鼻音に置換されていた．退院時の申し送りより，入院時と比べ大きな変化がみられないとの情報から，鼻咽腔閉鎖機能不全については長期的に回復が難しいと予測した．

対象者と家族，ケアマネジャー，主治医，かかりつけ歯科医に現状の評価内容について説明し，軟口蓋挙上装置（palatal lift prosthesis：PLP）の適応の検討を行った．対象者と家族の強い希望もあり，かかりつけ歯科医が自宅に訪問し，言語聴覚士も同席して PLP の作製を行った．作製した PLP は通所リハビリテーション来所時に使用し，装着時の感想や聴覚的評価を行った．その結果，呼気持続時間や発声持続時間が延伸し，発話明瞭度 2.5 と改善が得られた．対象者は，会話が楽しくなったとのことであった．

【注意点】 言語聴覚士には維持期にある利用者の機能的回復の経過を確認し，予後予測をし，当事者にとって有効なコミュニケーション手段を提

案する役割がある．あわせて，在宅サービスにおいては主治医やかかりつけ歯科医との連携は必須であり，言語聴覚士としての評価結果を報告し内容を共有する相手であるように努めたい．通所リハビリテーションにおいては，言語聴覚士は他職種・機関と連携して課題解決にあたることが重要である．

5 居宅における発声発語障害への対応

訪問リハビリテーションにおいては，機能維持・向上をはかりながら，実際の**生活場面に即した活動の向上・拡大を目指すことになる**．訪問リハビリテーションでは，重複障害に伴う発声発語障害への対応を行うケースが多くを占める．また，必要に応じ長期的なフォローアップをすることが多く，全身状態の悪化などで外出が困難になっても，在宅でその状態にあったサービスを提供できる．日々のコミュニケーションにおいて伝わりにくさやもどかしさを感じている利用者に，コミュニケーションをとる．具体的には方法と機能を維持するための工夫について指導する．

進行性疾患においては，症状の変化に応じ，柔軟に目標や内容を変更することが必要になる．例えば，居宅に多職種が情報を共有するノートなどを置き，当事者，家族，関連職種がリアルタイムにおのおのの情報を提供することが行われることもある．現在では，電子カルテなどの情報を共有するサービスや，各訪問サービス事業者が訪問先でタブレット端末にリアルタイムに情報共有を行うことも増えている．

進行性疾患の場合は，時期により刻々と変化する症状の変化や，全身状態に合わせた拡大・代替コミュニケーション（AAC）手段の導入，使用機器や入力スイッチの変更を必要とするケースが多く，対象者にとってコミュニケーション環境の低下が起こらないよう，柔軟かつ速やかにその場に適した提案が求められる．

訪問リハビリテーションサービスは居宅にてサービスを提供することから，当事者だけでなく家族などに，実際のコミュニケーション環境におけるコミュニケーション手段・方法の指導が重要である．

在宅生活は，家族など身近な人々と多くの時間を共有している．身近な環境において，日常のコミュニケーション場面で感じる当事者のもどかしさや疎外感は計り知れない．

在宅生活者の目標設定においては，心地よいコミュニケーション環境を整えることが大切な要素となる．うなずきや首振りで確実に意思表示ができる，ゆっくりと言葉を区切りながら話すとわかりやすいなどのように具体的に説明することが必要である．特に，失語症を合併していない重度の発声発語障害においては，コミュニケーション環境次第で伝達能力が変化する．当事者を取り巻くすべての人と，コミュニケーション場面の工夫や，正しい障害の理解などを共有することが重要である．

■**事例　80歳，男性．パーキンソン病
　　　（Hoehn & Yahr 重症度分類：StageⅢ）**
【障害名】　運動低下性構音障害（発話明瞭度3），嚥下障害（嚥下 Gr7，食事に60分を要する）

【主訴】　声が小さく家族にうまく伝えられない．

【介入内容】　介入時における会話時の聴覚印象評価は，「声量低下が著しく，かつ会話速度は非常に速い」であった．声質は気息性嗄声，声の高さは単調で抑揚に欠ける状態であった．

そこで，介入としては発話速度のコントロールを優先課題とし，タッピング法やフレージング法などを用いてコミュニケーション練習を実施した．自主練習課題としては，斜線にて区切りを入れた音読課題などを提供し，毎日実施した．同居する家族の協力を得ながら，自主練習や日々の会話場面などにおける介入を進めた．

結果は，発話速度については，対象者が意識した会話場面で発話速度調整が可能となり，発話明瞭度2.5と改善がみられた．同居する家族は「以前は何をいっているのかさっぱりわからなかった

が，今は何を話しているのかわかる」と話した．すべての会話場面における発話明瞭度の改善には至らなかったものの，本人が重要な内容の会話場面では発話速度を抑えるなど，部分的な明瞭度の改善がみられた．介入の効果として日常会話におけるコツをつかむことができた．また，家族が自主練習をともに実施することで対象者の発話に聞き慣れたことによって，日常会話場面で聞き返すことなく会話ができるようになり，発話明瞭度の改善以上の効果を得ることにつながった．

【注意点】　コミュニケーションは双方向性であることから，このように聞き手となる家族の協力を得て「傾聴姿勢」の向上を促すことで，機能改善以上の伝達力の向上を得ることができる．在宅のコミュニケーション場面では，話し手と聞き手がストレスなくコミュニケーションできるように介入をはかることが鍵となる．

地域言語聴覚療法の利用者である高齢者は，老年期特有の疾患を慢性的に抱える者，脳血管障害などを発症し後遺症による発声発語障害を呈する者など，多岐にわたる．特に，脳血管障害発症後の発声発語障害は，失語症や摂食嚥下障害を合併することが多いため完全な治癒や回復が難しく，コミュニケーションの問題と長期間向き合うことになる．

発症後，新しい人生を歩み始めた当事者にとって「自分らしい人生」を構築するために，コミュニケーションは欠かせない機能の1つである．自分の意思を伝えること，相手と意思疎通し想いが伝わること，これらを機能，能力，環境から支えることが言語聴覚士の役割である．

引用文献
1）日本言語聴覚士協会学術小委員会，他：回復期リハビリテーション病棟における言語聴覚士の実態調査報告．言語聴覚研 5：52-60，2008

E 認知症

1 地域における認知症への対応

認知症者の数は2025年には700万人前後（有病率18.5～20.0％）となり，65歳以上の5人に1人になると予測されている[1]．この状況を想定し，厚生労働省は2012年に認知症対策推進のための「認知症施策推進5か年計画（オレンジプラン）」を，また2015年に「**新オレンジプラン**」を策定した．これは，認知症になっても人生の最期まで住み慣れた地域で自分らしい生活を続けられる社会の実現を目指したものである．わが国の認知症の各種施策やサービスは，この新オレンジプランの「7つの柱」に基づいて行われてきた（表2-41）[2]．そして，2019年には予防や「認知症バリアフリー」を謳う「認知症施策推進大綱」が作られた．これに伴い言語聴覚士が認知症の人に専門的サービスを提供する場も拡大し，地域の中での活動がさらに増えている．本項では，これらの現況をふまえ，言語聴覚士がかかわっているサービス，これからかかわる可能性のあるサービスについて場面別に整理する．

2 外来における認知症への対応

認知症に特化した専門外来に勤務する言語聴覚士の数は少ないが，他科からの依頼に対応する機会はある．外来での言語聴覚士の業務の中心は，認知機能の評価と支援である．特に，加齢による機能低下と軽度認知障害（mild cognitive impairment：**MCI**）および軽度認知症との鑑別には，精度の高い神経心理学的評価が求められる．あわせて，評価結果に基づく本人・家族への助言・指導を行う．また，原発性進行性失語（primary progressive aphasia：**PPA**）患者への支援は，言語聴覚士の専門性が特に期待される領域である．

表2-41 認知症施策推進総合戦略「新オレンジプラン」

7つの柱	主な施策・内容
1. 認知症への理解を深めるための普及・啓発の推進	・認知症サポーター
2. 認知症の容態に応じた適時・適切な医療・介護などの提供	・かかりつけ医の認知症対応力向上研修　・BPSDガイドライン ・認知症サポート医　・認知症介護実践者研修など ・認知症疾患医療センター　・認知症ケアパス ・認知症初期集中支援チーム　・認知症地域支援推進員 ・病院勤務の医療従事者向け認知症対応力向上研修
3. 若年性認知症施策の強化	・全国若年性認知症コールセンター ・若年性認知症ハンドブック/ガイドブック ・若年性認知症施策を推進するための意見交換会
4. 認知症の人の介護者への支援	・認知症カフェ
5. 認知症の人を含む高齢者にやさしい地域づくりの推進	・食事や買い物などの生活支援 ・バリアフリー化の促進 ・見守り体制の整備など
6. 認知症の予防法，診断法，治療法，リハビリテーションモデル，介護モデルなどの研究開発及びその成果の普及の推進	・予防法，診断法，治療法，リハビリテーション法，介護モデルなどの研究開発促進
7. 認知症の人やその家族の視点の重視	・認知症の理解を求めるキャンペーン ・初期段階の認知症の人のニーズ把握・生きがい支援 ・施策への認知症の人やその家族の参画

本項で扱う言語聴覚士に関連するサービスは色字にした．
〔厚生労働省：認知症施策推進総合戦略(新オレンジプラン)―認知症高齢者等にやさしい地域づくりに向けて．厚生労働省，2015を参考に筆者作成〕

a 認知症疾患医療センター

認知症の鑑別診断，認知症の行動・心理症状(behavioral and psychological symptoms of dementia：BPSD)や身体合併症，困難事例への対応，入院・救急医療，教育・研修などの機能をもつ．専門医の配置や医療相談室の設置が義務づけられており，かかりつけ医や地域包括支援センターと連携をとりながら医療面での専門的支援を行う．

b もの忘れ外来/認知症外来

もの忘れ外来，認知症外来は，精神科，神経内科などの専門医，一般内科などに置かれた外来の総称である．加齢によるもの忘れや認知症以外の疾患と認知症との鑑別，原因疾患の特定，治療，相談などを行うが，スクリーニング検査のみのところから各種画像検査，神経心理検査などを含めた精査を行うところまで体制はさまざまである．

■事例　もの忘れ外来を受診し，軽度アルツハイマー型認知症と診断された患者の評価と支援

1) 主訴

78歳，右利き，男性，無職(元会社員)．置き忘れ，約束忘れが増えたことを主訴に，妻に付き添われ精神科もの忘れ外来を受診した．

2) 初回評価

(1) 神経心理学的検査

礼容は保たれており，態度は良好であった．見

当識は日付がやや曖昧．重度の記憶障害が認められた（MMSE：24点，RCPM：30/36，10単語記銘検査[3,4]：（5回反復学習）3-5-5-5-6，遅延再生；0/10・再認；10/10，物語の再生検査[3,4]：直後再生；6/15，遅延再生；0/15．Reyの複雑図形：模写；34/36，直後再生；12/36，遅延再生；0/36，TMT-A：54秒，-B：92秒）．

(2) 本人，家族からの情報

- 妻は，2，3年前からもの忘れが目立つようになったが，最近では印鑑や鍵など大事なものの置き忘れが増えたので心配になったと述べる．
- 本人は，「もの忘れはあるが困るほどではない．メモをとるから大丈夫」と述べる．
- 大学を卒業し，60歳まで食品会社に勤務．退職してからは趣味の俳句サークルでの活動を楽しんでいたが，約束の日にちを間違える，バスを乗り間違えて句会の会場にたどり着けないなどの問題が生じている．

(3) 初回評価のまとめと指導

アルツハイマー型認知症（軽度）と診断され，ドネペジルが処方されて月1回の外来での経過観察となった．生活面での問題は，今のところ記憶障害に起因するものが中心であり，遠方への1人での外出や金銭管理などに支援が必要であるが，家族などの部分的な援助があれば自立した生活を何とか送れる状態である．

本人と妻に対して，下記のような指導を行った．

- 探しものが減るように，大事なものの置き場所（透明な引き出しなど）を妻と決めて，朝・晩所在を指さし確認する．
- 約束の間違いが起こらないように，趣味活動の予定などをカレンダーに書き込み，妻と一緒に予定の確認をする．
- 初めての場所への外出で失敗のないように，サークル仲間に同行してもらえるよう依頼する．

(4) 経過

2か月に1回程度，外来受診時に生活状況の聞き取りと指導を行った．

(5) 再評価

初回評価から2年後に再評価を実施した．記憶障害の重篤化に加え，注意機能，知的機能の低下がみられるようになった．しかし行為や視空間機能は良好に保たれていた（MMSE：22点，RCPM：24/36，10単語記銘検査：3-3-5-5-4，遅延再生；0/10・再認；5/10，物語の再生検査：直後再生；4/15，遅延再生；0/15．Reyの複雑図形：模写；34/36，直後再生；1/36，遅延再生；0/36，TMT-A：108秒，-B：198秒）．

- 本人：遠方での句会には出ないようにしたが，毎週近所の仲間と楽しむ程度には続けている．
- 妻：サークルでは，言葉が浮かばない，漢字が書けないなどうまくいかないこともあるようだが，友人が助けてくれて何とか楽しめている様子．自分のお小遣い程度のお金の管理は可能で，好きな菓子などを自分で買っている．簡単な掃除や庭木の手入れなどはまかせられる．

記憶障害がさらに重篤になり，判断力の低下も出てきたが，保たれている機能もあるので，家事は部分的にでも分担してもらうと機能維持に役立つ．サークル活動も周囲の協力が得られるようなのでぜひ続けたい．しかし将来的には介護保険の申請を行い，デイケア，デイサービスなどの中で本人が楽しめる活動を見つけられるよう，徐々にシフトしていくという選択肢もあると提案した．

4年後まで外来にて経過観察を続けたが，妻の入院を機に施設入所となり，終了となった．

3 入院・入所における認知症への対応

認知症に特化した医療施設としては認知症治療病棟が，また介護保険のサービスとして認知症対応型共同生活介護（グループホーム）がある．このほかに介護医療院（旧介護療養型医療施設），介護老人福祉施設，介護老人保健施設にも多くの認知症者がおり，言語聴覚士が対応することが多い．

a 認知症治療病棟

幻覚，妄想，徘徊などの急性の BPSD に対して，手厚い精神的医療とケアを集中的に行う精神科の入院病棟である．

b 認知症対応型共同生活介護（グループホーム）

認知症のある要支援 2, 要介護 1～5 の人に適用されるサービス．少人数で共同生活を行い，家庭的な環境と地域住民との交流のもとで介護や機能訓練を提供する．

4 通所型における認知症への対応

通所型のサービスには，医療保険の重度認知症患者デイケアと介護保険の認知症対応型通所介護（認知症対応型デイサービス）がある．介護保険の通所リハビリテーション（デイケア），通所介護（デイサービス）にも認知症の高齢者が多く通っている．

a 重度認知症患者デイケア

BPSD が著しい認知症者を対象とした精神科病院などで提供される通所サービス．専従する作業療法士と看護師がいることが義務づけられている．

b 認知症対応型通所介護（認知症対応型デイサービス）

介護保険の中で地域密着型サービスに属するサービス．一般のデイサービスに比べて定員が少なく，住み慣れた地域の中で手厚いケアが受けられることが特徴である．

5 訪問における認知症への対応

a 認知症初期集中支援チーム

認知症初期集中支援チームは，認知症の人とその家族の支援を初期段階から多職種連携で行う新しいサービスである．まだ少数だが，かかわっている言語聴覚士もいる．

新オレンジプランでは，「2. 認知症の容態に応じた適時・適切な医療・介護等の提供」に対応したサービスである．認知症の早期診断・対応に向けた支援体制を構築することを目的として市区町村単位で設置が進められている．複数の専門職がチームを組み，認知症が疑われる人などの家に訪問し，最長 6 か月の期間でアセスメント，家族支援などの初期支援を包括的・集中的に行う．チームは，認知症専門医と医療と介護の専門職（保健師，看護師，作業療法士，社会福祉士，介護福祉士など）から構成される．

このほかに，介護保険の訪問リハビリテーションの対象者にも認知症者が多く含まれている．

6 介護予防事業における認知症への対応

介護予防事業では，心身機能の低下（いわゆるフレイルの状態）があり，そのままでは要介護状態に陥ってしまうおそれのある高齢者に対応する．2014 年度からは市区町村が中心となり，地域住民，ボランティア，NPO 法人などとともに地域の実情に合わせて柔軟に行う「**介護予防・日常生活総合事業**」として再編された．

本事業の対象者の選定方法の 1 つには包括介護支援センターの窓口などで実施される 25 項目の「フレイルの基本チェックリスト」がある（☞ 69 頁）．この中には認知症のスクリーニングのための 3 項目が設けられており，これらに該当した高齢者には認知症の（発症）予防を目的としたプログラムが導入されている．料理，旅行，運動と認知

課題を同時に行う各種のデュアルタスクなどが行われているが，まだ試行錯誤の段階である[5]．

7 その他の医療，介護サービス

a 認知症短期集中リハビリテーション実施加算

対象は，退院または通所開始後3か月以内で認知症と診断されていて，リハビリテーションによって生活機能の改善が見込まれると判断された者である．デイケアまたは介護老人保健施設において，理学療法士，作業療法士，言語聴覚士が週2回，20分以上の個別リハビリテーションを行った場合に加算される．

8 医療，介護以外のサービス

地域包括ケアシステムでは，地域住民同士の「互助」が重視され，認知症の人に対してもボランティアや近隣の居住者の協力が不可欠となっている．

a 認知症サポーター

認知症に対する正しい知識をもち，地域で認知症の人やその家族に対して手助けをするボランティア．新オレンジプランの「1．認知症への理解を深めるための普及・啓発の推進」の事業の1つ．全国キャラバン・メイト連絡協議会が自治体や企業・団体などと共催で開催する認知症サポーター養成講座を受講して認定される．養成講座の講師となる「キャラバン・メイト」の育成にかかわるなど，この活動に積極的に参画する言語聴覚士もいる．

b 認知症カフェ

認知症の人やその家族が，地域の人や専門家と相互に情報を共有し，理解を深める場として自治体，医療機関，NPO法人などが運営している．新オレンジプランの「4．認知症の人の介護者への支援」の事業の1つ．2020年度末までにすべての市区町村に設置されることが目標として掲げられている．

c 認知症の人の自助組織

当事者やその家族が主催する会がいくつか発足しており，認知症の人の権利擁護やサービスの向上，啓蒙活動を行っている．「認知症の人と家族の会（日本アルツハイマー病協会）」は1980年に発足した全国組織である．「日本認知症本人ワーキンググループ」は，当事者の声を積極的に公表している．また若年性認知症向けの会として，「彩星（ほし）の会」や「若年認知症サポートセンター」がある（→ Side Memo 9）．

9 重複障害への対応

ここまでは，認知症を対象としたサービスについて説明してきたが，医療機関，介護施設ともに言語聴覚療法の対象には認知症を合併する例が増えている．

a よくみられる障害像と対応の原則

具体的には，「もともと変性疾患による認知症をもつ人が脳血管疾患を発症した場合」「複数回あるいは広範に及ぶ脳梗塞により，複数の認知機能

Side Memo 9　若年性認知症

若年性認知症とは，原因疾患やタイプを問わず65歳未満で発症した認知症のことである．変調に気づいて受診しても，うつ病などに誤診され対応が遅れることがある．また経済的な問題，就労の問題など高齢者とは事情が異なる問題が生じやすい．介護サービスも十分確保されていない．40歳以上の人は介護保険サービスが受けられるが，親子ほど年の離れた高齢者が通うデイケア，デイサービスにはなじまないケースが多い．一部の地域では家族の会などが結成されており，社会的認知の拡大やサービスの充実をよびかけている．

低下が起こった場合」などがある．言語聴覚士としては，「認知症」という言葉で一括りにするのではなく，まずは患者の障害像を「高次脳機能障害が複合して起こっている状態」ととらえ，障害された機能と保たれた機能を明らかにしていくことが大切である．

認知症を合併している場合，機能訓練をしても効果が得られない，机上の課題に取り組むことができないなどの特有の問題が生じやすいため，介入には認知症の特徴をふまえた工夫が必要となる．また「活動」「参加」を支援するための視点がより強く求められる．

b 目標設定

多くの認知症が徐々に進行していくことをふまえ，今できていることを維持する目的に加えて今後できなくなった場合の対応も考えていく必要がある．したがって，本人に対する直接的なアプローチだけでなく，家族への指導，各種社会資源の紹介，他職種への情報提供など間接的なアプローチも重視する．

c プログラムの内容

認知症のタイプ，重症度，個人・家族の特性など，関連する多くの要因を把握しつつ，本人・家族の希望を実現できるように柔軟に対応していく．重症度が高く反応がほとんどないような場合であっても，常に目的を明確にし，効果を検証しながらアプローチすることを心がける．

外来や訪問の場合は，定期的な評価と生活状況の聞きとり，本人・家族への指導を行う．その際にはアドバイスをするだけでなく，具体的な手順を示し，次の回には実施状況を聞いて修正していく．また通所・入所サービスでのグループ活動は，参加者相互の交流や役割分担が生まれよい効果をもたらすことも多いので，適切なメンバー構成を検討して導入したい．

引用文献

1) 二宮利治：日本における認知症の高齢者人口の将来推計に関する研究；平成26年度厚生科学特別研究 研究成果報告書．厚生労働省，2015
2) 厚生労働省：認知症施策推進総合戦略（新オレンジプラン）―認知症高齢者等にやさしい地域づくりに向けて．厚生労働省，2015
3) 植田 恵，他：早期アルツハイマー型痴呆疑い患者における記憶障害；エピソード記憶検査の結果を中心として．神経心理 12：178-186，1996
4) Takayama Y：A delayed recall battery as a sensitive screening for mild cognitive impairment；Follow-up study of memory clinic patients after 10 years. J Med Dent Sci 57：177-181, 2010
5) 植田 恵：MCI(mild cognitive impairment)の評価と予防的介入．MED REHABIL 206：25-29，2017

F 聴覚障害

1 聴覚のはたらき

人間にとって聴覚は，音声言語によるコミュニケーションに欠かせない感覚である．しかし，私たちが聴覚を通して外界から得る情報が言語だけではないことにも，注意を向ける必要がある．聴覚は，あらゆる方向から届く情報のために常に開かれた窓であり，見たり触れたりできない離れたところからの刺激を四六時中受け付けて，私たちの身の安全を守り周囲の状況把握を助けている．私たちが安全な環境下で心穏やかに行動し，人とつながり，新しい情報を得ながら生活を楽しむために，聴覚の果たす役割は大きい．

2 高齢期の難聴の特性

聴器の加齢変化は，内耳における有毛細胞の減少，ラセン神経節細胞の脱落，神経線維の萎縮，血流低下などに現れる．20歳代以降，最小可聴閾値が徐々に上昇し，難聴有病率が65歳以上で急増することが報告されている[1]．左右同程度，両側性の高音漸傾型の感音難聴が**加齢性難聴**の特徴で

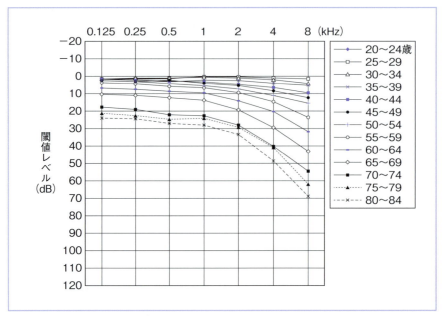

図 2-11　年齢別平均オージオグラム
〔立木　孝, 他：日本人聴力の加齢変化の研究. Audiol Jpn 45：241-250, 2002 より〕

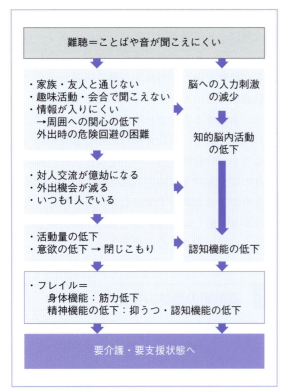

図 2-12　高齢期に想定される難聴の影響

ある（図2-11）[2]．徐々に進行するため自覚されにくく，周囲の指摘でようやく受診，診断に至ることも多い．

高齢期には加齢変化のみならず，突発性難聴，メニエール病，耳硬化症，慢性中耳炎，滲出性中耳炎，耳垢栓塞などを伴う場合があり，聴力型と程度は多様である．したがって，耳鼻咽喉科医による診断，治療が第一に求められる．

a 高齢期における難聴の影響

図2-12に高齢期に想定される難聴の影響を模式的に示した．聴覚機能低下は対人コミュニケーションや情報入力を阻害し，社会参加の機会を遠ざける．周囲への関心低下，家庭内外における孤立，閉じこもり，そしてフレイル（虚弱）と，要介護状態への移行も懸念される．さらに近年，難聴が単独で認知機能低下と関連することを示す報告が複数なされ，「新オレンジプラン」（厚生労働省，2015年）に示されたように，難聴が認知症の危険因子の1つという認識も一般化しつつある．

b 潜在する難聴

適切な聴覚評価と医師による診断が，聴覚障害に対するリハビリテーションの出発点である．しかし，高齢期の難聴は自覚しにくいうえに「歳のせい」と扱われ受診に至らず，地域に潜在していることが少なくない．地域リハビリテーションに携わる言語聴覚士は，介入すべき難聴を見つけ出し，適切な支援を検討する役割を担う．

3 聴力検査における工夫

認知機能低下，高次脳機能障害，失語症，片麻痺などを合併する例に対する聴力検査では，教示を理解しない，応答用ボタンを手持ちで操作できない，反応の再現性に乏しいなどの問題が生じうる．純音聴力検査においては，応答用ボタンを机上に置き，被検者の手元や表情を観察しつつボタン押しの条件付けを行うと，信頼性の高い閾値を得ることができる．机上の応答用ボタンで条件付けを試みても「音が聞こえなくなったらボタンを離す」ことができず，検査が進まない例も多い．その場合は，検査音が聞こえたらお手玉を容器の中に落とすという反応で閾値を測る方法が有効である．この方法は小児の遊戯聴力検査と同様，検査音に対するon反応のみを求める点で容易であり，認知機能低下を伴う例に適用しうる．

検査音に応じた表情の変化，目や手指の動きなどの**聴性行動反応の観察**も，認知機能低下が大きい被検者の閾値推定に有用であり，活用したい．

a 行動観察による聴覚評価

地域リハビリテーションでは，検査機器がない条件下で聴覚評価を行わざるを得ないことが多い．表2-42[3)]に行動観察による聴覚評価法の例を示した．言語聴覚士が自らの声の大きさ，発話の長さ・速度・反復，口形呈示，話題などを制御しつつ被検者の反応を観察して，おおよその聴力を推測する．補聴機器の不適合検出にも有用である．

表2-42 行動観察による聴覚評価

1. 目的
- 難聴の有無・程度を推定する．
- 補聴器・人工内耳装用者の場合は，装用時の聞こえ方を評価する．

2. 方法
- 静かな部屋を選び，
- 約1mの距離をおいた1対1の会話場面で，
- 確実に理解できるやさしい言葉を選んで，
- 発話の条件（下記）を統制して話しかけ，条件の違いによる反応の変化を観察する
  ① 声の大きさ：ささやき声，小声，普通の声，大きめの声
  ② 話し方：普通の話し方 → ゆっくり，はっきり話す（ただし単語の韻律を崩さない範囲で）
  ③ 口形や顔の表情：口元を隠す/横に並ぶ/後方から話す ⇔ 面と向かう

3. 結果の解釈
- 特に配慮しない普通の話し方では理解が難しい・聞き返しが多い場合，大きめの声，ゆっくりはっきり話す，口元を見せて話すなどで理解が改善したら
  ⇒ 「中等度以上の難聴」を疑う
  ⇒ 補聴器・人工内耳装用者の場合，「機器による利得不足」を疑う
- ささやき声・小声，口元を見せない条件下で反応・理解の低下，聞き返しの増加がみられたら
  ⇒ 軽度難聴を疑う

〔日本言語聴覚士協会学術研究部成人聴覚小委員会：高齢期臨床における聴覚障害―高齢期臨床に携わる言語聴覚士が聴覚障害に適切に対処するために．2009（日本言語聴覚士協会ホームページ）より改変〕

4 聞こえを補償する機器

a 補聴器

補聴器は音を増幅して耳に届ける医療機器であり，聴覚障害のリハビリテーションにおいて重要な役割を果たす．近年一般的な**デジタル補聴器**は，小さな機体にノンリニア増幅，騒音抑制，指向性，ハウリング抑制など，多様な機能を備えている[4)]．幅広い難聴に対応し，特にアナログ時代には困難だった軽度〜中等度内耳性難聴への補聴の可能性を広げた．中等度以上の難聴（平均聴力レベル40 dB以上）で，補聴器が明らかな効果を示し有効である．超高齢社会を迎え，補聴を必要

とする高齢人口がさらに増すことを考慮すると，基本機能を備え，操作の容易な機器が廉価で提供されることが強く求められる．

b　外来診療における補聴器の適合

補聴器を対象者の聞こえに合わせて調整する過程を**適合（フィッティング）**という．フィッティングの基本的プロセスは，聴力とニーズに合わせた機種選択と特性調整→1～2週間の試聴結果に基づく調整の繰り返し→日常での使いこなしまでの装用支援→経過観察である．言語聴覚士は，耳鼻咽喉科医，**認定補聴器技能者**（➡ Side Memo 10）と連携し，導入時ガイダンス，試聴結果の評価とそれに応じた特性調整，コミュニケーション場面で補聴器を使いこなすための助言指導にあたる．

補聴器適合で第一に重要なのは聴力に応じた補聴特性の調整であるが，一方で，対象者が補聴器から入る音に慣れる過程の支援も必須である．試聴当初は装用前に聞こえなかった音が入るため，誰もが違和感やうるささを訴える．その訴えを否定せずに受け止め，どんな音がどんな場面でうるさいかを具体的に尋ね，不適切な調整による訴えか，音に不慣れなための訴えかを見極め，必要に応じて再調整を行う．その後は好ましい音声に注意を向けるよう促し，なるべく補聴器を外さず種々の場面で試すことを勧め，装用の安定をはかる．適正な特性が設定され，補聴効果を本人が実感して装用時間が延長すれば，当初の違和感は解消する．

c　人工内耳

重度難聴例に有用な補聴機器であるが，埋め込み術であり，音入れ後も引き続き医療機関への通院が必須である点が，高齢期以降の活用継続には難題といえる．

5　入院・入所における難聴への対応

種々の疾患や外傷の急性期治療のための入院やリハビリテーション目的の入院・入所を余儀なくされた高齢期難聴例に対して，言語聴覚士として対応すべき第一は，在宅時に使っていた補聴機器の装用継続支援である．機器の効用を行動観察によって評価・確認し，その有用性に関する情報を看護師・介護士と共有し，病棟・居住棟の協力体制を整える．**機器のトラブルシューティング**の基本（表2-43）[3]を学び，適切に対処できるよう備えることも，言語聴覚士の責務といえる．

対応すべき第二は，潜在する難聴の検出と補聴に向けた働きかけである．平均聴力レベル50 dB以上になると，看護師・介護士が難聴を検知することが多い．しかし低音部が良好な加齢性難聴は，呼びかけに応じ周囲も大きい声で話すため，日常接触で難聴を検出することは難しい．聴力検査の実施が望ましいが，困難な場合は個別に場面を設定し行動観察で評価を行う（表2-42参照）[3]．

入院・入所中の患者・要介護者のQOL改善，介護負担軽減に補聴器が貢献する可能性は，その病状や認知機能，身体機能に応じて個別に評価・判断する必要がある．介護用補聴器や手元スピーカー（➡ Side Memo 11），意思疎通に有効な話し方や文字・絵の併用効果などについて試行し，その結果をもとに家族やケアマネジャーに対して，

Side Memo 10　認定補聴器技能者

公益財団法人日本テクノエイド協会が，一定の要件を満たし補聴器の使用指導を的確に行うための知識・技能があると認定した者．

Side Memo 11

介護用補聴器
　介護現場で用いることを想定した大きめで簡便な増幅器．

手元スピーカー
　TVなどの音声を聴取者近くに置いたスピーカーに無線で送るシステム．

表2-43 補聴器のトラブルシューティング

訴え	考えられる原因	対策
音が出ない	① スイッチが入っていない/Tに入っている ② 電池が入っていない/切れている ③ ボリュームが小さすぎる ④ 耳せんに耳垢がつまっている ⑤ チューブに水滴がある(耳掛け型) ⑥ 耳せんやチューブが破損している ⑦ コードが断線している(ポケット型) ⑧ 音の出るところが目詰まりしている(耳あな型)	① スイッチを入れる/スイッチをMにする ② 電池が正しく入っているか確認する/電池を交換する ③ 適切なボリュームの指導 ④ 耳せんを取り外し,洗浄する ⑤ チューブを取り外し,息で水滴を飛ばす,あるいは乾燥させる ⑥ 耳せんやチューブを交換 ⑦ コードを交換 ⑧ 手入れ用ブラシで,音の出るところを下に向けて汚れを取り除く
音が途切れる	① 電池の残量不足 ② 内部の接触不良 ③ コードが断線している(ポケット型)	① 電池を交換する ② 修理(認定補聴器技能者と連携) ③ コードを交換
大きな音が響く・頭が痛くなる	① 適合していない ② 周囲の音環境が大きすぎる	① 再適合(認定補聴器技能者と連携) ② 大きな音が出ないよう工夫する
雑音がうるさい	① 適合していない ② 周囲の音環境が大きい ③ 補聴器の内部雑音が生じている	① 再適合(認定補聴器技能者と連携) ② 大きな音が出ないよう工夫する ③ 修理(認定補聴器技能者と連携)
前よりも聞こえない	① 音が十分に出ていない ② 聴力が低下した	①「音が出ない」を参照 ② 耳鼻咽喉科医と連携
ハウリングする(ピーピー音)	① 補聴器をつけるとき,スイッチを入れてから耳に入れている ② 耳せんやイヤモールド,補聴器の形(耳あな型)が合っていない	① 補聴器をつけてからスイッチを入れるよう指導する ② 修理・再作製(認定補聴器技能者と連携)
耳が痛くなる	イヤモールド,耳せん,補聴器(耳あな型)が大きすぎる	修理・再作製(認定補聴器技能者と連携).炎症がある場合は耳鼻咽喉科医と連携.
すぐ外れてしまう	イヤモールド,耳せん,補聴器(耳あな型)の形が耳に合っていない	修理・再作製(認定補聴器技能者と連携)
すぐ外してしまう	① 音が出ていない ② ボリュームが大きすぎる ③ 適合していない ④ イヤモールドや耳せん,補聴器(耳あな型)の形が耳に合っていない	①「音が出ない」を参照 ② 適切なボリュームの指導 ③ 再適合(認定補聴器技能者と連携) ④ 修理・再作製(認定補聴器技能者と連携)
つけても反応が変わらない	① 音が出ていない ② 適合していない ③ 周囲の人が補聴器の限界を理解しておらず,聞きとりにくい環境で話しかけている	①「音が出ない」を参照 ② 再適合(認定補聴器技能者と連携) ③ 環境改善とコミュニケーションのポイントを説明する
すぐ失くす	管理方法が定まっていない	誰がどのように管理するかを決め,紙に書いてわかりやすい場所に貼る
自分でつけることができない	① 補聴器の操作方法を理解していない ② 手先の巧緻性が低く自分で操作できない	① 装用指導 ② 着脱を手伝う人を決め,操作方法を指導する

介護者や家族,装用者から補聴器のトラブルの訴えがあったとき,上記をチェックする.
〔日本言語聴覚士協会学術研究部成人聴覚小委員会:高齢期臨床における聴覚障害—高齢期臨床に携わる言語聴覚士が聴覚障害に適切に対処するために.2009(日本言語聴覚士協会ホームページ)より〕

退院・退所後に有効な対応法や補聴器導入に向けた助言指導を行う．

6　通所・訪問における難聴への対応

自宅で暮らし，通所や訪問でリハビリテーションを受ける要介護・要支援高齢者の難聴の検出は重要である．難聴がある場合は，家族・介護士に対応法を助言したり，補聴器を導入することによって，QOL の向上，意思疎通困難による介護負担の軽減などがはかられる．聴覚評価に基づく適切な対応は，難聴の悪影響を抑制し，要介護・要支援状態の悪化を遅らせる効果も期待される．失語症，高次脳機能障害，構音障害，認知症，嚥下障害を評価し訓練を行う言語聴覚士にとって，難聴の有無・程度が，必須の情報であることはいうまでもない．

7　介護予防における難聴への対応

難聴や補聴を主訴に耳鼻咽喉科を受診する高齢者はそう多くはない．難聴で不自由を感じていても「歳のせい」，つまり病気ではないと放置される者，受診を経ずに不適切な補聴器を試聴し失望する者，「補聴器は年寄りのもの」という偏見から，あるいは「高価な」機器を警戒して受診を避ける者，意思疎通困難があっても本人は認識していない者などがみられる．

この現況を考慮すると「元気な」高齢者を対象に難聴や補聴の正しい理解を促す啓発の重要性は明らかである．自分が難聴とは認識していなくて

も，「テレビの音が家族より大きい」「聞こえてもわからないことがある」「耳に手を当てるとよく聞こえる」などは自覚していることが多い．適切に調整した補聴器は有用で多くの高齢者が活用していることを伝え，耳鼻咽喉科(可能なら**補聴器相談医**(→ Side Memo 12)への受診を促し，装用への道筋をつけたい．

8　補聴器の適合を経て，変化を示した事例

■ デイサービス通所を楽しめるようになった認知症の例

84 歳，女性．6 か月ほど前に外出先から帰宅できず，精神科でアルツハイマー型認知症の診断を受け服薬治療を開始した．

週 3 日のデイサービス通所となるが会話なく孤立し，通所を嫌うようになった．同居の娘が難聴を認識し耳鼻咽喉科を受診し，加齢性難聴の診断で(右 47 dB，左 49 dB；高音漸傾型)，補聴専門外来へ紹介となった．

両側に耳かけ型補聴器の試聴を開始すると，当初より「よく聞こえる」と好感を示し終日装用し，1 週ごと 5 回の通院で購入を決定した．表情も明るくなり，特にデイケアでは「お友だちと話すのが楽しい」といい，娘からみても補聴による家族・友人との交流拡大が明らかであった．その後半年ごとの経過観察を重ね，2 年を超えた今もデイケアでのおしゃべりを楽しんでいる．

■ 情緒的な安定と意思疎通に改善がみられた失語症の例

71 歳，男性．3 か月前，転落事故による頭部外傷で失語症の診断を受けた．身体に明らかな麻痺なし．

言語訓練目的で週 2 回デイケアに短時間通所中であり，場面に合った短い発話はあるが状況理解は悪く，妻がスタッフと会話を始めるだけで怒り，声を上げ，失語症検査も拒否していた．聴力検査で両側とも平均聴力レベル 45 dB 前後の水平

Side Memo 12　補聴器相談医

耳鼻咽喉科専門医のうち指定のカリキュラムを履修した者が認定される．難聴者のコミュニケーション障害に有効な補聴器を，適正に選択して使用できるように対応することを目的としている．
〔日本耳鼻咽喉科学会ホームページより〕

型難聴が検出され，利き手側の右耳に耳かけ型補聴器を適合させた．当初本人は装用を拒否したが，妻の強い要望で補聴器を持ち帰り試聴を開始した．

その後1週間で終日装用が安定した．妻は「補聴器で聞こえても，ことばは理解できないのですね」と最初の感想を述べた．装用安定後は，妻がスタッフと話す間も静かに待ち傾聴の表情もみせるようになった．環境音が入り，言語の超分節的要素への感度も増して不安が軽減されたと推定された．スタッフとの簡単な会話が成立し，失語症の精査も可能となった．

■悪耳側への関心が拡大した高次脳機能障害の例

77歳，男性．2年前に脳梗塞発症．回復期病院を経て現在は介護老人保健施設に入所中．

四肢に不全麻痺（車椅子移動），左半側空間無視，記憶障害，注意転動，構音障害．発症時期不明の難聴があり，左耳に耳あな型補聴器を装用中．聴力検査の結果，右40 dB，左65 dBの高音漸傾型難聴を認め，所有補聴器の利得不足が明らかであった．

右耳に耳かけ型補聴器を適合し試聴を開始したところ「よく聞こえる」と本人が好感をもち，その後左耳の補聴も本人が希望して耳かけ型補聴器を導入し，両耳装用を開始した．時に装用を拒否するが，特に左耳はほぼ終日装用した．装用中は明らかに左側の空間に体や視線を向ける時間が増し，スタッフとの会話も増加した．

引用文献
1) 内田育恵，他：全国高齢難聴者数推計と10年後の年齢別難聴発症率 ―老化に関する長期縦断疫学研究（NILS-LSA）より．日老医誌 49：222-227，2012
2) 立木 孝，他：日本人聴力の加齢変化の研究．Audiology Japan 45：241-250，2002
3) 日本言語聴覚士協会学術研究部成人聴覚小委員会：高齢期臨床における聴覚障害―高齢期臨床に携わる言語聴覚士が聴覚障害に適切に対処するために．2009（一般社団法人日本言語聴覚士協会ホームページ http://www.jashlht.or.jp）
4) 松平登志正：構造と機能．藤田郁代（監修）：標準言語聴覚障害学 聴覚障害学，第2版．pp164-178，医学書院，2015

G 神経難病

1 難病とは

難病は，① 発病の機構が明らかでない，② 治療方法が確立していない，③ 希少な疾患，④ 長期の療養を必要とする，という4つの条件を満たす疾患を指す（難病対策要綱，1972年発布）．2015年1月には難病医療の医療費増大を受けて新たに「**難病の患者に対する医療等に関する法律（難病法）**」が施行された．医療費助成の対象となる「指定難病」には，⑤ 患者数がわが国において一定の人数（人口の約0.1％程度）に達しない，⑥ 客観的な診断基準（またはそれに準じるもの）が成立している，という2つの条件が加わり，現在333疾患が対象となっている（2019年7月）．

脳や神経が損傷されコミュニケーションや摂食嚥下機能の障害を呈する神経難病には，筋萎縮性側索硬化症，パーキンソン病，脊髄小脳変性症，多系統萎縮症，進行性核上性麻痺，重症筋無力症，多発性硬化症，大脳皮質基底核変性症，前頭側頭葉変性症などがある．これらの多くは進行性であり，個人差はあっても病勢の進展に伴って日常生活全般に支援や介助が必要になるため，本人はもちろんのこと，周りの家族や友人への支援が重要である．

現在，国は重症難病患者入院施設確保事業として各自治体に難病医療連絡協議会とともに難病医療拠点病院，難病医療協力病院を指定し，神経難病をもつ本人や家族の各種相談応需，医療機関との連絡調整などを行う制度が整いつつある．また，身体障害者手帳を取得すると**日常用品給付制度**を利用することができ，高額な意思伝達装置や視線入力装置の現物給付を受けることができる．

ただし，実際の給付にあたっては細則が市町村により異なるため確認が必要である．神経難病がある人に言語聴覚療法を提供するにあたってはこれらの法規や県・市町村の支援体制を理解しておくことが必要である．

2 生活拠点

難病がある人の生活拠点は，発症から終末期まで在宅であることもあれば，初期には外来でリハビリテーションを行い，デイケアやデイサービスに移行する例，病勢の進展に伴って入所施設で療養する例などさまざまである．

本人がどのように生活したいかという希望を中心に疾患の特性，家族の介護力や地域資源をもとに選択をする．また，医療機関への入院ならびに外来，通所，訪問，入所施設などさまざまな場面でリハビリテーションが提供される．いずれの場面でも，評価に基づき，できる限りの機能低下予防，コミュニケーション手段の確立，誤嚥性肺炎を予防しながら経口摂取をする支援などを行う．支援は患者本人とともに家族や友人，ボランティアなど，本人を取り巻く人にも行うことが重要である．特に効率的で伝達度の高いコミュニケーションのとり方や，本人の摂食嚥下機能に応じた食事の形態，介助方法の指導は重要である．

3 認知機能と運動機能

神経難病の中には認知症状を主体とするものもあれば，運動症状を主体とするものもある．これまで筋萎縮性側索硬化症やパーキンソン病は運動症状が主体であり，認知機能障害については着目されてこなかったが，近年これらの疾患でも認知機能障害が出現することが明らかになってきた．これらの疾患では運動症状が前景に立ち認知機能障害があっても気づかれにくい．徐々に悪化する神経難病患者が療養生活を送るうえで，症状全体を理解することは人間関係を維持するうえでも重要である．言語聴覚士は運動機能を評価することはもちろんのこと，認知機能についても適切に評価し支援する．

4 ケアプラン作成にあたって

患者本人が在宅で療養している場合には家族の介護負担感をモニタリングし，過負荷にならないよう十分な配慮が必要である．病勢の進行に伴って家族の介護量が増えたり，長期にわたる在宅療養生活に疲労がみられるときは，主治医，ソーシャルワーカー，ケアマネジャーなどの他職種と情報交換を行い，ケアプランの再調整などを行う．

コミュニケーションの問題や摂食嚥下障害は本人，家族，その他周囲の者にとって，介護負担・不安を感じる大きな要因となる．カンファレンスでは言語聴覚士の立場からこれらの点に言及し，本人と家族の生活を支えるようにする．また，医学的診断が本人や家族に説明される前後の心理的ケアも忘れてはならない．

難病の多くは進行すると神経症状が重度かつ全身に及ぶことが多い．姿勢保持困難や随意的に機能する身体部位が限られるなど，コミュニケーションの問題や摂食嚥下障害に対する介入には全身機能の把握が欠かせず，他職種と連携しアプローチする．

難病の種類によっては胃瘻，人工呼吸器の装着など生命維持に必要な医学的治療を行うかどうかの選択を求められる時期がある．本人が状況を正確に理解し，本人による意思決定がなされ，本人の考えが表出できるように支援を行う．これらの意思決定のプロセスは複雑かつ困難が多い．本人が自らの想いや葛藤を他者に伝え，共有できるようにするためにもコミュニケーション経路を確保することは重要である．

5 事例

■52歳，女性．進行性核上性麻痺

右利き，高校卒，主婦，元来明るく活発な性格．夫，娘，娘婿，孫と5人暮らし．

【医学的診断名】　進行性核上性麻痺
【既往歴】　胆石，高血圧．
【家族歴】　なし．
【現病歴】　X年からつまずくことが多くなり，腰痛もあったため近くの整骨院に通っていた．徐々に歩きにくくなりC病院神経内科を受診．精査の結果，進行性核上性麻痺と診断された．

1）I期　外来における対応

診断後，担当医から外来リハビリテーションが処方された．週に1回の頻度で言語聴覚療法，理学療法，作業療法を開始した．

【身体機能】　独歩可能であるが動揺性歩行であり後方に転倒しやすい．

関節可動域制限はなかった．筋力について徒手筋力テストにて上肢・手指は正常で左右差なし．下肢は右4，左5，体幹は4であった．筋トーヌスは右下肢で軽度に低下を認めた．直立位から急激に肩を引いたときのステッピング反応は遅延し，バランス能力の低下があった．

【ADL】　自立（B.I. 100点）．

【高次脳機能】　前頭葉機能低下（脱抑制，注意障害）を認めた．

意識清明で社会性，礼節ともに保たれ評価や訓練には積極的に取り組んだ．MMSEは27点（減点：見当識−1，書字−1，語の流暢性−1）であった．行動上，動作は性急であり転倒のエピソードが多かった．会話は多弁かつ一方的で一度話し出すと止まらなかった．FABは8/18，Stroop testではpart Iが21秒（エラー0個），part IIが25秒（エラー1個），part IIIが31秒（エラー5個），CAT文字抹消「3」112/114（1分35秒），「か」109/114（1分43秒）であった．理学療法で指導された階段昇降の方法などは，1つひとつ声をかければ実践できるが自宅では行うことができなかった．

【発声発語機能】　運動低下性構音障害（軽度）．

発話明瞭度は1.5，自然度2（やや早い）であった．呼吸，発声，鼻咽腔閉鎖機能に問題はなかった．口腔の運動器官について運動範囲制限，筋力低下は認めず，反復運動における運動速度は保たれていたが，軽度のリズム障害があった（舌の前後運動，左右運動）．

【摂食嚥下機能】　常食を自己摂取し，誤嚥を示唆するエピソードはなかった．ただし，食べるスピードは速く，10分ほどで完食した．病前から食べるスピードは速いほうだったと家族は気にしていない様子であったが，前頭葉機能障害の影響が疑われた．反復唾液嚥下テスト5回，段階的水飲みテスト5，30 mL水飲みテスト1，フードテスト5．嚥下時の喉頭挙上範囲，呼吸との協調性などに明らかな問題はなかった．

(1) 問題点

① 機能：前頭葉機能低下（脱抑制，注意障害）/バランス能力の低下/姿勢反射障害/運動低下性構音障害（軽度）/眼球運動制限（上方のみ，軽度）．

② 活動：転倒が多い/自宅内で行動範囲が狭小化している/自転車に乗れない．

③ 参加：外出機会や友人との交流が減少/家庭内での主婦役割が担えない．

④ 個人：元来活発な性格であり，自転車で頻回に外出することが多かった．

⑤ 環境：居室が2階/徒歩圏内に店や友人宅がない/娘が潰瘍性大腸炎で経過観察中．

(2) 特に問題となったこと

転倒が多かったため，家族は，「段差のある危険な場所へ行くときは声をかけるように」「けがをするような危険な家事はしないように」と本人に何度も伝えていた．しかし，1人で外出しようとして玄関先の飛び石で転倒する，漬物石を持ち上げバランスを崩して顔面にすり傷をつくるなどのエピソードが積み重なっていた．夫も娘も「いうことをきいてくれない」「（自分たちがいかに心配し

ているか）こちらのことをわかってくれない」とストレスが高まっていた．さらに，転倒後本人は「娘から1人で玄関を出るなといつもいわれている」「いつも，こういう小さい段差がひっかかって危ないのよね」などと述べることができた．それにもかかわらず転倒を繰り返すことが，家族のストレスを余計に増幅させていた．

(3) 訓練・指導

　担当スタッフで情報を共有し，転倒の原因は前頭葉機能障害，姿勢反射障害とバランス能力の低下によるものと判断した．そこで，① 環境調整，② 家族指導，③ 自主トレーニングの指導を行うことにした．

① 環境調整：自宅の転倒の危険が高い場所を抽出し，本人がそこへ近づいたことを家族が察知できるようにした．例えば，本人が玄関の扉を開けるとウインドチャイムが鳴るようにした．予防的に居室を2階から1階へ移すよう助言し，実行された．

② 家族指導：本人の不注意な行動について，努力や意識が足りないのではなく，原疾患による症状の1つであるということをデータとともに丁寧に説明し，納得してもらった．居室の移動についても，家族は理学療法時に階段を昇降する様子をみて，指導されたとおりに階段を下りれば問題ないはずだと考えていたとのことであった．家族指導を通して転倒する理由を納得し居室を移動した．

③ 自主トレーニングの指導：メニューを渡すと几帳面に取り組んだ．各担当者が機能維持，筋力増強を目的としたプログラムを作成し，一元化

Side Memo 13　レスパイトケア

　日常的に介護をしている家族などが一時的に介護から解放され，休息をとれるようにする支援のこと．難病をもつ方のレスパイトケアは，病院や施設でのショートステイなどがある．人工呼吸器やNPPVを使用している，頻回な吸引が必要である，など医療依存度が高い人のレスパイトは病院で行われることが多い．

して渡した．

【対応の要点】　前頭葉症状の1つである脱抑制が生活全般に影響を及ぼしていた．特に，転倒を繰り返していることが問題であったが，その原因は身体機能の低下によるととらえることが多い．しかし，本例のように，身体機能としては転倒を予防できるレベルであっても高次脳機能障害によって転倒を繰り返す例は少なくない．高次脳機能と身体機能の両側面から評価し，転倒に最も影響を及ぼす要因は何かを明らかにして対策を考えることと，家族にわかりやすく説明し，症例を正しく理解する手助けをすることが重要である．

2）Ⅱ期　通所と訪問における対応

　徐々に心身機能が低下した．ADL全般に見守りと部分介助が必要となり，平地でも転倒しそうになることが増えた．外来では十分な支援は困難であると判断し，介護保険による週2回のデイサービスと週1回の訪問リハビリテーションを開始した．言語聴覚療法はデイサービスで提供された．また，家族のレスパイト（➡ Side Memo 13）と定期的な全身機能の評価を目的に2か月に1回，6日間のショートステイが導入された．

【身体機能】　5m程度の近距離であれば手すりにつかまって移動できた．それ以外は車椅子を使用した．車椅子への移動時は粗雑で，介助者の準備ができていなくても移乗しようとしたり，ゆっくり着座することが困難であった．

【ADL】　部分介助を要する（B.I. 70点）．

【高次脳機能】　脱抑制，注意障害の増悪に加えて思考の柔軟性，セットの転換能力の低下，易怒性，強制把握，意欲低下が目立つようになった．例えば，デイサービスでは使用するトイレにこだわり，いつも使用するトイレを他者が使用しているとき，尿意が切迫していても場面に応じて変更することができず，「ここなんです！」と介護職員を怒鳴ることがあった．また，施設内を車椅子で介助移動中に，手すりがあると握ってしまい進路変更の妨げになることがあった．危険なので手す

りを触らないよう伝えると「そう，握っちゃだめなのよ」と発言するが，その場限りであり，別の場面で手すりが目に入ると強制的に握り自己制御が困難であった．デイサービスでは他者からの働きかけがないとぼーっとすることが増えた．一方で，職員が目を離している間に座席で立位をとっていることもあり，常に見守りが必要であった．

【発声発語機能】　II期前半は発話明瞭度は2，自然度2であったが，経過とともに構音障害も悪化し嗄声も出現した．発話明瞭度が3～3.5になったころには「話しにくいのよね」と自覚があった一方で，モーラ指折り法など自らキューを産生する方法を用いた発話速度の調整は困難であった．ペーシングボードを用いた発話法では語頭の数モーラについては，発話速度の調整が可能で明瞭度が向上した．ただし，自らペーシングボードを使用することは困難で，聞き手が聴取困難であったときに「これ（ペーシングボード）でお話ししてください」と強く指示しなければ使用できなかった．聞き手の指示がないと同じ発話速度，明瞭度で何度もくり返し発言し，伝わらないとイライラする様子があった．

【摂食嚥下機能】　常食を自己摂取していた．眼球の下方運動制限および上肢の巧緻性低下のためスプーンとフォークを用いた．時折激しくむせ，自宅でゆで卵をのどに詰まらせたと連絡帳に記載があった．病院でのショートステイ時にVFを実施したところ，30 mLの水分およびスプーン山盛1杯の米飯でも誤嚥所見はないことが確認された．一方で実際の食事場面では食事のペースは非常に速く，咀嚼回数は少なかった．インゲンのような硬く繊維質の多い食材であっても4～5回の咀嚼で嚥下し，次から次へと口いっぱいに詰め込んだ．食事スピードの調整は声がけをしても困難であった．一口量と食事スピードの調整を目的にスプーンのサイズを小さくしたところ，上肢の巧緻性低下のため食物を乗せることができなかった．窒息の危険があると判断し介助摂取にしたが，咀嚼中，または咽頭へ送り込み嚥下反射が惹起しているタイミングであっても，スプーンをみると反射的に開口しむせることがあった．

【訓練・指導内容】　デイサービス内では多職種間で前頭葉機能の低下について情報共有し，留意点をまとめた．例えば，車椅子で介助移動するときにはできるだけ手すりから離れること，食事は介助摂取とし嚥下し終わるまでスプーンを見せないこと，本人の私物は簡単に手の届く範囲に置いておくことなどである．これらによってトラブルは減少し，食事場面でもむせはみられなくなった．ご家族にも現状とデイサービスで行っている工夫を伝え，時には連絡帳や電話での相談を受けた．ショートステイ時には病院の言語聴覚士と情報交換を行い，のちの支援に反映させた．

【対応の要点】　初期からみられた前頭葉機能障害が重度化し，さまざまな生活場面で支障をきたすようになった．デイサービスではコミュニケーションの問題，窒息と誤嚥の問題について具体的な対応策を立て，多職種で共通認識をもち支援した．特に食事については，摂食ペースや一口量を調整すれば安全に摂取できる摂食嚥下機能であっても，前頭葉機能障害によって窒息・誤嚥のリスクが高かった．このような場合，単純に介助摂取に変更しただけでは，かえって誤嚥を引き起こす可能性があるため，介助の仕方やポイントを明確にして情報を共有することが重要である．また，ご家族に現状や工夫のポイントを伝え，相談に応じて自宅での生活を支援した．誤嚥性肺炎（本例の場合は窒息も）の予防の観点から定期的な評価や情報収集を行い，食事のとり方，食形態の調整などを提案した．

3）III期　入所

さらに病状が進行し，ベッド上生活となった．嚥下障害も出現し，胃瘻から栄養管理がなされるようになった．家族による介護は困難になり，介護老人保健施設へ入所した．

【身体機能】　起居動作が困難で主にベッド上での生活となった．頸部ジストニアのため常に頸部

後屈位であった．リクライニング車椅子へは全介助で移乗した．全方向への眼球運動障害のため視線が合わなかった．

【ADL】 B. I. 0点．

【高次脳機能】 この時期には意欲低下が前景に立つ前頭葉機能の低下を呈した．ナースコールを押すことはできたが介護職員が来室するまでに時間がかかるとベッドをしきりに手で叩いて呼ぶ様子があった．重度の運動障害性構音障害および発話開始困難が強く，発話によるコミュニケーションは困難な場合が多かった．そのため，頻度の高い伝達内容についてはいくつかの手指サインを決めた（例：寝返りを打ちたいときは掌をひらひらさせる）．サインを覚えることはできたが，実際の生活場面では発話で伝えようとし，伝達形式を自らサインへ切り替えることはできなかった．介護者が「手で教えてください」というとサインを表出し，介助者はサインの書かれた一覧表を見て照合した．または，介助者の質問に対し，うなずきで応答した．

【発声発語機能】 発話明瞭度は4.5であった．構音は不明瞭で無声化しかつ速度は速かった．眼球運動障害のため50音表など視覚を使用するような拡大・代替コミュニケーション（AAC）の使用は困難であった．

【摂食嚥下機能】 重度の嚥下障害を呈し，楽しみとしての少量の経口摂取も困難となった．口腔衛生の保持，口渇の軽減を目的にこまめな口腔ケアが行われた．

【対応の要点】 運動障害性構音障害のため発話によるコミュニケーションは困難であった．拡大・代替コミュニケーション手段のうち，50音表やコミュニケーションボードなど視覚探索が必要な方法は適応がなかった．一方で記憶機能はよく保たれ，手のサインを習得することができた．しかし，前頭葉機能の障害により場面に応じて伝達手段を発話からサインへ切り替えることは困難であり，介助者がキューを出す必要があった．施設内ではこれらの情報を共有し，できるだけ意思疎通ができるよう工夫した．今後，さらに無動や頸部ジストニアが強くなるとうなずき，首ふりによる「はい/いいえ」の反応も読み取りにくくなることが予測された．そのため少なくとも「はい/いいえ」の伝達ができるよう残存機能を探し，ご本人，ご家族と支援者全体で共有し決めておいた．

H がん

悪性腫瘍（がん）は，年次推移でみると一貫して上昇を続け，1981年以降日本人の死因の第1位である．しかし，多くのがんが検診の普及の結果，早期発見・治療が可能になったこと，手術や放射線療法，化学療法などの治療手段の開発により治療成績そのものが向上したことなどから，以前のように「がん宣告＝死んでしまう病気」ではなくなってきている．5年相対生存率が年々上昇し，がんの治療後にある程度長期に生存する人，すなわち**がんサバイバー**とよばれる人が増えてきた．

その反面，治療の副作用や後遺症で起こるさまざまな障害に対するリハビリテーションの重要性が高くなってきた．多くのがん患者は退院後も継続的なリハビリテーションのかかわりを必要としており，その意味では「がん患者を地域で支えること」が重要である．

ここでは，地域で暮らすがん患者におけるさまざまな課題の中で，治療の継続にかかわる問題，後遺症へのリハビリテーション，復職にまつわる問題，疾患特異的な心理的支持の必要性，セルフサポートケア，終末期の問題をとりあげ，その中で言語聴覚士ができることを具体的に述べる．

1 言語聴覚療法の対象となるがん疾患

表2-44に，言語聴覚療法の対象となるがん疾患と主な障害を示した．障害は，言語機能障害，高次脳機能障害，構音障害，音声障害，聴覚障害，

表2-44 言語聴覚療法の対象となるがん疾患と主な障害

がん疾患	主な障害
脳腫瘍	失語症その他の高次脳機能障害，構音障害，摂食嚥下障害
頭頸部腫瘍[*1]	構音障害，摂食嚥下障害，音声障害
呼吸器の腫瘍（肺がんなど）	音声障害，呼吸機能障害
消化器の腫瘍[*2]	摂食嚥下障害
聴覚器官の腫瘍	聴覚障害

[*1] 舌がん，口蓋がん，歯肉がん，咽頭がん，喉頭がん，甲状腺がんなど
[*2] 胃がん，食道がん，大腸がんなど

摂食嚥下障害と多岐にわたる．これらは，がんが直接の原因となる場合もあるが，治療による影響で症状を示す場合もある．また，再発や転移などで心身の状態が変化することもあり，そのときどきの対応が必要となる．

2 治療の継続の問題

近年，がんは治療法の進歩に伴い，化学療法や放射線療法を入院ではなく外来で行うことが増えてきた．つまり，自宅で暮らしながら治療を継続するということであり，リハビリテーション専門職のかかわりの継続が必要になる．入院日数の軽減や，医療制度上，外来での治療が継続しにくい状況にあるがん患者を，どこで・どのように・誰が支援するかは重要な課題である．

3 治療による後遺症への対応

がん治療による後遺症は，がんそのものの影響のほか，手術や化学療法，放射線療法による影響がある．がんの治療後は外科や腫瘍内科などで数年間，経過観察を受けるのに対し，障害に対しては入院中はリハビリテーションを受けても，退院後はフォローがないことが多い．放射線療法については晩期症状があり，数年経過したあとに有害事象が出現することもある．加齢による影響で機能低下が想定されることを考えると，地域に長期的に相談できるシステムが必要である．

がん疾患に関する長期にわたる維持を目的とした訓練の必要性についてはまだわからないことも多いが，がんサバイバーが多くなっている現代では，今後の課題であることは確実である．

4 就労支援の問題

わが国で新たに診断されたがん患者の約3人に1人は，いわゆる生産年齢人口である就労可能な年齢で，仕事をもちながら通院している人が多い[1]．さらに，定年の延長や再雇用制度の義務づけの流れから，がんの好発年代である高齢労働者が増加する中で，がん治療と就労の問題は今後も重要な課題となると考えられる．がん患者の社会参加を考えるうえで，労働者が病気になったときの企業の対応に関する知識も必要である．

a 法整備と支援制度

2016年に，厚生労働省から「事業場における治療と職業生活の両立支援のためのガイドライン」[2]が公表され，また同年に改正がん対策基本法が可決されたことから，労働者ががんになっても雇用を継続する配慮が企業の努力義務として明記された．

企業にはがん疾患に限らず男女雇用機会均等法や育児・介護休業法，労働者派遣法の改正などに基づく治療と仕事の両立に役立つ支援制度がある．2014年の東京都福祉保健局の調査では，そのような制度として，半日または時間単位の休暇制度，退職者の再雇用制度，失効年次有給休暇の積立制度，フレックス制度などが回答企業の2〜5割で導入されていることが示された．東京都の働くがん患者対象調査[3]で，回答者が勤める企業にあるこれらの制度を利用した人は5〜6割であり，実際に制度を活用した人の9割は役立ったと回答し

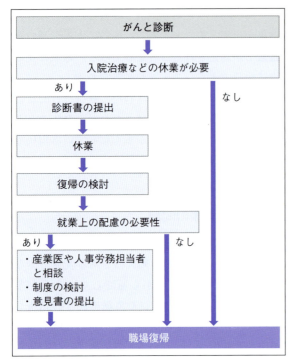

図 2-13　がんと診断されたあとの職業復帰までの流れ

ている．試し出勤制度や在宅勤務制度は，普及率は低いが両立に有用であると考えられ，今後の検討課題となっている．

b 言語聴覚士の役割

具体的にがんと診断されたときの職場での対応を図 2-13 に示す．就業上の配慮が必要な場合，言語聴覚士は，情報を本人，家族とともに主治医や職場に伝える．がん患者にとって，治療を受けながら仕事を継続すること，治療後に復職することは大きな課題である．これまでがんは生命にとって厳しい疾患であるという受け止め方が社会にあり，病前と同様に働けないとされ退職を迫られたり，職場転換を勧められたりすることが多かった[1]．また，本人もがんに対して悲観的なイメージを抱いて実際の病状とは関係なく「もう働けないかもしれない」と思い込んでしまうこともある．
言語聴覚士は労働者に保障される公的な支援や関連情報を受け取れる機関の知識を備えておくこ

とも必要である．就労の問題は臨床家だけでは解決しないことが多いが，提供する情報や支援は患者の**エンパワーメント**に大いに役立つ．

5 緩和ケア

緩和ケアについては，WHO が 2002 年に「生命を脅かす疾患による問題に直面している患者とその家族に対して，疾患の早期より痛み，身体的な問題，心理社会的な問題，スピリチュアルな問題に関して，きちんとした評価を行い，それが障害とならないように予防し対処することで QOL を改善するためのアプローチである」と定義した．

患者と家族が可能な限り質の高い治療や生活を送れるように，迅速かつ適切な緩和ケアを提供し，診断・治療時だけでなく，在宅医療においてもさまざまな場面で切れ目なく提供する体制を構築することになる．そのうえで，状況に合わせて身体的な症状の緩和や精神心理的な問題への援助を，終末期だけではなく，がんと診断されたときからがん治療と同時に行う必要性がある．それには患者や家族の意向をくんで，住み慣れた家庭や地域での生活を選択できる体制を整備する必要がある．すべてのがん診療に携わるスタッフが緩和ケアについての基本的な知識や技術を習得する必要があり，がん診療連携拠点病院を中心として研修会が義務づけられている．

地域でがん患者を支える言語聴覚士は，緩和ケアのリハビリテーションの観点から，患者の意思を優先して目標を設定し言語聴覚療法を提供することが必要である．

6 心理的支援

がん患者は疾患特有の**心理的不安感**をもつといわれている（表 2-45）．これらの症状に対して，臨床心理士や，がん看護専門看護師，作業療法士，理学療法士，医師（主治医や精神科医師），ソーシャルワーカーなどの他職種と協働して対応す

表2-45 がん患者の主な心理症状

- 孤独・孤立感・疎外感
- 死へのおそれ
- 「どうして私が」という怒りや悲しみ・とまどい
- 病気の経過や治療の結果（再発や転移，副作用）に伴う不安や恐怖心
- 医療への不満
- 「前向きにならなければ」という抵抗感
- 身体的な自己イメージの変容や喪失
- 抑うつ感
- がんへの闘争心

表2-46 がん患者のセルフサポートグループの効用

- つらい闘病体験を共有する当事者との交流を通して，深い共感と心理的効果が得られる．
- 闘病上の種々の困難に対処するための具体的で実践的な情報が得られる．
- 自分のがん体験に基づいた知識が患者を支援する力になるのを知り，自尊心を取り戻す．

〔高橋　都：がん患者とセルフヘルプ・グループ当事者が主体となるグループの効用と課題．ターミナルケア 13：357-360, 2003 より〕

る．言語聴覚士はコミュニケーションに障害のある人から情報をとる技能が高いことから，カウンセリング手法を使って，患者の訴えを傾聴することができる．

7 セルフサポートグループ

　がん患者の**セルフサポートグループ**の効用を，表2-46に示す．同じような体験をした人と話すことで孤独感が癒されることがある[4]．言語聴覚士がかかわる患者や家族を支援する患者会は，失語症や発達障害，音声障害，吃音などの領域では古くから存在する．がん患者においてもその必要性は高く，病院内の緩和ケア病棟でつくられるものや医療者がファシリテーターとなって加わるサポートグループから，患者本人や家族が企画運営をして活動しているグループや任意団体で部位別につくられるグループもある．部位別という試みは，がんの部位によって，障害の種類や当事者や家族が困っていること，相談したいことが異なるからである．言語聴覚士がかかわることが多いがん疾患は，いわゆるメジャーながんではなく，患者数がそれほど多くはなく，部位別のグループを結成しにくいが，先の心理的支援のためにも重要な意味をもつ．病院を離れて地域の中でこのようなグループをつくる意義は大きい．

8 終末期の対応

　近年は在宅医療が充実し，がん患者が**終末期**を自宅で送るようになり，言語聴覚士が居宅を訪問して終末期の患者のリハビリテーションを担当することも多くなってきた．

　終末期においては，日々低下していく機能を念頭に患者ができるだけその人らしい生活を維持できることを目標にする．さまざまな問題から活動レベルが低くなることから，栄養や運動を整えることによって廃用症候群が進まないようにすること，安楽な姿勢をとること，呼吸機能の低下への支援，楽に意思を表出することができる方法などを，本人の希望を念頭に置いて指導する．また，がんの終末期においては疼痛の管理が重視されることから，生命の終わりに向けて薬物を使って意識レベルを低下させる方法がとられることが多いので，それらの処置を予測しながら対応することも必要である．

9 事例

■口腔・咽頭がんの患者のためのセルフサポートグループの結成

　口腔・咽頭がんは全がん人口の数％に満たない分布のため，同じ疾患の人を周囲に見つけることは難しい．治療によって構音障害，摂食嚥下障害の後遺症があるほか，顔貌に変形をきたすことが

表2-47 口腔・咽頭がんの患者のセルフサポートグループにおけるテーマ

- 構音障害
- 摂食嚥下障害
- 口腔乾燥
- 再発
- これまで受けた治療法
- 新しい治療法
- 口腔ケア
- 食べやすい食事の調理法
- 栄養
- 疼痛
- 上肢の運動障害
- 心理的な不安感

多く，社会生活を送るうえでの困難が多い．そこで，言語聴覚士の勤務する病院に通院しグループ訓練を受けていたことのある患者数名で，がん患者の会を結成した．

会員の対象は患者，家族，遺族で，2か月に1回の定例会を予定してホームページをつくって広報をし，地域外の居住者も多く参加している．定例会ではテーマを決めて情報交換をすることがメインで，患者からの発信もある．言語聴覚士は会の立ち上げに際しては場所やプログラムの設定を中心となって行ったが，そのあとは会員の希望によって会が運営されている．これまで情報交換したテーマを表2-47に示す．このような支援は医療保険や行政主導では実現できず，地域における言語聴覚士の社会活動の1つである．

Side Memo 14 社交不安症

社交不安症は「人前に出たり，何かパフォーマンスをしたりするのが恐い」という症状により，日常生活に支障をきたす．米国精神医学会の『DSM-5 精神疾患の分類と診断の手引』では，「他者の注視を浴びる可能性のある1つ以上の社交状況に対して著しい恐怖または不安があり，その社交状況からの回避を特徴とする精神疾患」と定義されている．約75％は8〜15歳で発症する．治療には薬物療法や認知行動療法が用いられる．しかし，認知行動療法では吃音症状は変化しない，吃音の重症度と社会不安症の合併の有無は関連しない，言語聴覚療法により不安が低減する場合があることが報告されている．

引用文献

1) 厚生労働省健康局がん疾病対策課：がん患者の置かれている状況と就労支援の現状について．p6, 厚生労働省, 2016
2) 厚生労働省：事業場における治療と職業生活の両立支援のためのガイドライン, 2016 (http://www.mhlw.go.jp/stf/houdou/0000113365.html)
3) 東京都福祉保健局：がん患者の就労等に関する実態調査報告書, 2014 (http://www.fukusihoken.metro.tokyo.jp/iryo/iryo_hoken/gan_portal/soudan/ryouritsu/other/houkoku.html)
4) 高橋　都：がん患者とセルフヘルプ・グループ当事者が主体となるグループの効用と課題．ターミナルケア 13：357-360, 2003

I 吃音

吃音は「音節の繰り返し，引き伸ばし，ブロック」を**中核症状**とし，呼吸，発声，構音，共鳴，プロソディなどの流動的な過程である「発話の流暢性」が阻害される．学齢児の有症率は約1％で，幼児期（2〜5歳）の発症が多いが，思春期以降に突然吃音を自覚する場合もある．幼少時に発症した吃音の自然治癒率は50〜75％である．

吃音児では，構音障害や言語能力低下（音韻，言語発達遅滞）の合併率は60％と報告されている．その他，学習障害（learning disorder：LD），注意欠如・多動性障害（attention-deficit/hyperactivity disorder：AD/HD），自閉スペクトラム症（autism spectrum disorder：ASD），早口症（クラタリング，cluttering），ダウン症などの併発が健常児と比べて多い．また，成人吃音の40％が社交不安症（social anxiety disorder：SAD Side Memo 14）を併発することが報告されている[1]．

吃症状は，音の種類と位置，文の長さ，文法的複雑さ，発話の内容，聞き手の条件など多様な要因によって変動するため予期不安を生じやすく，予期不安はストレスの原因となる．阻害された発話の流暢性を代償する手段として，ことばの置き換え，挿入，**随伴症状**（目を動かすなど不必要な身

体動作)などを使用し，特定の発話場面や発話行動(例：電話)を回避することがある．

本項では，成人の吃音に対する統合的訓練の概略と「活動」「参加」への支援について説明する．統合的訓練以外の治療には，薬物療法，認知行動療法，年表方式のメンタルリハーサルなどがある．薬物療法や認知行動療法の適応に関しては医師や臨床心理士に相談する．小児・学童の吃音に対する言語聴覚療法と年表方式のメンタルリハーサルについては成書を参考にされたい．

1 評価

評価により吃音の有無，他の言語障害の合併の有無，吃症状の特徴，治療の適応と方針，治療効果を明らかにする．吃音には本項で取り上げている**発達性吃音**のほかに，脳血管疾患やパーキンソン病などによって生じる**神経原性吃音**，ストレスなど心理的問題によって生じる心因性吃音，薬剤性吃音(AD/HDの治療薬メチルフェニデートなど)などがある．

1) 情報収集

面接または質問紙により患者の基本情報，主訴，最近の吃症状とこれまでの経過，合併症・既往歴，家族歴，受診・服薬状況，身体障害者手帳や精神障害者保健福祉手帳の有無を確認する．

2) 言語症状の評価

吃音検査法は，幼児，学童，中学生以上と対象年齢によって課題が異なる[2]．中学生以上には，基本検査3課題(検査者との自由会話，文・文章による絵の説明，文章音読)と掘り下げ検査(質問応答，情報聴取，単語音読，文音読，単語呼称，モノローグ)がある．結果から吃音中核症状頻度，その他の非流暢性頻度，総非流暢性頻度を算出し，持続時間，緊張性，随伴症状，工夫・回避を重症度プロフィールにプロットする．

機能的構音障害，早口症，音声障害が疑われる場合は，構音検査，ディアドコキネシス，発声発語器官の運動検査，音声検査などを適宜実施する．

3) その他の評価

コミュニケーション態度の評価にはエリクソン・コミュニケーション態度調査票(24点満点．吃音者平均19.22点)，社交不安症の評価にはLSAS-J リーボヴィッツ社交不安尺度(Liebowitz Social Anxiety Scale)日本語版(144点満点．カットオフ値44点)などを用いる[3]．

4) 生活面・社会面の情報

学生の場合は，部活動，アルバイト，入学試験，就職活動，学業不振，学校への不適応，ひきこもりなどが問題となることがある．社会人の場合には，業務内容の変化，職場の対人関係，過労，昇進，転職の希望などによって言語症状が変化することがある．

吃音に対する偏った考え方(例：「吃るとバカだと思われる」「滑らかに話さなければならない」)をしていないか，吃音について誰かに話す機会はあるか，セルフヘルプグループに参加したことはあるか，などについて尋ねる．予期不安が強く，生活面への心配が予想される場合には，睡眠，食事，余暇の過ごし方についても確認する．

2 訓練・指導(統合的訓練)

統合的訓練は流暢性形成訓練と吃音軽減訓練の長所を組み合わせた吃音治療法の1つであり，米国の吃音協会において推奨されている．統合的訓練は発話を軽い吃音，またはより流暢な発話へと変化させ，コミュニケーションにおける消極的・否定的態度を軽減または消去させることを目的とする．発声・発話訓練と心理面への働きかけを同時に行う．方法の習得は難しくないが，日常生活への般化と練習の継続のための援助が必要である．

訓練の適応は，「本人が練習を希望している」「自主練習を行える」「練習した方法を日常生活で

試すことができる」などが条件となる．検査上は吃症状が出現しない場合にも，日常生活の特定の場面で支障をきたし，練習の希望があれば訓練の適応はあると考えられる．訓練の終了は，言語聴覚士との5分程度の会話で吃頻度5％以内，回避・逃避行動の消失，練習の自己管理が条件であり，経過観察期間を経て訓練終了となる．

精神神経疾患を合併している場合には，状態が安定していることが訓練適応の条件となる．抗うつ薬などを服薬しているにもかかわらずLSAS-Jの得点が高い場合は注意を要する．

1）導入

検査時の吃症状に対する認識（吃症状を生じたことば，発音しにくかったことばと，そのとき余分な力の入った部位，どのように対応したか）を確認し，練習の方針，目標と発話のメカニズム（呼吸，発声，構音）について説明する．必要に応じて舌，顎，肩などのストレッチ，呼吸練習などを指導する．

2）訓練

軟起声，声の持続，発話速度の低下，軽い構音器官の接触などの技法を用いる．重症度や患者の希望に応じて，常にこの技法を用いて話す場合と必要に応じて用いる場合がある．吃音が重度な場合，精神神経疾患，早口症，発達障害を併発している場合は発話速度の低下を中心に練習する．

技法は，音読，会話，モノローグなどで，言語聴覚士が店員や面接官などを演じるスキット課題で練習する．また就職活動，職場やアルバイトで困ることば，職場での電話対応など個々のニーズに従い，実際的な課題を設定することが訓練への動機づけを高める．

日常生活への般化を目指し，場面をイメージして発話する（guided imagery, 誘導イメージ法），移動していう（例：部屋に入ってあいさつ），歩きながらいう，大きな声でいう，実際の電話を使用する，言語聴覚士が早口でいう，聞き手の人数を増やす，なども課題の負荷を上げる．

課題施行のたびに吃症状に対する認識や予期不安について尋ね，検査時との差，技法による差，課題による差の言語化を促す．自宅での課題練習と日常生活場面における般化練習を指導し，次回の訓練でその実施状況を確認する．

3 「活動」「参加」への支援

1）吃音に対する否定的感情の低減

一般に吃音に関する情報は少なく，吃音児をもつ親はどのように対応すればよいかわからないまま子どもが成長し，親子で吃音は「触れてはいけないもの」と感じている場合がある．子どもが話さなければならない場面で親が代弁するなど，子どもは話す機会を逸したまま成長していることもある．学生には，就労の前に発話練習としてアルバイト，部活動，電話など，親に頼らずに話す機会を増やすことを奨励する．

これまで親ともあまり話す機会のなかった吃症状，吃音時の感情や行動制限について，まず言語聴覚士と話すことが出発点となる．言語聴覚士はコミュニケーション上の対応の希望（例：「今どうだった？」「そういう場合はことばの先取りをしてほしい？」）や日常生活で支障をきたす場面，吃音時の感情（例：「そのとき（その前，その後），どう思った？」）などを尋ねる．吃音に対する否定的感情には「そのように感じるのは当然だ」と肯定しつつ，他者も吃音を否定的にとらえているとは限らないことを伝える．吃音について家族や友人，学校・職場で話す機会をもつよう促し，「吃音を隠さなくてもよい」「吃音時の対応について希望をいえる」という行動の選択肢を拡大することにより吃音に対する閉塞的な感情の軽減をはかる．

吃音やコミュニケーションの問題は言語聴覚士の対応範囲内であるが，慢性的な抑うつ，虐待，トラウマ，希死念慮など言語聴覚療法の専門を超える問題は他の専門職に依頼する[4]．

2) セルフヘルプグループとの連携

家族歴のない場合，自分以外の吃音者に会ったことがない人が多い．よって，**セルフヘルプグループ**などを紹介し，孤立感を和らげることも重要である．

言友会は1966年に設立され，全国32の加盟団体と約800人の会員をもち，「吃音と向き合いながら豊かに生きる」ことを目標に，交流会，全国大会，相談会や機関誌の発行など活発に行っている．1976年に"吃音者宣言"として吃音矯正の専門職が示した「吃音は治さなくてはならない」という視点からの脱却をはかり，「どもりをもったままの生き方の確立」を目指し，表現力や吃音と上手につきあっていくための活動に重点を置いている．

セルフヘルプグループは，支援される人が同時に支援する人にもなるという特徴をもつ[5]．参加することで，吃音に対する多様な価値観を知り，社会で活躍する吃音者と接する機会となる．また，言語聴覚士にとっても，吃音者の抱えるさまざまな問題や要望を知る機会となる．セルフヘルプグループと言語聴覚士の役割は異なるため，互いに補いながら吃音がある人の支援を行う必要がある．

3) 就労支援

就労・就学に際する困難に対して，2013年に施行された障害者差別解消法により医師の診断書や言語聴覚士の報告書をもって配慮を求めることができる．福祉就労には身体障害者手帳4級か精神障害者保健福祉手帳が適応になるが，交付には「家族以外とのコミュニケーションが困難で永続的な障害」であることが認められなければならない[6]．

就職活動に際しては，学校の就職相談やハローワーク，「地域若者ステーション」などの行政窓口の積極的な利用を促すとともに，言語聴覚士と技法を用いた面接時の自己紹介，自己PRや志望動機など実際的な練習を行う．履歴書や面接で吃音について触れるか否かは個人の選択によるが，触れる場合には就労という目的から吃音にかかわる経験を肯定的に表現することが望ましい．精神神経疾患や発達障害により精神神経科を受診している場合には，医師の判断により就労など社会生活の拡大が決定されるため，その方針に従って支援する．

以上のように，吃音者を取り巻く問題は発話の流暢性だけでなく，吃音やコミュニケーションに対する否定的感情，就労・就学など社会生活への適応，合併症の有無など多岐にわたり，個人差が非常に大きい．しかし，吃音者を専門的に支援する機関は少なく，1人ひとりに適した個別の支援を行うには，他の専門職やセルフヘルプグループとの連携が不可欠である．

4 事例

■**20歳代，男性．大学4年生．**

4歳で発吃．小学2年生〜中学入学直前までことばの教室に通級した．中学や高校では授業中の朗読や部活動のあいさつで話しにくい自覚はあったが，特に問題視していなかった．大学入学後，店で注文する際に吃症状が増加した．いいにくいメニューを避けて注文するようになり，話すことに苦手意識を感じるようになった．アルバイトは話すことが少ない職種を選択した．就職活動の面接で自分の名前をいうときに流暢に話せず，「社会人としてやっていけるのか」と不安になった．大学の相談窓口で心療内科を紹介され，医師の薬物療法と臨床心理士のカウンセリングを受けた．しかし吃症状に変化はなく，言語聴覚療法を希望しリハビリテーション科を受診した．

【既往歴】 不安神経症
【家族歴】 父
【主訴】 就職面接で吃音が出て困っている．
【目標】 統合的訓練の技法を習得し，就職面接で使用する．
【評価】 表2-48 に示す．
【内容】 月に1〜2回（1回40〜60分）の言語聴

表2-48 症例の検査結果

検査		訓練開始時	訓練終了時
吃音検査法	中核症状頻度	11回	2回
	総非流暢性頻度	19回	4回
	持続時間	0.8秒	0.2秒
	緊張度	1/3以上	ときどき
	随伴症状	たまに	なし
	工夫・回避	ほぼすべて	たまに
	情緒性反応	1/3以上	なし
エリクソン・コミュニケーション態度調査票		23点	13点
LSAS-J リーボヴィッツ社交不安尺度		86点	33点

覚療法を実施した．はじめに細く長い呼気を意識した呼吸法を指導した．次に音読課題で，言語聴覚士が流暢性技法を模倣から誘導した．その際，音声分析ソフトを使用し聴覚的および視覚的フィードバックを活用した．就職面接の場面を想定し，言語聴覚士が面接官役をして質問応答の練習をした．訓練室外では，自主練習として技法を使用して音読練習をするように促した．そして日常の平易な場面（例：家族へのあいさつなど）から徐々に難しい場面（例：注文，就職面接）へと技法を段階的に使用させた．言語聴覚療法では適宜練習の実施状況を確認しながら，練習を自己管理できるように支援した．

【経過】 言語聴覚療法の開始に際して，症例の症状については通院中の心療内科の紹介状を参考にし，また現症を電話で問い合わせ，訓練実施に際して問題がないことを確認した．訓練は6か月間に合計11回実施した．訓練3回目で軟起声と声の持続の技法を習得した．訓練5回目以降，日常の平易な場面で技法を使える機会が増加した．就職面接での技法の使用は訓練8回目で初めて成功した．訓練9回目，「吃音のある人に仕事について尋ねてみたい」と希望したため，近隣地域のセルフヘルプグループを紹介した．参加後，「ほかの吃音のある人の考え方に触れて気が楽になった．社会で活躍している方々に出会えて将来に希望をもてた」と感想を述べた．訓練11回目，「就職面接でだいぶ話しやすくなった．注文でメニューを避けずにいえるようになった」と話した．本人の了承を得て訓練を終了した．

【まとめ】 短期間の言語聴覚療法によって統合的訓練の技法を習得し，発話場面の回避行動が減少した．練習の自己管理が可能となり，日常生活で統合的訓練の技法を使用できる機会が増加した．訓練の終了時には就職面接や注文など社会生活上の支障は減少した．

心療内科の医師や臨床心理士と連携し，情報共有をはかりながら言語聴覚療法を実施した．症例は短期間に統合的訓練の技法を習得し，その技法を日常生活で使用できる機会は次第に増加した．また発話場面の回避行動が減少するにつれ，社会生活上の支障は低減した．さらに，近隣のセルフヘルプグループに参加したことで，自己の将来像を具体的にイメージしやすくなり，就労後の社会生活への不安は軽減した．地域社会で実際に活躍する吃音のある人たちとの出会いは，症例が練習を継続するモチベーションの1つになったと考えられた．

引用文献

1) Iverach L : Social anxiety disorder and stuttering ; Current status and future directions. Journal of Fluency Disorders 40 : 69-82, 2014
2) 小澤恵美：吃音検査法．第2版，pp24-25，学苑社，2016
3) 朝倉 聡：LSAS-J リーボヴィッツ社交不安尺度．三京堂，1987
4) Fogle PT : Counseling Skills for Speech-Language Pathologists and Audiologists. pp245-261, Delmar, New York, 2012
5) 小林宏明：セルフグループによる吃音がある人への支援の現状と展望―言友会を中心に．コミュニケーション障害 25 : 164-171, 2008
6) 森 浩一：吃音の検査．耳鼻・頭頸外科 89 : 404-410, 2017

✓ Key Point

2-1 地域言語聴覚療法
- 地域言語聴覚療法の定義は何かを述べなさい.
- 地域言語聴覚療法における言語聴覚士の役割は何かを述べなさい.
- 地域言語聴覚療法の特徴を挙げなさい.

2-2-A 地域包括ケアシステムと制度
- 地域包括ケアシステムの定義について説明しなさい.
- 地域包括支援センターの役割について説明しなさい.
- 地域ケア会議について説明しなさい.

2-2-B 医療関連のシステムと制度
- 医療保険にはどのような種類があるか説明しなさい.
- 言語聴覚士の疾患別リハビリテーションにはどのようなものがあるか説明しなさい.

2-2-C 介護関連のシステムと制度
- 介護保険制度の理念について説明しなさい.
- 介護保険制度の保険者,被保険者について説明しなさい.
- 介護サービス利用の流れを説明しなさい.

2-2-D 福祉関連のシステムと制度
- 障害者総合支援法において,音声言語聴覚障害のある人に関係の深い制度について説明しなさい.
- 失語症のある人が取得できる障害者手帳と,失語症以外の高次脳機能障害のある人が取得できる障害者手帳について述べなさい.
- 音声・言語・聴覚障害がある人に望まれる合理的な配慮とはどのようなものか述べなさい.

2-2-E インフォーマル支援
- インフォーマル支援の具体例を述べなさい.
- ストレングスとは何か,説明しなさい.

2-3 地域における連携
- 地域における連携にかかわる職種と,その主な役割を説明しなさい.
- 地域における連携において,どのような点に注意する必要があるか説明しなさい.

2-4-A 展開プロセス
- リハビリテーション・マネジメントとは何か,説明しなさい.

2-4-B-1 医学面
- 成人・高齢者の言語聴覚療法において対象となる疾患と,リスクを把握することの重要性について説明しなさい.
- 認知症における中核症状と行動心理症状について説明しなさい.
- 健康状態を評価する項目をあげ,判断のための指標と留意点を述べなさい.

2-4-B-2 生活機能面
- 評価にあたり,留意することは何かを述べなさい.
- スクリーニング検査を具体的にあげなさい.
- 「参加」「活動」の評価上,情報収集が必要な項目をあげなさい.

2-4-B-3 心理社会面
- 障害者の心理について説明しなさい.
- 言語聴覚士としての対応について説明しなさい.

2-4-C 支援計画および訓練・指導・援助
- 支援計画立案にあたり,留意しなければならないことについて述べなさい.
- 支援計画を理解してもらうためには,どのような工夫が必要か述べなさい.

2-4-D 職種間連携
- 地域リハビリテーションにおける職種間連携の重要性について説明しなさい.

✓ Key Point

2-4-E　リスク管理
- リスクを具体的にあげ，その対策について述べなさい．

2-5-A　地域包括ケアにおける言語聴覚療法
- 日本における疾病構造の変化とその要因について述べなさい．
- 地域包括ケアシステムにおけるリハビリテーション専門職の役割について述べなさい．
- 地域包括ケアシステムにおける言語聴覚士の役割について述べなさい．

2-5-B　介護予防における言語聴覚療法
- フレイルの基準について説明しなさい．
- 地域ケア会議とは何か，説明しなさい．

2-5-C　外来における言語聴覚療法
- 外来における言語聴覚療法サービスの特徴について「機能」「活動」「参加」の観点から説明しなさい．
- その人らしい生活を支援するために，言語聴覚士が外来においてすべきことは何か述べなさい．

2-5-D　通所における言語聴覚療法
- 障害像や生活上の問題を把握するには，机上検査のほかに何が重要か述べなさい．
- 利用者が円滑に日常生活を営むためには言語聴覚療法では何が大切か述べなさい．

2-5-E　入所における言語聴覚療法
- 入所サービス利用者にはどのような特徴があるか説明しなさい．
- 入所における言語聴覚療法のプロセスについてリハビリテーション・マネジメントを参考に説明しなさい．

2-5-F　在宅における言語聴覚療法
- 訪問リハビリテーションで大切な視点は何か述べなさい．
- 訪問リハビリテーションではどのような生活・活動参加支援を行うか述べなさい．

2-6-A　失語症
- 失語症の特性について述べなさい．
- 失語症者を地域社会の中で孤立化させない方策について述べなさい．

2-6-B　高次脳機能障害
- 外来，通所，訪問における地域言語聴覚療法の支援の特徴について述べなさい．

2-6-C　摂食嚥下障害
- 地域で多職種・多施設協働で摂食嚥下障害にかかわる際，言語聴覚士にはどのような役割を担うことが求められるか説明しなさい．

2-6-D　発声発語障害
- 医療保険における外来リハビリテーションから介護保険サービスへ移行する際，スムーズな移行のために必要なことは何か説明しなさい．
- 外来・入所・通所・訪問の各サービスごとに，目標設定の際に考慮することについて説明しなさい．

2-6-E　認知症
- 「新オレンジプラン」の概要について説明しなさい．
- 認知症を合併している患者への対応の原則について説明しなさい．

2-6-F　聴覚障害
- 検査機器のない施設で聴力を評価する方法について述べなさい．
- 認知機能低下などを合併して通常の方法で反応の得られない対象者に，純音聴力検査を行う際の工夫について述べなさい．

✓ Key Point

- 補聴器適合においては，聴力に応じた特性調整だけでは安定した装用が望めない．その理由を述べ，言語聴覚士が何を支援すべきかを説明しなさい．
- 入院・入所中の高齢期難聴例に対して言語聴覚士として果たすべき役割を述べなさい．

2-6-G　神経難病

- 神経難病をもつ対象者への支援において，認知機能と運動機能の両側面から評価することが重要である理由を説明しなさい．
- 多職種で情報を共有する際に重要な点を述べなさい．
- 病勢の進行とコミュニケーション手段の関係について述べなさい．
- 病勢の進行と摂食嚥下障害への対応方法および誤嚥性肺炎の予防に必要な評価の観点を述べなさい．

2-6-H　がん

- がんのリハビリテーションにおける言語聴覚士の役割を述べなさい．
- 緩和ケアの考え方について説明しなさい．

2-6-I　吃音

- 統合的訓練の技法にはどのようなものがあるか説明しなさい．
- 吃症状，吃音時の感情や行動制限について，なぜ言語聴覚士と話すことが重要なのか説明しなさい．

第 **3** 章

小児の地域生活を支える

発達・教育の支援

 基本概念

　日本リハビリテーション病院・施設協会は，地域リハビリテーションの目標を「障害のあるすべての人々や高齢者にリハビリテーションの適切な提供とインクルーシブ社会の創生」を提案している．この目標を達成するための活動指針のキーワードは「予防」「ライフステージ」「社会参加」「自覚」「住民による支え合い」である．地域包括支援の概念が導入される前より，小児の母子保健，教育は地域に根ざして進められている．歴史的にみて，障害者が特別な存在として対応される時期もあったが，現在の地域支援においては，**ノーマライゼーション**と**インクルージョン**の理念が広まり，地域の人とともに生活する者として共存を目指している．

　乳幼児期には障害への気づき，発見と障害受容の過程が支援の重要なポイントとなる．また，子育てや療育の支援も必要である．就学にあたっては対象児がより教育的効果が得られる教育機関を選択できるような就学支援が求められる．就学後も学校生活が円滑に進むよう配慮する．近年，放課後などにデイサービスを利用する対象児が増えており，この施設の利用に対して適切な支援が必要である．

　障害児に提供されるサービスは，2012（平成24）年に児童福祉法が改正され，障害児施設・事業の一元化がはかられた．このサービスの特徴は障害児支援の強化をはかるため，従来の障害種別で分かれていた体系（給付）を，通所・入所の利用形態別に一元化したことである．障害児通所支援として，児童発達支援，医療型児童発達支援，放課後等デイサービス，保育所等訪問支援が市区町村の措置事業として設置された．障害児入所支援は福祉型障害児入所施設，医療型障害児入所施設で都道府県の福祉サービスである．

　障害が把握されたときから18歳までは児童福祉法で提供されるそれぞれのサービスの特徴を理解し，保護者が選択し対象児に必要な支援を受けることができる．

　義務教育を終えて進学する際は，高等教育において適切な教育的配慮，合理的配慮が提供されるよう法整備がなされている（教育基本法，障害者基本法，障害者の権利に関する条約，障害者差別解消法）．

　特に，障害者差別解消法は，障害者基本法第4条の「差別の禁止」の規定を具体化するものとして位置づけられている．この法律は，障害を理由とする差別の解消を推進し，国民が相互に人格と個性を尊重し合いながら共生する社会の実現を目指している．大きな特徴は，国・都道府県・市区町村などの役所や，会社・お店などの事業者が，障害のある人に対して，正当な理由なく，障害を理由として差別することを禁止し，合理的な配慮の提供を義務づけていることである．この理念は学校教育において，特に重要である．施設などのハード面だけではなく，教職員の対応を含むソフト面も考慮する必要がある．入学試験や定期試験の合理的配慮や，情報提供，学生対応の合理的配慮などが必要である．

　一方，就労に際しては障害者総合支援法により就労系福祉サービスが，発達障害に対しては就労移行支援事業所や地域の障害者就業・生活支援センターがサービスを提供する．

　これらの障害者福祉サービス利用の決定は戦後長らく措置制度が中心であったが2003年より利用者が契約に基づいてサービスを利用できる支援費制度が導入された．しかし，財源の確保の問題

のほかにも多くの課題が生じ，2006年より利用者がサービスを選択・決定し，サービス内容と所得に応じた利用者負担となっている．

B サービスの形態とシステム

小児領域の地域サービスは，生後障害があると判明したときから，表3-1のように児童福祉法で定義される18歳未満まで保障される．切れ目のないサービスを提唱している行政サービスは，18歳以降，障害者基本法，障害者総合支援法，障害者雇用促進法で自立に向けての支援を受けることができる．また，障害者虐待防止法と障害者差別解消法により障害者の人権と尊厳が守られている．これらの法が示す障害者とは身体障害，知的障害，精神障害，その他の障害がある者である．

近年，知的障害は重篤ではないがコミュニケーションや学習に困難を示す対象児・者も福祉サービスを受給できるようになった．この法的根拠は発達障害者支援法である．この法令に規定された発達障害は「自閉症，アスペルガー症候群その他の広汎性発達障害（DSM-5ではこの診断名はなく，自閉症スペクトラム障害である），学習障害，注意欠如・多動性障害その他これに類する脳機能の障害であってその症状が通常低年齢において発現するもの」である．この法令以前は，障害児・者としてどの福祉サービスにも適応できなかったが，発見時から18歳未満まで円滑な社会生活を促進するため，発達障害の特性に対応した医療的，福祉的および教育的援助を行うことが国および地方公共団体の責務と定められた．

また，18歳以上の発達障害者は2010（平成22）年に障害者自立支援法（現 障害者総合支援法）に，2011（平成23）年に障害児基本法に，2013（平成25）年に障害者雇用促進法と障害者差別解消法に位置付けられた．この法令により，対象者への困難が理解され社会適応がより進むことが期待できる．

表3-1 関連法令の年齢区分

法令	名称	年齢
児童福祉法	児童	18歳未満
	乳児	1歳未満
	幼児	1歳から小学校就学の始期まで
	少年	小学校就学の始期から18歳未満
母子保健法	乳児	1歳未満
	幼児	1歳から小学校就学の始期まで
学校教育法	学齢児童	満6歳に達した日の翌日以降における学年の初めから満12歳に達した日の属する学年の終わりまで
	学齢生徒	小学校または特別支援学校の小学部の課程を終了した翌日後における最初の学年の初めから，満15歳に達した日の属する学年の終わりまで

次に，発達年齢段階に従い具体的なサービスの形態とシステムを言語聴覚士の職務関連とともに説明する．

1 乳幼児期の母子保健支援システム

母子保健制度として，医療機関で妊娠が確定したら，市区町村の保健センターなどで妊婦が届け出ることにより**母子健康手帳**が交付される．母子健康手帳は妊娠初期〜小学校に入学するまでの母子の一貫した健康記録である．この手帳により，医療保険が適用されない妊婦健診と妊婦に必要な検査の助成を受けることができる．ほとんどの市区町村では14回の妊婦健診の助成を行っている．

また，乳幼児の順調な成長・発達と健康を守るため，**乳幼児発達検診**が無料で行われる．ほとんどの市区町村で4か月児健康診査，10か月児健康診査，1歳6か月児健康診査，3歳児健康診査が実施され，障害の早期発見に寄与している．その他に6か月，5歳時の健診を付加する市区町村もある．基本的には健診受診1か月前に市区町村の保健センターなどから通知があり，受診場所，日時

などが知られる．例えば，さいたま市の場合は4か月児健康診査（対象は4～6か月未満），10か月児健康診査（10か月～1歳未満），1歳6か月児健康診査（1歳6か月～2歳未満），3歳児健康診査（3歳6か月～4歳未満）が実施されている．市区町村の保健センターで働く言語聴覚士は少ないが，言語だけではなく知的機能，認知機能を適切に評価できる言語聴覚士の役割は大きい．今後さらに，言語聴覚士を適切に起用することが望まれる．

障害児の早期発見・治療に関して新生児のマス・スクリーニングテスト（→ Side Memo 1）が貢献しているが，言語聴覚士がかかわる機会はないので，予防接種のシステムとともに紹介するにとどめる．

その他に乳幼児医療制度や不妊治療支援，未熟児養育医療制度がある．医療機関での言語聴覚士とのかかわりは保護者か対象児の意向で継続できる．

障害が判明したり，想定される場合は，地域の**子育て支援，療育支援システム**によりサービスが提供される．サービスの内容は保健師の訪問による相談事業，通所による子育て・療育の相談事業，母子通園による保育と子育て支援事業，幼児通園による保育事業，入所による生活支援が実施される．その間，各機関に保健師，保育士だけではなく，リハビリテーションの専門職として理学療法士，作業療法士，言語聴覚士を配置する機関がある．これらのシステムは地域により具体的な名称や方法は異なっている．健診後，フォロー対象児は保健師の訪問相談により，必要な情報が提供される．また，保護者は自発的に地域の保健センターや行政機関の福祉や障害関連の部署で必要な情報が入手できる．

2 幼児期の生活・療育支援システム

2012年の児童福祉法改正により，障害児施設・事業の利用が一元化された．大きく，障害児通所支援と入所支援に区分された．前者は児童発達支援，**保育所等訪問支援**，医療型児童発達支援，**放課後等デイサービス事業**が行われる．後者は福祉型障害児入所施設，医療型障害児入所施設に分かれ，サービスが提供される．

a 児童発達支援と医療型児童発達支援

児童発達支援は従来行われていた障害児が通所する施設での日常的な療育支援，集団生活への適応訓練などが行われる．さらに新制度では，地域支援として，保育所等訪問支援や相談支援などを実施しており，地域の障害児と家族に支援，援助，助言を行う制度でもある．

児童発達支援と地域支援は，児童発達支援センターが中心となり事業を実施する．医療型児童発達支援は児童発達支援と地域支援の機能に医療機能を整備した通園施設での支援である．

児童発達支援センターは通所利用障害児の療育やその家族に対する支援を行う．また専門機能を活かし，地域の障害児やその家族の相談支援，障害児を預かる施設への援助・助言を行う，地域の中核的な支援施設である．日本知的障害者福祉協会の平成26年度全国児童発達支援センター実態調査報告によれば，主な設置主体は市区町村立が45.3％（78施設），民間立が27.9％（48施設）で，主な経営主体は社会福祉法人（社会福祉事業団を除く）が45.3％（78施設），公営が21.5％（37施設）である．同調査では，児童発達支援センターの実施する事業の中で多いものが「障害児相談支援事業」と「保育所等訪問支援事業」で，「障害児等療育支援事業」と「日中一時支援事業」が減少していた．

Side Memo 1　マス・スクリーニングテスト

生後4～6日目の新生児を対象にした検査で，早期の治療により生まれもった病気による障害から子どもたちを守ることができる．日本では，1977年から高フェニルアラニン血症，先天性甲状腺機能低下症を含む6つの疾患を対象として始まったが，タンデム質量分析法の導入により，自治体などにより異なるが，2011年以降19種類の疾患を対象としている．

このことは，児童発達支援センターが個々の障害児への対応より，地域の拠点としてのサービスを提供していることを示している．

b 保育所等訪問支援

保育所，幼稚園に通所・通園している対象児は保育所等訪問支援が適応される．これは，2012年4月1日施行の改正児童福祉法により創設された支援である．保育所などを利用中，または利用する予定の障害児が，集団生活適応の専門的な支援を必要とする場合に，訪問支援を実施することで保育所などの安定した利用を促進することが事業の概要である．

保護者からの依頼に基づく事業であり，保育所など訪問支援にかかる給付費支給申請を保護者が市区町村に行うものである．この支援は対象者が所属する施設で行い，頻度は2週間に1回程度，支援時間は対象児への直接支援が1～2時間程度，スタッフへの間接支援は1時間程度が標準である．支援の継続は半年～1年ごとに見直される．訪問先の範囲は保育所，幼稚園，小学校，特別支援学校，その他地方自治体が認めた集団生活を営むための施設（放課後等児童クラブなど）である．

保育所などが支援を必要とする場合は，別事業の巡回指導・相談や**障害児等療育支援事業**（都道府県などで行う「地域生活支援事業」）を活用する．都道府県では地域生活支援事業として「障害児等療育支援事業」が，市区町村では地域生活支援事業として「巡回支援専門員整備事業」が整っている．言語聴覚士は，どちらのサービスにも主に市区町村が委託する事業所で支援することが多い．

c 障害児入所支援

2011年度まで各障害別に分かれていた障害児入所施設が重複障害などへの対応の強化をはかり，自立に向けた計画的な支援を提供するため，2012年度から一元化された．福祉型の障害児入所施設と，より医療的なケアが必要な障害児に対して，医療型障害児入所施設が用意されている．対象者は身体障害，知的障害，精神に障害のある児童である．入所支援においても言語聴覚士が在籍している施設もすでにあり，言語・コミュニケーション支援だけではなく，摂食嚥下に関する支援で活躍している．

3 学童期の支援システム

学童期の支援システムにおいて，2012年の児童福祉法の改正に伴い大きな変化となった事業は放課後等デイサービスである．

a 放課後等デイサービス

学校通学中の障害児に対して，放課後や夏休みなどの長期休暇中に，**生活能力向上**のための訓練を提供し，学校教育と連携して障害児の自立を促進し，放課後などの居場所づくりを推進することがこの事業の概要である．対象児童は，学校教育法に規定する学校に就学している障害児である．6～18歳が対象であるが，引き続きサービスを受けなければその福祉を損なうおそれがある場合は，満20歳に達するまで利用可能である．療育手帳や障害者手帳がなくても，専門家などの意見書などを提出し市区町村が必要性を認めれば受給者証が発行される．この受給者証を取得すれば通所の申し込みができ，1割負担でサービスを受けることができる．

提供されるサービスは自立した日常生活を営むために必要な訓練，創作的活動，作業活動，地域交流の機会や余暇の提供であり，学校と事業所間の送迎も行われる．学校との連携・協働による支援が望まれる．2012年以降，現実的にはさまざまな事業所が参入し玉石混交の様相を呈した．それを是正するために，厚生労働省では，2017年4月1日より，「児童福祉法に基づく指定通所支援の事業の人員，設備及び運営に関する基準について」[1]等の一部改正を施行し，人員に関する基準，運営に関する基準，基準該当通所支援に関する基準を明確に規定し一定の質の担保を狙った．これによ

り，この事業の本来の目的である生活能力の向上と**自立支援**が言語聴覚士などリハビリテーション専門職を中心として促進されることが求められる．

b 特別支援教育

学童期における障害児の支援で重要な制度は特別支援教育である．文部科学省によれば，「特別支援教育」とは，障害のある幼児児童生徒（以下，児童）の自立や社会参加に向けた主体的な取組を支援するという視点に立ち，児童一人一人の教育的ニーズを把握し，その持てる力を高め，生活や学習上の困難を改善又は克服するため，適切な指導及び必要な支援を行うもの」である．2007年4月から，学校教育法に位置づけられ，すべての学校において，障害のある児童の支援の充実を提唱している．特殊教育とは異なり，知的に問題がなくても学校生活に適応困難を示す児童は特別な支援を申し出ることができる．

特別支援教育は義務教育段階の全児童生徒数1,009万人に対して3.58％（36万2千人）が対象となっている（2015年5月1日現在）．その内訳は特別支援学校（0.69％），特別支援学級（2％），通常級に在籍し通級による指導を受けている児童・生徒数（0.89％）である．しかし，通常級に在籍する児童のうち本人が学校生活で不適応を起こし，保護者も担任もなんとなく気づいてはいるが，対応に苦慮している学習障害や自閉症スペクトラムなどの発達障害で特別支援を必要とする児童はさらに存在すると推測できる．

就学にあたっては，市区町村の教育委員会から就学時健診受診の知らせがある．それ以前にも，保護者が自発的に教育委員会に相談することも可能である．就学支援委員会では教育委員会の調査や健診時の様子から適切な教育施設を選別し保護者に知らせる．

言語聴覚士は，特別支援教育においては学校で児童に対する直接的な支援については，**自立活動**以外できない．自立活動の目標は，特別支援学校学習指導要領では「個々の児童又は生徒が自立を目指し，障害による学習上又は生活上の困難を主体的に改善・克服するために必要な知識，技能，態度及び習慣を養い，もって心身の調和的発達の基盤を培う」ことである．この領域で言語聴覚士が部分的に支援している実態はある．特別支援学級に在籍する自閉症児の自立活動に関する調査報告[2]ではさまざまな活動が行われており，中でも「人間関係の形成」「コミュニケーション」「心理的な安定」に関する指導内容が重点的に取り上げられていた．これらの指導内容は言語聴覚士が十分支援できる内容であり，今後ますます協力できる体制づくりが望まれる．

特別支援教育において，自立活動以外で言語聴覚士が支援できる役割は，専門家チームの一員，巡回相談員，就学支援員会のメンバー，特別支援教育に携わっている教員の指導などである．また，特別支援教育では多くの職種とかかわりをもつ．就学前では幼稚園・保育園の関係者，地域の保健師，行政機関，医療機関であり，適切な就学に向けて情報交換が有効に行われることが望ましい．就学後は在籍学校の教職員だけではなく，教育委員会，特別支援教育センター的機能をもつ施設，児童相談所，医療機関，放課後等デイサービスなどの支援機関，地域の行政機関も必要に応じて支援する．義務教育終了後は進学や就労など他の教育機関，就労に向けた行政機関の支援が求められる．これらの職種が連携し，児童が充実した学校生活を過ごせるよう支援する．

4 就労へ向けた支援

義務教育を修了した対象児・者は進学，就職などの進路を選択する．進学，就職に関しても**障害者差別解消法**（2014年4月施行）により公共機関は申請がある障害者に対して合理的な配慮を行う必要がある．進学の場合は，大学や専門学校などの教育機関は入学試験における配慮，入学後は就学支援を実施し，申請者が適切な学生生活を営めるよう支援する．就職に際して通常の就職方法で就

労できない場合は，障害者として行政における就労支援を受けることができる．コミュニケーションに問題がある障害者に対しては若年コミュニケーション能力要支援者就職プログラムがあり，本人が希望する機関できめ細かな個別相談，支援を受けられる．コミュニケーション能力に困難がある場合は，小集団方式によるセミナーやグループワークなどでコミュニケーションスキルを習得できる（発達障害者等に対する小集団方式による支援事業）．事業主などの発達障害者支援関係者に対して就労支援・管理ノウハウの付与のための講習会，セミナー，体験交流会を実施している（発達障害者就労支援者育成事業）．福祉，教育，医療から雇用への移行が円滑に進むように，就労支援セミナー，事業所見学会，職場実習などを実施し，企業での就労への理解促進をはかっている（福祉，教育，医療から雇用への移行推進事業）．どの支援を受けるかは，地域の発達障害者支援センター，ハローワーク，公共職業安定所，地域障害者職業センター，障害者就業・生活支援センターなどで相談・選択し，相談者が決定する．一般市民への啓発としては，国立障害者リハビリテーションセンターで発達障害に関する各種情報を発信し，支援手法の普及や国民の理解を促進している．

一方，特別支援学校を卒業する障害児には就学中から職業教育が行われている．卒業と同時に一般就労できないときは，障害者総合福祉法における就労福祉サービスとして就労移行支援，就労継続支援A型，就労継続支援B型がある．どちらも一般就労へ向けて**職業リハビリテーション**の機会と報酬を得ることができる．現在，さまざまな領域で言語聴覚士が就労のために言語・コミュニケーションのリハビリテーション支援を行い，関係者と連携し就労支援している．今後も，言語聴覚士が障害者の就労にかかわる機会は増えるであろう．発達障害を自覚せず就学・就労することの困難を市川[3]は示しているが，言語聴覚士は得意とする障害の評価を通じてこの領域で貢献できる．

就労だけではなく，教育機関を終えた障害児・者が地域で質の高い生活が営めるよう都道府県と市区町村の障害者地域生活支援センターが**生活支援事業**を行っている．今後は，これらの事業においても言語聴覚士は直接的・間接的に支援することが増えるであろう．

引用文献

1）厚生労働省社会・援護局障害保健福祉部：「児童福祉法に基づく指定通所支援の事業の人員，設備及び運営に関する基準について」等の一部改正について．2015（http://www.selp.or.jp/info/temp/150406_07.pdf）
2）柳澤亜希子：特別支援学級に在籍する自閉症のある児童生徒の自立活動の指導に関する研究．国立特別支援教育総合研究所，2016
3）市川奈緒子：高等教育機関における発達障害を持つ学生の支援の現状と課題．白梅学園大学・短期大学紀要 47：65-78，2011

連携

1 連携と支援

現在の日本の社会福祉制度において，対象児が利用しやすい状況と切れ目のないサービスを提供することは対象児を支援する専門職としての責務である．障害児とかかわる専門職は多岐にわたる．これは言語聴覚士だけでなく理学療法士，作業療法士も同様である[1]．小児の地域言語聴覚療法で連携する職種は，対象児の成長とともに異なるが，一貫して行政サービスがかかわる．対象児は乳幼児期に母子保健法，児童保健法が保障するサービスを受けることができ，サービスに従事する専門職同士の連携が求められる．

言語聴覚士は，市区町村の保健センターでの健康診査とその後のフォローシステムである発達に問題がある乳幼児のための療育システムにおける言語発達を促進するために，医師，保健師，保育士などと連携し支援する．医療機関では，主に小児科，耳鼻咽喉科，リハビリテーション科に所属する言語聴覚士が医師，看護師，理学療法士，作

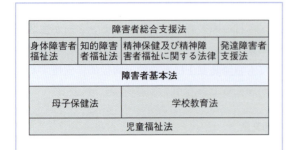

図3-1　障害者福祉制度関連法規

業療法士，保健師などと連携して，ことばの遅れ，聞こえの問題を主訴として来院した対象児の支援を行う．地域で集団生活を送っている対象児では院外関係者との連携も進める．

障害が仮定される乳幼児に対しては障害者基本法が基礎にあり（図3-1），さらに訪問系から相談系まで各所でかかわる専門職が連携をもちつつリハビリテーションを進める．具体的には医師，保健師，保育士，臨床心理士，市区町村の障害福祉担当職員などである．

就学後は学校教育法で保障された制度の範囲で，また青年期には就職し定着するまで対象児・者を支援する専門職が行政機関と連携をとりながらサービスを提供する．就職にあたり対象児・者は公共職業安定所（ハローワーク），障害者職業センター，障害者就業・生活支援センター[2]を利用する．言語聴覚士はこれらの施設の役割を理解し，該当施設職員と連携をとりながら，対象児・者の就労が円滑に進むよう支援する．

2　連携の原則

医療分野において多くの職種が協働して対象児・者の支援にあたることを，近年，多職種協働・協働的実践（interprofessional work/practice collaborative）といわれ，職業教育においても専門職種連携教育（interprofessional education）が実践されている．多職種連携は心理職，教育分野，一般企業でも実践されている．

a　他職種との連携

言語聴覚士が地域小児分野でかかわる専門職種は医療，福祉，教育と幅広い．地域小児分野における多職種連携の原則も「対象児・者を中心に考え，その方が豊かな生活を実現できるようケアの質の向上を目指す」ことであろう．そこには，職種の専門性を理解してお互いに尊重しあう関係を築くことが必要である[3]．そのため，まず，各職種の職務内容を理解しなければならない．

また，連絡や話し合いなどに際して，専門職のみで通じる言語表現は避け，どの職種にも通じる「共通言語」を用いることが重要である．他職種から得た情報を総合して，言語聴覚士としての専門的観点から対象児・者にとって最も適切なコミュニケーション方法を他職種に伝えることは大きな職務である．対象児・者がどの発達段階でも，言語聴覚士は言語機能とコミュニケーション能力を評価し，その情報を他職種にわかりやすく提供する．また，対象児・者の「希望」を実現するために，他職種と異なる意見を主張しなければならないときもあろう．そのときには，言語聴覚士としての専門的知識を理論的に説明し，他者を納得させるだけの説明能力と，希望を実現するために必要な問題解決能力を発揮しなければならない．

b　個人情報の保護

多職種連携においては，情報共有は必要不可欠である．多職種がかかわる場はさまざまである．対象児・者が医療機関を受診していれば医療機関内での症例カンファレンスや他職種同士の情報交換は比較的容易に実践でき，カルテを通じて情報共有ができる．しかし，医療機関，教育機関，行政機関など，異職種間，異施設間をまたがる担当者が情報交換を希望する際には守るべき重要な原則がある．それは，**個人情報の保護**である．

他機関との連携においては保護者か本人の同意が必要である．さらに，対象児を支援する関連法令と制度の理解が必要不可欠である．対象児がど

のようなサービスが利用できるのか，利用しているサービスを提供する専門職の職種を理解し，言語聴覚士が実施するサービスを決定することが重要である．

関連機関との連携の方法は，さまざまである．他機関との連携は依頼があれば対象児か保護者と職場の了解を得て，依頼の内容で対応する．依頼内容には，ケース会議への参加，文章での情報提供，口頭での情報提供などがある．連携を依頼する際にも，対象児か保護者と職場の了解を得て，依頼する．どちらの場合も個人情報の取り扱いには細心の注意が必要である．個人情報を記録した文書はやパソコン，記録媒体を紛失しないよう，あるいは紛失しても個人情報が露呈しない情報管理システムを導入する．

医療機関においても個人情報保護は医療者の**守秘義務**であるが，近年電子カルテの普及により同一機関で個人情報を閲覧する機会が増えた．職務上必要であり，かつ厚生労働省[4]や全日本病院協会がプライバシー保護に関して規定している範囲での利用となる．同一機関での多職種連携では，ケース会議や文書による情報提供なども同様である．

C 職種間連携の進め方

米国で開発された「チームで働く方法」を学ぶツール「TeamSTEPPS 2.0 ポケットガイド」[5]によれば，職種間連携の障壁になっている要因は，「チームメンバー内での不一致，時間不足，情報共有不足，職務の階層，保身，固定概念，自己満足，さまざまなコミュニケーションスタイル，職種間の対立，同僚との協調・支援不足，注意散漫，疲労，業務過多，合図の誤解，役割の明確性不足」としている．このような障壁を生じる要因を減少させるような職種の努力が必要である．同ツールではチームコンピテンシーとして，リーダーシップ，状況モニター，相互支援，コミュニケーションの能力をあげており[6]，これらの能力の向上も目指したい．

多くの専門職がお互いの専門的な知識や技能を出し合い，対象児・者により優れたケアの提供をすることが多職種連携の本来の目的である．

引用文献
1) 金谷さとみ：地域包括ケアシステムと地域連携．奈良勲（監修）：標準理学療法学 専門分野 地域理学療法学．第4版，pp18-23，医学書院，2017
2) 厚生労働省職業安定局：障害者雇用の現状等．2017年9月20日
3) 荒井康之，他：在宅医療と多職種連携．岡田晋吾，他（編）：地域医療連携・多職種連携．pp172-178，中山図書，2015
4) 個人情報保護委員会，厚生労働省：医療・介護関係者の義務等，医療・介護関係事業者における個人情報の適切な取扱いのためのガイダンス．pp16-62，2017
5) TeamSTEPPS 2.0 Pocket Guide（https://www.ahrq.gov/sites/default/files/wysiwyg/professionals/education/curriculum-tools/teamsteps/instructor/essentials/pocketguide.pdf）
6) 鈴木 明，他：チームSTEPPS（チームステップス）—チーム医療と患者の安全を推進するツール．日臨麻会誌 33：999-1005，2013

D 展開

1 プロセス

地域支援は，「共にささえあい，生きる社会」というキャッチフレーズのもと，出生時から乳幼児期，学齢期，思春期，就労につながるまで「切れ目のない支援」の展開を目指している．これを可能としているのは，評価から支援までの一連の流れの整備と，それを支える多職種の連携体制にある．

2012年には，児童福祉法が改正され，従来障害種別に分かれていた施設・事業が一元化され，それぞれ通所・入所による支援に体系化された．これにより重複する障害に対応することが可能となり，かつ障害児およびその家族が身近な地域で適切な質と量の支援を受けられることを目指した．さらに，放課後や夏休みに障害児の居場所がないという長年の課題に対して，放課後等デイサービスが創設され，地域支援を強化するため，保育所

表 3-2 障害児に対するサービス内容

サービス種別		内容
障害児通所支援	児童発達支援	障害児の日常生活における基本的な動作指導，知識技能の付与，集団生活の適応訓練，その他必要な支援を行う．
	医療型児童発達支援	医療的ケアが必要な障害児に対して，児童発達支援および医療的支援を行う．
	放課後等デイサービス	就学児を対象に，放課後や長期休暇中に，生活能力の向上のために必要な訓練，社会との交流促進の活動を行う．
障害児訪問支援	保育所等訪問支援	保育所などを訪問し，障害児が集団生活に適応するための専門的支援などを行う．
	居宅訪問型児童発達支援	重度の障害などの状態にある障害児であって，障害児通所支援を利用するために外出することが著しく困難な障害児に対し，障害児の居宅を訪問して発達支援を行う．
障害児入所支援	福祉型障害児入所施設	障害児が入所し保護を受けるとともに，地域・家庭での日常生活に必要な指導を受ける．
	医療型障害児入所施設	医療的ケアが必要な障害児が入所し保護を受けるとともに，地域・家庭での日常生活に必要な指導，治療を受ける．
障害児相談支援	障害児支援利用援助 継続障害児支援利用援助	障害児通所支援を利用する障害児に対し，障害児利用支援計画案を作成し，定期的にサービスなどの利用状況のモニタリングを行う．

〔厚生労働省：障害者自立支援法等一部改正に関する概要(平成30年)／厚生労働省：児童発達支援ガイドライン(平成29年)を参考に筆者作成〕

等訪問支援が創設された．加えて，2018年度より，居宅訪問型児童発達支援が新設され，外出困難な重度の障害があっても，通所支援と同様の支援を受けられる体制が整えられた．

表3-2に，児童福祉法に基づく障害児に対するサービスの内容を示す．なお，18歳以上の障害児施設入所者は，原則として障害者総合支援法のサービスを提供できるように移行された．障害児通所支援には，児童発達支援と，医療型児童発達支援，放課後等デイサービスがある．前2者は，集団療育および個別療育を必要とする未就学の障害児とその家族を対象とするサービスであり，放課後等デイサービスは，学校通学中の障害児への支援である．

障害児訪問支援には，保育所等訪問支援と，居宅訪問型児童発達支援がある．入所支援は，医療の必要性の有無により福祉型と医療型の入所施設がある．これらのサービスの提供を受けるための窓口となるのが，障害児相談支援である．

各支援事業についてもう少し詳細を述べる．

a 通所支援

通所による児童発達支援では，未就学障害児の日常生活における基本的な動作指導，知識技能の付与，集団生活の適応訓練，その他必要な支援を行う．この事業を担うのは，児童発達支援センターと，児童発達支援センター以外の事業所(それ以外の事業所)の2種である．前者はこれまで公的機関が行ってきた「通園施設(難聴幼児通園施設・知的障害児通園施設)」の後継であり，地域の中核を担ってきた施設である．医療型児童発達支援センターは，肢体不自由児通園施設から移行された施設である．一方，それ以外の事業所は，身近な地域で支援を受けられるようになるべく多くの事業所の設置を目指した施設である．

この事業所は，「障害児・者の保健・医療・福祉・就労・教育の分野において5～10年の直接支援・相談支援の実務経験があり，そのうち3年以

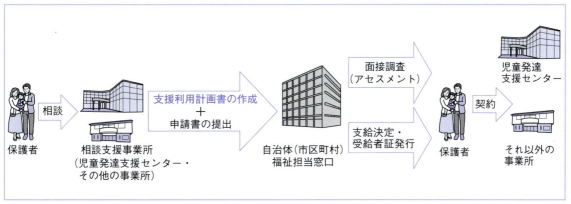

図 3-2 児童発達支援サービスを受けるまでの流れ

上は児童にかかわる経験がある者」であれば，一定の研修を受けることで児童発達支援管理責任者になることが可能である．この規制緩和により，数多くの施設が急速につくられている．障害児の親たちが主体となって立ち上げた施設もあれば，大手企業が母体となって参画する施設もある．支援内容もさまざまであり，言語聴覚士や臨床心理士，理学療法士，作業療法士が在勤し，療育や指導ができる体制が整っている施設もあれば，指導員だけで，"預かり"を目的とした施設もある．**放課後等デイサービス**は，放課後や夏休みなどの長期休暇中に，生活能力向上のための訓練や社会交流促進の活動を実施することを目的としている．担い手は，児童発達支援センターや，それ以外の事業所（放課後等デイサービス事業所）である．学校終了時に，車で発達支援学校まで迎えに行き，自宅まで送ってくれるような支援もあり，障害をもつ子どもの親たちの生活も大きく様変わりしていると思われる．親は，それぞれの施設の機能や目的をよく調べて理解したうえで，利用する必要がある．

b 訪問支援

未就学児の地域支援の1つに**保育所等訪問支援**がある．一定期間，通園による療育指導を受けたあと，あるいは，1〜2週に1回の外来の療育指導を受けながら，定型発達児の中で生活している子どもたちもたくさんいる．また，それまで何の支援も受けていなかったが，発達の遅れや，構音障害，吃音，多動，ほかの子どもたちと遊べずトラブルになるなどの問題を感じられる場合，保育関係者は，巡回相談員に相談する．巡回相談員は，子どもの様子を観察し，専門的な助言指導を行う．

言語聴覚士は，この巡回相談の一員として活動する場合も多い．親の認識の程度や，心配はしているが多忙で相談に行くことができないなど，何の支援も受けていない場合もあり，巡回相談で保育関係者が専門家からの意見をもらうのは有効な支援体制となっている．

2018年度に新設された制度に**居宅訪問型児童発達支援**がある．重度の障害などの状態にある障害児で，人工呼吸器を装着している，感染症の危険が高いなど医療的ケアが必要で外出することが著しく困難な場合，障害児の居宅を訪問して発達支援を行う．ニーズは高いが，まだ担い手となりうる施設が少なく，支援内容に差が大きいのが現状である．

c 入所支援

入所支援とは，障害のある児童を入所させて，保護，日常生活の指導および自活に必要な知識や技能の付与を行うものである．福祉サービスを行う「**福祉型**」と，福祉サービスにあわせて治療を行う「**医療型**」がある．これは，通所施設とは異なり，

各地域の児童相談所に申請を行うことになる．

d 相談支援（サービス受給）

これらのサービスを利用するために，保護者は市区町村の福祉課などの担当窓口に申請を行い，どのようなサービスを利用するのか利用計画書を提出する．これは各児童発達支援センターなどと相談（相談支援事業）して作成することができる．

医師の診断書をつける場合もある．自治体の調査員のヒアリングのあと，支給の要否が決定され，受給者証が交付される．保護者は受給者証により，公的機関からの費用援助（9割）を受け，各種サービスを受けることができる．複数の事業所に通わせたり，放課後等デイサービスを利用したりする．図3-2に児童発達支援サービスを受けるまでの流れを示した．子どもの発達の状況によっては，療育手帳を取得することもできるが，これは各地域の児童相談所に相談し，問診，観察と知能検査など，個別の評価を行ったうえで判定される．

e 就学にあたって

就学の時期を迎えると，**就学相談**を行い，どこの小学校に入学するかを決定する．最終的には親の判断によるが，選択肢として，通常級，特別支援学校，特別支援学級，通常級に在籍しながら「ことばの教室」や「きこえの教室」などへ通級する形態などがある．

1）特別支援学校

特別支援学校は，心身に障害のある子どもが通う学校で，幼稚部，小学部，中学部，高等部がある．基本的には，幼稚園，小学校，中学校，高等学校に準じた教育を行うが，それに加えて，「障害による学習上，生活上の困難を克服し自立を目指すために必要な知識技能を授けるために障害の種類・程度に合わせた手厚い教育を行う」としている．以前は「ろう学校」「盲学校」「養護学校」と障害種別に区分されていたが，2007年の法改正により，「特別支援学校」の名称に一本化された．これにより特別支援学校は，重複した障害のある子どものニーズにも対応できること，近隣の小中学校に在籍する子どもの教育にもセンター的にかかわる役割をもつこととなった．

文部科学省の発表では，2017年の特別支援学校数は，1,135校（在席数141,944人）であった．神奈川県では，2008年から専門職種として言語聴覚士，理学療法士，作業療法士，臨床心理士を常勤の自立活動教員として，県内の各特別支援学校に配置している．学内の子どもの評価・支援，担任のサポート業務に加え，要請のある地域の学校に出向いての支援活動も行っている[1]．常勤職として言語聴覚士が在職する県はまだ少ないのが現状である．

2）特別支援学級

特別支援学級は，通常の小・中学校の中に配置されている学級で，特別な支援を必要とする子どものためのクラスである．1クラス8人までの少人数教育で，1人ひとりのニーズにあった教育を受けられるようになっている．

特別支援教育コーディネーターとよばれる教員がおり，校内や福祉，医療などの関係機関との間の連絡調整役として，あるいは保護者に対する学校の窓口として，校内の関係者や関係機関との連携協力の強化をはかる役割を果たしている．親は就学時の就学相談で進路を決めるが，問題を認識した場合には，学年の途中であっても，担任を通して相談が可能である．また，学習の遅れやクラス内活動についていけないなどの問題が生じた場合に，担任教員が相談することもできる．このような体制により，学習障害や注意欠如・多動性障害（AD/HD）などの軽度発達障害に対する理解が促進され，個別指導計画の重要性が認識されるようになってきた．

3）通級による指導

通級による指導は，小・中学校の通常の学級に在籍し，言語障害，自閉症，情緒障害，弱視，難聴，学習障害（**LD**），注意欠如・多動性障害（**AD/HD**）などのある児童生徒を対象として，主として各教科などの指導を通常の学級で行いながら，障害に基づく学習上または生活上の困難の改善・克服に必要な特別な指導を特別の場で行う教育形態である．「ことばの教室」や「きこえの教室」などの名称は地域により多少異なる．少数ではあるが，言語聴覚士の資格をもっている「ことばの教室」の教員もいる．通級教室は地域に数校あるのみなので，子どもの通う学校に設置されていない場合は，保護者の送迎が必要となる．希望があれば，保護者から就学前あるいは就学後に申し入れ，通級教室の教員との面談評価のあと，通級が決定される．通常級の授業時間を抜けていくが，欠席扱いにはならない．

2 評価・支援の展開

子どもたちは，地域で，いつから，どのような体制のもとで評価を受け，どのような支援につなげられているかを，出生時から順番に説明する．

a 出生時のスクリーニング検査

1）新生児マス・スクリーニング検査

出生時の医療機関において，新生児マス・スクリーニング検査が全員に公費で実施される．先天性の代謝異常症などの早期発見と，早期治療による障害の軽減あるいは進行予防を目指すもので，対象となる疾患はフェニルケトン尿症，メープルシロップ尿症，ホモシスチン尿症，ガラクトース血症，甲状腺機能低下症，副腎皮質過形成症の6種類である．異常値が出た場合は，専門医療機関への紹介と保健師の訪問による保健指導などが行われ早期の治療が開始される．

2）新生児聴覚スクリーニング検査

新生児聴覚スクリーニング検査が，産科入院中に実施される．検査の意義や，検査機器の扱い方などを熟知した医師，臨床検査技師，助産師，看護師，言語聴覚士などが，自動聴性脳幹反応（Automated ABR：AABR）もしくは，耳音響放射（DPOAE，TEOAE）を用いて実施する．検査結果は，「パス（PASS）」か「要再検（REFER）」として示され，要再検の場合は，産科で2回目の検査を実施するか，精密検査を実施できる耳鼻咽喉科を紹介される．生後すぐに「難聴の疑い」のための検査を受ける両親の精神的な負担に十分に配慮しながら，また，スムーズに精密検査の医療機関につながることをサポートするために，産科医，小児科医，看護師，保健師，そして言語聴覚士の連携が不可欠である．耳鼻咽喉科では，聴性脳幹反応検査（ABR）を実施するとともに，聴性行動反応聴力検査（BOA）を実施する．

精密検査によって聴覚障害があると診断された場合は，早期に難聴の療育を開始する．児童発達支援センター（元難聴幼児通園施設）や聴覚特別支援学校の乳幼児相談部門に紹介され，補聴器を装用しながら療育が開始されることとなる．新生児聴覚スクリーニングの流れを図3-3に示す．

2000年代初頭の新生児聴覚スクリーニングが開始されて間もない時期は，医療機関同士の連携や療育機関との連携，両親のサポート体制などの問題も多かった．しかし，聴覚障害の早期発見と早期介入は必須であり，早期に介入を開始できるようになったことの恩恵は大きく，現在では，聴覚障害児の発見から療育につながる地域の連携はかなり整い，このシステムにより聴覚障害療育が大きな変貌を遂げている．2017年の日本産婦人科医会の報告によると，分娩施設の94.3%はすでに聴覚スクリーニングを実施できる体制が整っており87.6%の児が検査を受けている．本検査は，全児スクリーニングではないため，地域により補助などのシステムが異なり，自費負担となるが，

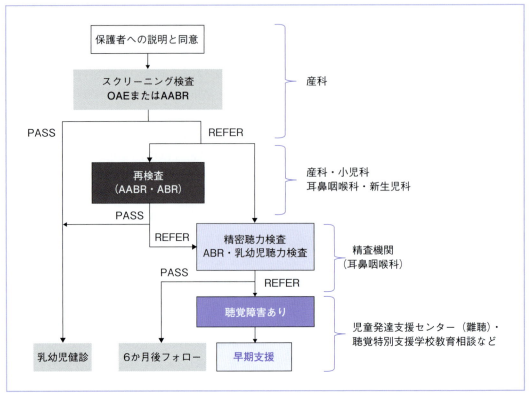

図 3-3 新生児聴覚スクリーニングの流れ

　2017 年度には，厚生労働省より，新生児聴覚検査体制整備事業が発足し，本検査の普及啓発により，実施率を上昇させる取り組みがなされている．
　新生児聴覚検査で PASS となった児についても，後述する乳幼児健診により聴覚障害の有無に関するスクリーニングが行われ，遅発性・進行性の聴覚障害を見落とさないような体制が整備されている．

b 乳幼児健康診査

　すべての子どもが，身体的・精神的および社会的に最適な成長発達を遂げるための支援を目指して，乳幼児の健康診査が展開される．乳幼児健診の目標は，① 子どもの成長発達の状態を明らかにし，その最適な成長発達を遂げるために健康管理・保健指導を行う，② 疾病異常，慢性疾患，障害を早期に発見する，③ 発見された疾病異常に対して早期治療，継続的健康管理および療育相談などの措置を講じる，④ 行動発達上の問題を早期に発見予防することにある．
　乳幼児健診は，医師，歯科医師，保健師を中心とし，看護師，管理栄養士，栄養士，歯科衛生士，臨床心理士，さらに，理学療法士，作業療法士，言語聴覚士，視能訓練士などの多職種が連携して実施される．専門職種のそれぞれが有する技術や知識を健診に応用することにより多角的な視点に立って，サービスを提供することが重要である．また，健診にかかわるすべての職種が，子育て支援の視点をもって臨み，家族を含めた心理面，精神面，社会経済面を考慮した包括的総合的な支援を目指す．わが国における健診受診率は約 95% となっており[2]，これは乳幼児ならびに家族への早期介入を開始できるキーポイントになっている．
　母子保健法により，市区町村は「満一歳六か月

表3-3 乳幼児健診の対象年齢と内容

	対象月齢・年齢			内容 (子育て支援の必要性があるか否かを判定)
	3～4か月児	1歳6か月児	3歳児	
発育	○	○	○	身長・体重・栄養状況などから判定する.
運動発達	○	○	○	母子健康手帳や問診による発達歴,親の訴えや保健師などによる観察,姿勢,粗大運動,微細運動,反射などから総合的に判定する.
精神発達		○	○	言語や認知,社会性の発達,アタッチメント形成などの精神発達について判定する.母子健康手帳や問診による発達歴,親の訴えや診察場面の子どもの様子の観察などから総合的に判定する.スクリーニング尺度を用いる場合もある.
疾病	○	○	○	先天性股関節脱臼,ヘルニア,聴力障害,斜視,皮膚疾患,先天性代謝異常,歯科的異常など医師の診察により判定,経過観察や他機関へ紹介をする.
保育環境	○	○	○	母親の精神状態(産後うつ,育児不安),食事や生活状況から判定する.

〔乳幼児健康診査の実施と評価ならびに多職種連携による母子保健指導のあり方に関する研究班:標準的な乳幼児期の健康診査と保健指導に関する手引き—「健やか親子21(第2次)」の達成に向けて.p33,あいち小児保健医療総合センター保健センター保健室,2015を参考に筆者作成〕

を超え満二歳に達しない幼児」に対する1歳6か月児健診,「満三歳を超え満四歳に達しない幼児」に対する3歳児健診を実施しなければならないが,それ以外の時期にも市区町村の裁量で,乳幼児健診が行われている.健診が行われる時期と主たる評価項目を表3-3に示す[1].乳幼児健診で問診を行うのは主に保健師であるが,親から「言葉の遅れ」「聴こえの悪さ」「吃音」「発音の悪さ」などの心配があがった際,あるいは,面談により疑いのある場合,臨床心理士あるいは,言語聴覚士に精査の依頼がある.個別の面談により評価を行うとともに,親への助言指導を中心とした支援がなされる.健診後のカンファレンスにおいて情報共有を行い,その後の支援方法が決定される.乳幼児健診で「ことばの遅れ」の訴えは多く,健診時に面談できる意義は大きいが,言語聴覚士が乳幼児健診に常時随行するのは一部の地域に限られている.

乳幼児健診を通して,発育の遅れ,医学的疾患,聴覚障害,精神発達遅滞,広汎性発達障害もスクリーニングされ,早期介入の開始へとつなげることができる.例えば,自閉スペクトラム症(以下,ASD)をみると,6～7か月で,「人見知りをしない」「喃語が少ない」「あやしても笑わない」,9～10か月で「後追いをしない」「よびかけても来ない」「1人で遊ぶことが多い」などの項目は,ASDの初期症状として疑いをもつことができる.乳幼児健診で問診を行うのは主に保健師であるが,少しでも疑いのある場合,臨床心理士あるいは言語聴覚士に精査の依頼があり,個別の面談を実施し,親への助言指導を中心とした支援がなされる.

1歳6か月児健診でさらに,「意味のあることばがでていない」「人見知りが強い,または全くない」「視線が合わない」「人と遊ぶことを好まない」などがみられると,さらにASDの疑いが強まり,個別の経過観察や小グループへ誘い,親にかかわり方の助言を行いながら,子どもへの発達促進指導・経過観察の支援が行われる.この支援を担うのは保健師,保育士,臨床心理士が多いが,コミュニケーションを中心としたことばの発達を扱うものとして言語聴覚士の果たす役割も大きい.

C 5歳児健診・就学前の評価

最近では,5歳児健診が注目されており,すでにいくつかの自治体で導入されている.これまで

就学後にしか診断がつかなかった学習障害などに対して，就学前の段階で予備群的な子どもたちをその特徴から見極め，予防的介入を開始する．

就学前健診により，小学校入学後の支援について相談することができる．幼児期に療育施設などに通っていた場合，あるいは通常の幼稚園・保育所に通園していた場合でも，親の希望により支援のための要請シートなどを作成するシステムがつくられている自治体もある．

3 診断・評価

新生児スクリーニングから乳幼児健診を通して，医療的ケアが必要な疾患は医師により早期に鑑別診断がなされる．

身長・体重など「発育の遅れ」の場合，疾患によるものなのか，精神運動発達遅滞によるものなのか，あるいはネグレクトなどの疑いがあるのかを見極める必要がある．丁寧な問診と医療機関との連携，家庭訪問などの経過観察が要支援児を見逃さないためにも大切である．

a 評価のポイント

「言語発達の遅れ」は，幼児期に最も訴えられやすい症状である．この原因が聴覚障害や精神運動発達遅滞によるのか，あるいは，自閉症スペクトラムのように社会性の問題をベースとしたものなのかも見極める必要がある．

評価のポイントを以下に示す．

① 全般的発達に問題がないかどうかを評価する．乳幼児期は，保護者からの発達歴の聴取や質問紙（乳幼児精神発達質問紙・KIDS乳幼児発達スケールなど）と，直接，乳幼児に検査（新版K式発達検査2001など）を実施することで評価することができる．

② 知的発達の評価として，田中ビネー知能検査V，ウェクスラー知能検査（WPPSI-Ⅲ，WISC-Ⅳ），レーヴン色彩マトリックス検査やグッドイナフ人物画知能検査などを実施し，問題と指導方針を明確にする．

③ ことばの遅れが聴力障害から生じていないかは，鑑別しておく必要がある．よびかけへの反応，日常生活音への反応など日常の聴性行動を問診により確認する．軽度〜中等度難聴の場合もあるため，発達段階に応じた乳幼児聴力検査を実施することが望ましい．

④ ことばの発達のどこでつまずいているのかを明確にするためには，言語力の評価が必要である．これは，子どもの状態により何を実施するのかを決めるが，国リハ式＜S-S法＞言語発達遅滞検査，言語・コミュニケーション発達スケール（LCスケール）とその学童版（LCSA），絵画語彙発達検査（PVT-R），J-COSS日本語理解テスト，新版構文検査（小児版）などがある．

⑤ 「ことばがはっきりしない」などという主訴の場合，構音の評価が必要であり，鼻咽腔閉鎖機能に問題がないかどうかの視点も忘れてはならない．「新版構音検査」を用いることができる．

⑥ 「読み書きの問題」をスクリーニングするには，標準読み書きスクリーニング検査や読書力検査が存在する．

⑦ 対人コミュニケーションの評価は，行動観察と保護者からの情報収集により行うが，前述のように6〜10か月の乳児期にはすでに疑いをもって注意を向けることができる．しかし，高機能で知的に問題がなく言語発達にも遅れを認めない場合，「ちょっと変わった子」として幼児期・学童期を過ごし，本人も違和感をもちながら，成人になるまで診断がなされない例もある．

4 支援計画の立案

スクリーニングや健診，巡回相談，あるいは，保護者からの相談により，個別の支援が必要と認められたなら，個別の支援計画を立案することになる．これは児童発達支援センターでの相談事業として位置づけられ，主にケースワーカーなどが窓口となり，保護者と相談しながら，どこで，ど

のような支援を受けるか，支援計画を作成する．

問題が明確な場合，保護者の心配が強い場合，保護者に情報収集能力がある場合は，この流れに沿うことができるが，障害が軽度であったり，家族の意識が低い場合，見落とされてしまうことがある．その場合，子どもにかかわる保育関係者の観察が重要となり，保育所・幼稚園などでの巡回相談が大切になる．

月に1回のグループ療育，毎日通所する療育，構音障害・吃音などの専門領域のケアを中心とした外来・幼稚園入園前のグループ活動による子育て支援事業など，支援計画は多岐にわたる．

就学後には特別発達支援コーディネーターが窓口となり，この支援計画を作成する．

5 指導・支援

各地域によりさまざまな指導・支援が行われている．一般的な例を下記に示す．

1，2歳児をもつ親子を対象とした「子育て支援グループ」は，保育士・保健師などが開催することが多い．主として，「発達に問題はないか」と「孤立した育児」に悩む母親の相談の場であり，悩みを共有する仲間づくりの場でもある．子どもに対しては，発達促進と経過観察の場である．月に1回程度3～6か月が1サイクルとなっている場合が多い．

このグループを経る間にも，発達のキャッチアップがみられない場合やASD疑いが濃くなった場合には，さらに頻回な療育体制に引き継がれる．これを担うのが発達支援センターや民間の発達支援事業所である．毎日通園する療育が開始される場合もあるし，週1回程度の専門家療育になる場合もある．日常生活動作の自立に向けての支援や認知発達の促進，ことばの発達促進，運動発達促進，行動のコントロールなど，保育士による保育を行いつつ，言語聴覚士，理学療法士，作業療法士，臨床心理士の参画による指導が行われる．

4，5歳になり就学前1，2年になると，構音障害や吃音，特異的言語発達遅滞を疑われるような言語聴覚士の支援を必須とする相談もでてくるので，言語聴覚士による指導・支援が行われるようになる．

就学後は通常級に在籍しながら，ことばの教室，難聴学級などの通級による指導を受けるケースや，支援級に在籍してときどき通常級との交流を行う子どももいる．

最近は，放課後等デイサービスや児童発達支援事業所などで，個別のニーズに合わせた指導を行う場が増えた．多くの公共の発達支援センターが未就学児を対象としているので，継続支援の可能性が拡大したことは望ましい変化といえる．また，余暇活動や就労支援につながる支援の一端を担う施設もある．

6 リスク管理

乳幼児健診は，子どもの健康状況の把握と疾患の早期発見のみならず，母親の心身の健康状態チェックの重要な場となっている．安定した心理状態で子育てができていない場合，育児放棄や虐待などにつながる危険もあり，保健師による家庭訪問や，地域の保育園などでの子育て支援事業へ誘うなどの対応が必要となる．近年では，母子健康手帳を渡す段階で母親の状況を観察し，貧困・母子家庭・母親自身の精神疾患の有無・家族の支援体制の有無などのリスク管理が始まっている．

また，何らかの理由で育児が継続できずに児童養護施設に預けられる子どもたちの中には，発達障害などの問題を抱えている子どもたちも少なからずおり，育児のしにくさから虐待につながってしまう場合もある．支援体制の乏しさが，子どもを預けなければならないことにつながる場合もあり，地域行政の取り組みが必要となる．

最近では外国籍の両親をもつ子どもも増えている．通訳体制などが整ってきたとはいえ，ことばの壁，文化の違いを乗り越えての支援にはまだ課題が大きい．

引用文献
1) 神奈川県教育委員会：自立活動教諭（専門職）の手引き（平成28年度版）．
2) 厚生労働省：平成28年度地域保健・健康増進事業報告の概況．2018年3月

2 支援の実際

A 乳幼児健康診査における取り組み

わが国の乳幼児健康診査（以下，健診）は，子どもたちの健やかな育ちを支える事業の1つとして1960年代に始まった．対象はすべての子どもたちである．健診は，子どもたちの健康状態を把握して健康増進に役立てると同時に，発育状況から疾病・障害の早期発見，早期治療，**早期支援**のきっかけとなる情報を提供するという，予防的なかかわりの場としても位置づけられている．したがって，健診は特定の疾病があるかどうかを診る検診とは異なり，総合的な観点からの判定と円滑な支援の開始が基本とされている．

支援の入り口となる健診とその後の継続的かつ充実した支援には，多職種が連携してかかわっている．その中に言語聴覚士が位置付けられていることには大きな意義があるといえる．

1 健診の制度と言語聴覚士の役割・職務

a 健診の変遷

1）健診の役割

健診制度が導入された当初は，感染予防や栄養指導についての役割が大きかった．時代が変わるにつれ，疾病の早期発見・早期治療，先天異常のスクリーニングや障害の早期発見の役割，そして育児支援の役割が加わった．さらに児童虐待防止法（2000年，2004年改正）の制定による虐待予防，発達障害者支援法（2005年，2016年改正）の制定による発達障害の早期発見・早期支援・**途切れることのない支援**へと広がった．

2）健診にかかわる専門職種および現状

健診には，時代による健康課題の変遷に伴い，医師・歯科医師，保健師，助産師，看護師，栄養士，歯科衛生士，心理職，理学療法士，作業療法士，言語聴覚士，視能訓練士，保育士など多くの職種が参加してきた．

2016年に改正された発達障害者支援法には，「社会的障壁」という文言が加えられ，環境適応できるような工夫，配慮の重要性，途切れのない支援の実施体制も明記された．

このように発達障害に対する理解，社会的関心がますます高まり，さまざまな分野での支援が広がっていく中で，コミュニケーション障害の専門職である言語聴覚士が乳幼児期から参画する必要性は高いといえる．しかし，小規模都市の健診の現状は，医師・保健師以外の専門家が依然関与していないなど，発達障害児のフォローアップ制度の地域間格差が大きいのが現状である．

b 現在実施されている健診

市区町村は，母子保健法第12条により義務づけられている健診（1歳6か月児，3歳児）に加え，必要に応じて妊産婦または乳児，幼児に対して健診

（1か月児，3～4か月児，6か月児，9～10か月児，1歳児，5歳児）を行うことが定められている．

1）標準的な健診制度

当日の流れは，①受付（事前に記入した問診票と母子健康手帳を提出．3歳児健診の場合は家庭で行う簡単な視力・聴力のチェックおよび採尿の提出が含まれる）で始まり，②問診，③身体計測，④医師による診察，⑤歯科健診（歯科医師による診察，歯科衛生士による歯磨き指導・フッ素塗布），⑥栄養相談，⑦必要に応じて育児全般およびことばの相談，⑧母子健康手帳返却と説明で終了となる．

2）1歳6か月児健診

対象は満1歳6か月を超え満2歳に達しない幼児である．受診率は全国平均94.9％である．1歳6か月は運動面・認知面・言語面・行動面の基本的な能力を獲得し，外界への探索が拡大する発達の節目の時期である．親の立場では，育児不安が変化する時期でもある．

厚生労働省は，**日本版M-CHAT**（The Japanese version of the Modified Checklist for Autism in Toddlers➡ Side Memo 2）を用いて，自閉スペクトラム症（autism spectrum disorder：ASD）に気づくことを推奨している．

3）3歳児健診

対象は満3歳を超え満4歳に達しない幼児である．年齢幅が大きいため，対象を3歳前半と後半にする自治体に大きく二分されている．受診率は全国平均92.9％である．3歳は，食事・睡眠・排泄・遊びなど基本的な習慣が確立する時期である．言語面では，大小や長短の対立概念や色の理解・呼称が可能となる．多語文を話し，会話が成立する．自己主張は強くなるが，親から離れて同年齢の子どもと一緒に遊ぶようになるなど社会性の発達が顕著な時期である．

厚生労働省は，親面接式自閉スペクトラム症評定尺度　テキスト改訂版（Pervasive Developmental Disorders Autism Spectrum Disorders Rating Scale-Text Revision：**PARS-TR**➡ Side Memo 2）を用いてASDに気づくことを推奨している．

4）健診における言語聴覚士の役割

厚生労働省は，国民運動計画である「健やか親子21」の第二次計画（2015～2024年度）を策定し，①育てにくさを感じる親に寄り添う支援と，②妊娠期からの児童虐待防止対策を重点課題としている[1]．それに伴い，言語聴覚士への期待は，難聴，構音障害，言語発達障害の早期発見から発達障害の早期発見，さらに発達障害をはじめとする育てにくさを感じる親への対応，虐待予防へと広がってきた．

健診における言語聴覚士の対応を図3-4に示す．開始から終了までの合間を利用した全体的対応と必要に応じた個別対応を行い，判定会議に参加する．

2　全体的対応

実施場所は全体が見渡せる待合室で，健診参加者全員を対象とする．子どもの様子・遊び方，親の様子，親子・子どもと親以外の大人・子ども同士のやりとりなどの状況を観察する．

1）1歳6か月健診の子どもと親への対応

呼びかけや物を差し出したときに視線は合うか，共同注意がみられるか，応答の指さしがあるか，言語指示が通るか，などを観察する．言語や社会性の発達を確認し，親には日常生活でのやりとり，遊び，ことばかけを具体的に助言する．

 Side Memo 2　ASD児の評価

- 日本版M-CHAT：一次スクリーニング（気づき）
- PARS-TR：二次スクリーニング（発達障害の種類の見極め）

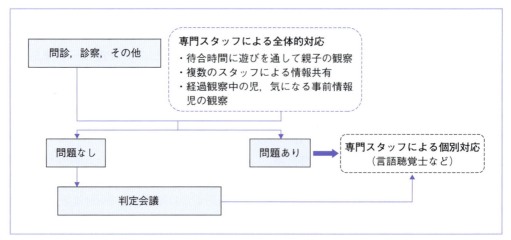

図3-4 健診システム

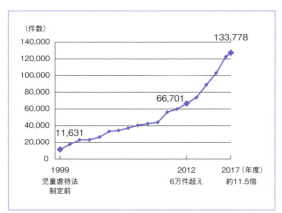

図3-5 児童相談所での児童虐待対応件数
〔福祉行政報告例(政府統計), 2018を元に筆者作成〕

2) 3歳児健診の子どもと親への対応

ままごと遊びなどを通して,子ども同士で遊ぶことができるか,持続的に遊ぶことができるか,役割をもった遊びができるか,玩具を取られたらどうするか,周囲の大人とやりとりができるか,簡単な会話や質問-応答関係が成立するか,顔見知りの子どもの名前をよぶか,などを観察する.聴覚,構音,言語,社会性の発達を確認し,親には日常生活での留意点を具体的に助言する.

3) 育てにくさを感じる親への対応

育てにくさの要因は,子どもの発達の偏りや心身状態だけではなく,育児に対する親の経験不足や心身状態の問題,環境など,多様であるといわれている.自分から「落ち着きがない,言うことをきかない」と訴える親もいれば,そうではない親も多い.言語聴覚士には,親との信頼関係を構築し,**サインを見逃さない**観察眼が必要である.「ちょっと様子をみましょう」などの曖昧な言い方は禁忌である.

4) 子ども虐待予防の視点からの対応

児童相談所での児童虐待対応件数の推移を図3-5に示した.件数は年々増加し,児童虐待防止法制定前の1999年の11,631件から2017年度には133,778件と11.5倍になった.この要因として,家族の子育て機能の低下による虐待の増加,市民意識の変化による通報の増加があげられている.

虐待は,すべての家庭で起こりうるといわれている.ほぼ全員の親子に出会う健診では一次予防(潜在的なリスクを下げる)から二次予防(早期発見・早期対応)を担うことになる.

子どもを観察するポイントは,皮膚や衣服の不潔さ,極端な分離不安,**齲蝕**などの有無である.

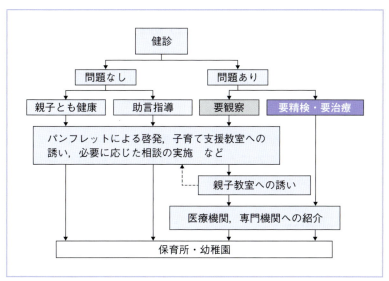

図3-6 健診後のフォロー

親に対しては，子どもに**無関心**である（子どもを放置してスマートフォンに夢中になっているなど），子どもを強く怒鳴りつける，子どもを叩く，疲れた様子がみられるなどを指標とする．

3 健診における個別対応（個別相談）

実施場所は主に別室で，問診，診察，観察で個別対応が必要と見なされたもの，親からの主訴があったものが対象となる．

年齢に応じた発達検査や言語発達検査を実施し，語彙，構文の理解力を確認する．家庭での様子，通園している場合は集団での様子とあわせてみる．主訴は言語面の問題以外に，行動面や日常生活の問題など多様である．個別対応では，状況を説明し，主訴に沿った具体的な助言をすることが求められている．そのため，正常発達と個人差について熟知しておく必要がある．

4 健診後のフォロー

健診後のフォローアップ先には，専門の医療・療育機関，親子発達教室，子育て支援センターなどがある[2,3]．

健診では結果に基づき「健康」「要精検」「要観察」「観察中」「助言指導」「要治療」「治療中」に判定される．すでに問題が指摘され，経過観察中や，治療中以外は，特に見逃しや過剰評価しないように，担当者による会議で最終判定が行われる．

健診後のフォローの流れを図3-6に示した．この図が示すように，明らかに発達に問題を抱える場合には，「要精検」あるいは「要治療」と判定され，専門の医療機関に紹介となる．困難さが見受けられるグレーゾーンの場合は，「要観察」として親子教室に紹介し，3～6か月後に再診察か再相談となる．すぐに問題解決できそうな場合または心配ごとの主訴がある場合には，「助言指導」と判定され，必要に応じて相談に乗れる体制がとられている．親子どちらにも問題が認められなかった場合は，「健康」と判定される．

参加者全員にはいつでも気軽に相談できるよう相談先を明記した資料，育児相談や親子教室のパンフレット，子育て支援センターの案内を配布し，子育て支援の啓発に努めている自治体が多い．

5 事例

■ 健診は通過したが，事後フォローに至った1歳6か月の女児

3歳1か月の女児．在胎週数40週，出生体重2,864g．胎生期，周生期に特記事項なし．発達歴に特に問題なく，運動（定頸4か月，座位7か月，初歩12か月），言語（初語12か月，2語文17か月）はいずれも順調であった．1歳6か月健診では特に指摘されなかった．両親と3人暮らし．主たる養育者は母親．両親に特記事項はない．

1歳11か月時，子育て支援センターに親子で遊びに来所した際，両親が育児に関しての悩みをセンター職員に相談し，親子教室（保育士，言語聴覚士，作業療法士が参加）紹介となった．

a 親子教室初回参加（1歳11か月）

1）母親からの情報

- 乳児期から健診前までの幼児期の状況：夜泣きがひどかった，なだめても機嫌がよくならないことがあったなどの行動特徴を示していた．
- 健診後から今回参加までの状況：地域の誕生会に参加したとき，集団から外れた．買い物中にすぐいなくなった．自己主張やこだわりが強くなり，号泣しながら母親を叩く．興奮したときはギャーギャー騒ぐか泣く．
- 母親自身についての状況：言うことを聞かないときは，手を出してしまう．最近市外から転居してきたので，話し相手がいない．家で2人きりになると，どうしていいのかわからなくなる．
- 母親の主訴：子どもと一緒に外出するのが億劫．勝手な行動をしないでほしい．どのように接したらいいのか，どのように叱ったらいいのかわからない．

乳児期からの特徴的行動はあっても，これまでさほど困り感のなかったのが，いろいろな問題に直面し，対応に苦慮している状況が推察された．

2）初回の言語評価

- 聴覚：囁き声での呼びかけへのすばやい反応などから日常生活支障なしと判断した．
- 発語器官：形態，機能に問題はなかった．
- 構音：年齢相当の獲得が確認できた．
- 表出：50単語（聴取），2語連鎖が確認できた．
- 理解：本児の遊びに参加すると，「スコップとボール」などの2つの指示に具体物を差し出すやりとりができた．
- 行動：降車すると一目散に走り出す，じっとしていない，集中して遊ぶことができないなど多動傾向がみられた．
- 対人：視線は手元や物に向けることが多いが，本人の遊びに合わせると相手を見ることができた．
- 母親の様子：本児を追いかけては禁止しつづける．

年齢相当の言語能力はあるが，落ち着きがなく，本児の興味あることに合わせたやりとりを要すること，母親が本児とかかわることが上手でないこと，家では手を出してしまうことから，親子両方への支援が必要と評価した．

よって3歳児健診および幼稚園入園後の状況により，適切な時期に専門の医療機関の受診を勧めることとした．

3）目標の設定

- 対人事態におけるやりとりの促進：小集団でのかかわりを体験する．
- 本児の行動に対する母親の理解促進：ことばかけ・遊びの方法，タイミングを具体的に示し，**言語聴覚士と一緒に本児にかかわる体験**を積み重ねる．

4）経過

親子教室は月1回，自由遊び，始まりの会，親子での課題遊び，母子分離による課題遊び，終わ

りの会の流れで行われ，所要時間は2時間である．
- **本児の行動面**：3回目までは場面の切り替えが困難だった．次の課題を絵で示して誘うことにより，4回目以降ことばかけだけで次に移ることができるようになった．降車後は依然走り出すが，「待って」に立ち止まることができるようになった．親子でのわらべ歌遊びでは，曲が流れている間，母親と手をつなぐことができるようになった．
- **言語面**：6回目以降は表出語彙数が増え，10回目には言語聴覚士だけでなく，母親やほかの子どもたちとも会話が成立するようになった．
- **母親**：適切なタイミングでことばかけができるようになった．外出時に暴れたのは空腹が原因だと推察できるようになり，以前より子育てが楽になったとの報告があった．

母親には毎回，当日の教室でのかかわり方を**フィードバック**し，家庭でも実施してもらった．家での様子と母親の悩みを聴取し，その都度助言した．

b 親子教室

1）2クール（計12回）終了（2歳10か月）時の再評価

- **本児の行動・対人面**：12回参加した結果，教室では開始・終了の容認ができるようになった．ほかの子どもと分担して作業することができるようになった．
- **言語面**：国リハ式〈S-S法〉言語発達遅滞検査で，表出は3語連鎖，理解は基本4色，対立概念，非可逆文3語連鎖可能の3歳1か月相当であった．
- **母親**：降車時には，必要なときだけ指示をするようになった．

c 3歳児健診

待合室で観察した結果，会話は持続し，指示は通りやすく，切り替えもできていた．居合わせた子どもたちとはトラブルなく遊んでいた．会場での母親の働きかけも適切であった．問診，診察でも特に指摘なく，健康と判定された．ただし，乳幼児期の経過を考慮し，集団生活での状況に応じて受診につなげられるように4歳児から5歳児の親子教室の紹介がなされた．

幼稚園入園の準備について助言し，何かあればいつでも相談に乗ることを告げ，いったんフォローを終了した．

引用文献

1) 厚生労働省母子保健指導のあり方に関する研究班：標準的な乳幼児期の健康診査と保健指導に関する手引き―「健やか親子21（第2次）」の達成に向けて．pp67-72，2015
2) 中川信子，他：ことばの発達，健診後のフォロー．地域保健 31：4-35，2000
3) 伊藤英夫，他：1歳6か月健診調査における発達障害児のスクリーニング・システムとフォロー体制に関する全国実態調査．小児の精と神 34：107-122，1994

B 外来における取り組み

1 外来における言語聴覚療法対象者

地域における言語聴覚療法対象者は，乳幼児から高齢者まで幅広い．成人期の言語聴覚障害者は，脳血管障害・頭部外傷などや変性疾患を原因とする失語症・高次脳機能障害，構音障害，嚥下障害などであり，多くのものは急性期病棟，回復期病棟という経過をたどり，退院後は医療を離れ，介護保険制度のもと，訪問リハビリテーションや通所リハビリテーションを利用するようになる者が多い．

一方，言語発達障害，発達障害，聴覚障害をもつ小児期の言語聴覚障害児は，福祉施設での療育

や外来での言語聴覚療法を受けることになるが，近年では児童福祉法による児童発達支援事業所における言語聴覚士の指導を受ける機会も増えてきている．本項では小児期の外来での言語聴覚療法について栃木県大田原市にある国際医療福祉大学言語聴覚センターを取り上げて解説する．

2 言語聴覚センターの役割と組織

言語聴覚センターは，1997年に国際医療福祉大学クリニック内に開設され，20年が経過している．センターは，①ことば・聞こえ・飲み込みに障害をもつ小児や成人に対しての臨床サービスの提供，②地域の医療・福祉・教育機関との連携，その他のセミナーなどの開催，③国際医療福祉大学言語聴覚学科学生への臨床実習の実施，を主な目的としている．

医療施設として音声言語外来，耳鼻咽喉科外来があり，言語聴覚障害児・者の検査・評価・指導を実施している．言語聴覚士の専任スタッフが7名，臨床心理士(非常勤)，そして大学言語聴覚学科教員が非常勤スタッフとして臨床にあたっている．2017年度の年間のべ利用者数は約1万人であり，発達障害領域の利用者が最も多い．

a 言語発達障害の外来の流れ

言語発達の問題などを主訴に来所するものは，新規来所児の枠(週4枠)に予約を取り，小児神経科および音声言語外来を受診したのちに，言語聴覚士が相談・評価・指導を行う流れとなっている．また月1回，前月分の新規来所児のカンファレンスを，小児科医・耳鼻咽喉科医・言語聴覚士が合同で行う．また，初期評価報告を1~2か月以内に行い，その後は定期的に評価報告を行っている．

1) 初期評価の流れ

小児神経科医，耳鼻咽喉科医の診察のあと，ことばの遅れ，コミュニケーションの問題を主訴に来所する子どもには次のような対応を行っている．

(1) 聴力検査

言語発達の遅れやコミュニケーションの問題が聞こえの問題からか否かを明らかにするため，子どもの年齢や発達状況に応じて，条件詮索反応検査COR(conditioned orientation response audiometory)，遊戯聴力検査(play audiometory)，純音聴力検査を実施する．

(2) 発達検査/知能検査

言語発達の遅れやコミュニケーションの問題が知的発達からくるものなのかを明らかにするため，乳幼児精神発達診断法(質問紙)や新版K式発達検査2001などの発達検査，田中ビネー知能検査V，WPPSI-Ⅲ知能検査，WISC-Ⅳ知能検査などの知能検査を実施する．

(3) 基本的な言語発達検査

言語発達の遅れやコミュニケーションの問題を明らかにするためにPVT-R絵画語い発達検査，言語・コミュニケーション発達スケール(L-Cスケール)，国リハ式〈S-S法〉言語発達遅滞検査などを実施する．言語理解，言語表出，コミュニケーション面にどのような問題がみられるのかを明らかにするために実施する．

(4) 特定領域の検査

学習の遅れに対しては前述の知能検査，読みの評価に個別式心理教育アセスメントバッテリーKABC-Ⅱ，教研式Reading-Test読書力診断検査，特異的発達障害診断・治療のための実践ガイドラインや改訂版標準読み書きスクリーニング検査(STRAW-R)のほか，各種検査の一部分を組み合わせて実施している．自閉症スペクトラム症のスクリーニング検査では，M-CHATや親面接式自閉スペクトラム症評定尺度 テキスト改訂版(PARS-TR)などを用いる．

(5) 行動観察・保護者面談

既存のテストバッテリーを用いた評価だけでなく，自然な遊び場面を通しての評価が重要である．子どもが興味・関心のあるままごとやブロックなどの玩具を用いた遊び場面を設定し，発話の状況やコミュニケーションの発達段階などについ

て把握する．また，初回時アンケートなどに基づいて，主訴を含めた情報を保護者面接などによって収集する．

2）支援・指導

評価後，具体的な支援方針を立案し実施する．支援・指導を考える際には，①子どもに対する直接的指導，②環境面への働きかけ，の2つの側面を考慮する必要がある．②の環境面への働きかけとしては，子どもの所属する保育所，幼稚園，教育機関が重要である．

指導にあたっては，ヴィゴツキーの「**発達の最近接領域**」[1]を考えることが重要である．大人のことばかけ，働きかけは子どもの発達水準に合わせて調整され，子どもの発達レベルの少し上の段階で行われる必要がある．

3 外来指導における言語聴覚士の役割

言語聴覚士は，子どもの発達を支えるとともに，言語聴覚障害がある人に対し最大限の機能回復を支援する．かつ，1人ひとりのもてる能力でよりよいコミュニケーションできるように考え，その人らしい生活や人生の回復を目的に支援を行う必要がある．外来指導においても同様であり，小児においては，家庭や保育所・幼稚園・学校などとの連携が支援において重要であることはいうまでもない．

1）外来における言語聴覚療法の実践

クリニック・病院における言語聴覚士の主な役割は，医療保険における外来での（リ）ハビリテーション（以下，外来指導）である．外来指導での**言語聴覚療法の実践過程**は，①**評価・言語障害学的診断**（以下，評価・診断），②**訓練・指導**，③**再評価**という一連の流れで進む．

（1）評価・診断（Plan）

患者は医療機関（クリニック）を受診し，医師から言語聴覚療法の処方を受ける．言語聴覚士はその処方に従い，評価・診断を行う．主訴を含めた情報収集（生育歴，既往歴など，関連分野からの情報），言語検査を中心とした各種検査を実施する．これらの情報をもとに，言語聴覚障害の有無と，言語障害がある場合はその種類と重症度の判定，改善の見通しを立てる．そして，言語・コミュニケーションの改善を目的として，患者・児本人と彼らを取り巻く周囲の環境や関係要因に対して働きかけを行うため，目標と方針を決定する．

（2）訓練・指導（Do）

決定した目標と方針に基づき，具体的な指導計画を立案し，実施する．指導を考える際には，①本人に対する直接的指導，②環境面への働きかけ，の2つの側面について検討する．そして，言語聴覚療法を組み立てる上ではICFの概念的枠組みが重要である．

（3）再評価（See）

訓練・指導の開始後一定の期間をおいて再評価を行う．得られた結果が目標に達していない場合はその原因を探り，指導方針，指導内容を修正していくことになる．

言語聴覚障害者・児に対する外来指導で重要なことは，上記のPlan-Do-Seeのサイクルを機能させ，常に言語聴覚士自身の言語聴覚臨床を振り返りながら，向上心をもち，真摯に取り組むことである．

2）地域との連携

外来指導において地域との密接な関係をもつこと，その地域に根ざした取り組みを行っていくことが重要である．小児期の外来指導と他機関との関連を図3-7にまとめた．外来で言語聴覚士の指導を受ける子どもたちは，幼児期であれば保育所・幼稚園に，学齢期であれば学校に所属し多くの時間をその集団の中で過ごす．乳幼児期からかかわる言語聴覚士は，こうした子どもたちが過ごすさまざまな場面でかかわることになる．

石田[2]は，特別支援教育における言語聴覚士に期待される役割について，①こどもの評価，②問

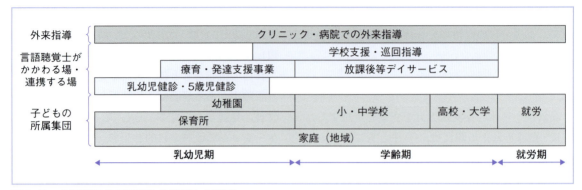

図3-7 小児期の外来指導と他機関との関連

題の背景とその探求，③**個別指導計画**の作成と実施への協力，④個別指導，⑤保護者・教員への説明をあげている．

また，藤野[3]は，「**特別支援教育**においては，学校は医療や福祉などと連携し地域にある社会資源を活用することによって支援を進めていくべきことが求められており，言語聴覚士は，コミュニケーション支援の専門家として，アセスメントと個別指導計画の作成の部分で特別支援教育のチームに参与できる」と述べている．このようにこれまで教育・福祉・医療の中で言語聴覚士が行ってきた業務「クライエント1人ひとりのニーズを把握し，評価・行動観察を用いながら問題・特性を理解し，支援プランを作成し，指導・訓練を行うという取り組み」が，学齢期の外来指導にも求められているといえるだろう．そのため，学齢期の子どもの指導においては学校との連携が重要であり，そのことが結果，子どもの充実した学校生活を保障することにつながる．

4 事例

■特別支援学級教員と連携し支援を行った事例

1) 概要

A小学校の**特別支援学級**に在籍している小学4年生男児である．幼児期に広汎性発達障害と診断され，筆者が指導を担当していた．小学校入学時に特別支援学級の入級となったため，言語指導は長期休暇時の経過観察とした．学年が上がるにつれ行動面の落ち着きがみられるようになったが，学習面の問題が明らかとなり，再び小学校より紹介された事例である．

2) 経過

2歳児健診（歯科健診）時にことばの遅れを指摘され，市の発達相談へ紹介された．乳幼児二次健診を経て2歳10か月時に言語聴覚センターに来所となった．言語指導および作業療法を就学まで継続した．ことばの遅れ・構音不明瞭・偏食・こだわりがあり，行動の切り替えが苦手で，思うようにならないと癇癪を起こすことがあった．入学時のK-ABC心理・教育アセスメントバッテリーの結果では，継次処理76，同時処理104，認知処理90，習得度71という結果であり，総合尺度間の比較では，継次処理と習得度では有意差は認められなかったが，その他の側面では，同時処理＞継次処理，同時処理＞習得度，認知処理＞習得度という結果であった．

特別支援学級に入学後も，気持ちの切り替えが苦手であることから，対人トラブルが多かった．3年生になると行動面は落ち着きをみせ，対人トラブルは減少した．しかし，4年生になってもひらがなの読み書きが定着せず，教科書を用いた学習が積み重ならなくなり，本児自身，宿題を嫌がるようになった．日常会話では好きなアニメの話

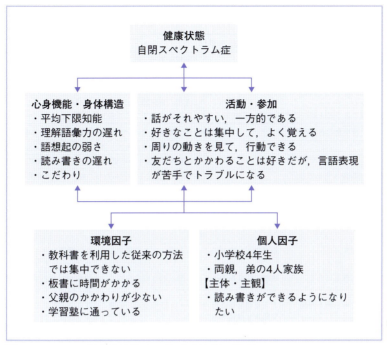

図 3-8　ICF の概念的枠組みに基づく情報の整理
〔畦上恭彦：特別支援教育における地方公共団体・学校・家庭・言語聴覚士（ST）の連携．コミュニケーション障害 28：116-127, 2011 より〕

題などを一方的に話すことが多く，発話内容は擬音語，擬態語や指示語が多く，表現語彙が少なかった．また，カードゲームへのこだわりや偏食，感覚過敏が依然として認められた．

3) 再来所時評価結果（生活年齢 9 歳 1 か月）

WISC-Ⅲ知能検査では，言語性 IQ（VIQ）75，動作性 IQ（PIQ）90 と言語性が動作性より低かった．PVT-R 絵画語い発達検査では，語彙年齢が 6 歳 8 か月（評価点 3）で理解語彙力の遅れが認められた．

また，K-ABC では継次処理 78，同時処理 86，認知処理 80，習得度 64 という結果であった．尺度ごとにみると，継次処理結果では「手の動作」（評価点 11）から視覚的な短期記憶は良好である．一方，数唱が 3 桁まではできたが，4 桁以上は難しいことなどから，聴覚的な短期記憶の弱さを示していた．同時処理では，絵の統合は良好であったが，語想起の問題がみられた（例：炊飯器は「米を入れて温めて」）．習得度結果からは全体的に遅れを認めた．「ことばの読み」は，ひらがな 5/6，カタカナ 2/6，漢字 0/6 で，文字習得の遅れを認めた．

4) 再来所時の指導方針

特別支援学級担任との情報交換などを行いながら，**ICF** の概念的枠組みに基づき情報を整理した（図 3-8）[4]．

これらの評価結果を踏まえ，得意なことを生かし，自信をつけることを目標に，以下のような方針を立てた．

(1) 国語指導を中心に個別指導計画を作成
① 語彙の拡大
② 読み聞かせによる学習法への変更
③ 漢字指導

(2) 学校・家庭・医療機関の連携
① 言語聴覚士と特別支援学級担任が月 1 回の話し合いをもち，指導内容・方針について検討

表3-4 子どものよいとこ探しのサポート計画例

作成日 X年11月○日

子どもの名前	A君（9：○歳）	保護者の名前	A君母	所属	○○小学校

○この1年の子どもの成長とよいところの確認	
・動作性課題が得意である．視覚的継次処理も得意．	・学校にもって行くものを思い出せる．
・学校での様子を家庭で報告してくれるようになる．	・人の心情を考えられる．表情を読む．
・身なりを気にするようになる．	・学習に対する意欲的な姿勢が出てきた（算数）．
・何とか自分の気持ちを表現しようとする．ことばを探して使う．	・役割，責任感が出てきている（登校班）．
	・失敗に少しずつこだわらなくなる．

○子どもの困っていること，苦手なこと，不得意なこと	← 小さな大きなよいとこ探し（こんなとき，あんなときはできてたね）
① 読み書きが苦手	① 読み聞かせを行うことで，2，3年生レベルの読解問題を解くことができる．
② 語彙力の不足（PVT-R　VA6：8レベル　SS 3）	② 語彙の意味を絵や実際に行うことで理解し，定着がはかれる．
③ 聴覚的短期記憶が苦手（順唱3桁まで良好）	③ 短いことばで提示したり，絵を用いて提示するなど視覚的な補助手段を用いれば理解が可能となる．手にメモをとれるようになる．
④ 公文教室，九九，宿題プリント5枚だと課題量が多くてできない．	④ 公文教室と連携し，課題量を減らすなど本児に合わせた対応をはかってもらう．

目標

小学校	家庭	センターST
・語彙力，表現力の向上を目指す．	・親が生活の中でのことばの使い方を意識する．	・定期評価を行う中で，子どもの認知特徴を明らかにし，学習の支援に役立てる．
・算数の単位，国語の理解の定着をはかる．	・地域の同年齢の子どもと触れ合う機会をつくる．	・学校が学習指導の方法について具体的に助言・指導をする．
・交流学級でのスケジュールやもち物を把握する．	・本人が得意なこと（スキー，工作など）に取り組ませ自信をもたせる．	・家庭で子どもとのよりよいかかわりができるよう助言する．

具体的取り組み（子どものよいところを活かす取り組みを考えましょう）

小学校	家庭	センターST
・日常生活で使うべき語彙や文型のモデルを示すとともに生活単元学習で取り組んだ活動を1学期に1つ取り上げ，指導した語彙や文型をまとめて引き継いでいく．	・親子，親同士で挨拶ことばを丁寧にする．	・定期指導（月1回）および面接，標準化検査，言語検査，読み書き評価の実施．
・先生方に進んで挨拶をすることが多くなってきたので，よくほめて自信をもってできるようにしていく．	・わくわくチャレンジ塾の活動に参加し，友だちと触れ合う機会をつくる．	・担任と定期的にミーティング（月1回）をもち，指導計画および結果についての検討を行う．
・算数は，日常に必要な単位（長さ，重さ，お金）の学習を中心に学習を進める．当該学年に近い学習に取り組んでいく．	・冬，休日に父とスキーに行く機会をつくる．	・家庭生活の状態をうかがい，それに応じた助言を行う（年4回）．
・1～3年生の国語の教科書や公文式長文読解のドリルを使い，教師が文を読み聞かせて内容の理解を促す．イラストがついた漢字カードや漢字が交じった短文を読ませて，漢字の読みの理解を進めていく（1年生の漢字から）．	・長期休業の宿題として工作に取り組む．	
・交流学級担任と協力し，朝の会や帰りの会でその日の予定や必要なもち物をわかりやすく伝えてもらう．手に書いたり，ミニスケジュールボードを使って特別支援学級担任に伝える．		

振り返り（具体的な取り組みでは，子どものよいところが活かせたかを，一緒に考えてみましょう）　振り返り日 X+1年4月○日

【母親より】
・知らないことばについて聞いてくることが増えた．時計が読めるようになった．友だちとケンカをしても，友だちが謝ってくれると切り替えができるようになった．
・手に書かなくても，「17時に帰ってきてね」など簡単な指示を覚えられるようになった．

【担任より】
・理科（交流学級）で習った星座に興味をもち，積極的に覚えることができた．また，他人とのコミュニケーションのきっかけに使えるようになった（「何月生まれですか？」「○○座ですね」）．「ポケモン図鑑」を読もうとするようになった．
・学習に意欲的に取り組むようになった．漢字学習に興味がもてるようになってきた．「1分間スピーチ」では適切な表現が増えた．
・交流学級のスケジュールやもち物の把握はできている．

② 家族と一緒に「個別の指導計画・子どものよいとこ探しのサポート計画」を作成(表3-4)
③ 1年後の再評価

5) 指導方法

評価結果に基づき, 本児の月1回の外来時に特別支援学級担任も同行し, 言語聴覚士の指導の見学後にミーティングを行った. 言語聴覚士は学校で実施する指導方法などについての見本を示し, 担任に確認してもらった. その指導方法をもとに, 担任とは国語を中心に以下のような個別指導計画を作成した.

(1) 語彙の拡大

語彙力はすべての教科学習に必要なものと考え, 教科書や生活単元学習の中で出てくる語彙について指導を行った. たとえば, 生活単元学習のホットケーキづくりの授業では, 手順のイラストや調理器具の実物をみながら, それぞれの名前を覚えるよう指導した. また, 理科の授業は交流学級で受けていたため, 特別支援学級では実験器具の名前や「蒸発」「固体」「液体」などの抽象語の意味理解を促し, 予習したことが交流学級で活かせるように指導を行った.

また, 動作語(例:「切り分ける」「飲み干す」など)は, 実際に言語聴覚士・教師がその動きの見本を見せ, 本児に模倣させたり, 絵と短文のマッチングで定着をはかった.

(2) 黙読から読み聞かせによる学習方法への変更

教科書や本は教師による読み聞かせを行い, 全体の内容把握を促すよう指導を行った. テストや問題集は, 言語聴覚士・担任が問題文を読み聞かせ, 本児が口頭で答えたものを文字にして見せ, 本児に視写させる方法で行った. また, 語彙力の不足から口頭で答えることが難しいときには, 選択肢を与えて答えるという方法で行った.

(3) 漢字指導

漢字は, 書くことよりも「読むこと」と「意味を理解すること」を目標として指導を行った.「意味から覚える漢字イラストカード」(かるがも出版)を使い, 意味を介して漢字の読み方も覚えるよう指導した. また, 短文づくりを行い, 漢字の意味理解の定着をはかった.

(4) 学校・家庭・医療機関の連携

家庭との連携をはかることを目的に,「個別の指導計画・子どものよいとこ探しのサポート計画」を作成した. 計画には,「この1年の子どもの成長とよいところの確認」「子どもの困っていること, 苦手なこと, 不得意なこと」「小さな大きなよいとこ探し」「学校・家庭・医療機関の目標」「具体的な取り組み」「振り返り」の欄を設けた. 作成は特別支援学級担任, 保護者, 言語聴覚士で行い, 学期ごとに検討および見直しを行った(表3-4).

6) 指導結果

(1) 語彙の拡大

調理器具の名前や調理のときの動作語は, 実際に手に触れたり, 経験をすることで語彙の定着がみられた. 中には実物を見ても名前が思い出せないものもあったが, 多くの道具の中から目的の物を正しく選ぶことが可能となった. 動作語は絵と短文のマッチングで可能となった. また, 日常会話の中で学習した語彙の表出がみられるようになった(例:「牛乳を飲み干しました」). 1分間スピーチの中で, 擬音語・擬態語が減り, 複雑な表現を用いることが増えた(例:「肉厚なさしみを食べました」「嬉しいような残念なような微妙な気持ちでした」). 語彙に関心をもつようになり, 積極的に意味を確認するようになった(例:「ブルーな気持ちってどんな気持ちですか？」「効果的ってどういうことですか？」).

(2) 読み聞かせによる学習法

学習方法を変えたことで, 読解問題に取り組むことができるようになった. 説明文は内容を理解し, 正しく答えられるようになった. しかし, 物語文は登場人物の気持ちの読み取りや状況理解が難しかった. また, 自分では読もうとしなかった長編の本を読んでほしがるようになり, 好きな

表 3-5 指導後評価結果

検査名	再来時評価	指導後評価
絵画語い発達検査	語彙年齢6：8，評価点　3	語彙年齢8：9，評価点　6
WISC-Ⅲ	FIQ 80，VIQ 75，PIQ 90 （言語理解78，知覚統合92， 注意記憶79，処理速度83）	FIQ 92，VIQ 81，PIQ 106 （言語理解83，知覚統合105， 注意記憶82，処理速度99）
K-ABC	継次処理：78±9 同時処理：86±7 認知処理：80±6 習得度　：64±5	継次処理：　78±10 同時処理：100±9 認知処理：　89±8 習得度　：　67±6

キャラクターの本は自分でも読もうとする意欲がみられた．テストでは，本児の理解度を教師が正確に測れるようになった．

(3) 漢字指導

意味（絵）を手がかりとして，1年生の漢字を覚えることができた．覚えた漢字は短文の中に入れて読むことも可能となった．

(4) 学校・家庭・医療機関の連携

「子どものよいとこ探しのサポート計画」の作成では，言語聴覚士の評価結果や学校・保護者の情報をもとに，効果的な指導・支援を計画することができた．また，保護者が計画に携わることで，指導の目的を理解し，家庭の協力が得られやすくなった．半年後の見直しでは，保護者が意識的に子どもの成長に目を向けることができるようになった．また，保護者から家庭の様子を聞くことで，指導効果が日常生活にも般化されていることを確認することができた．

7) 再評価結果

絵画語い発達検査（PVT-R）において語彙年齢が6歳8か月（評価点3）から8歳9か月（評価点6）となった．WISC-Ⅲにおいて言語性IQ，動作性IQともに伸びが確認された（表3-5）．下位検査結果では，知識がSS 3からSS 7，単語SS 6からSS 8となり，語彙指導による効果が確認された．知覚統合面においても92から105となった．理科の実験などでは視覚的教材を多く用いることで，提示された課題をよく観察し細部まで把握できるようになったと考えられる．

引用文献

1) ヴィゴツキー（著），土井捷三，他（訳）：発達の最近接領域の理論—教授・学習過程のおける子どもの発達．三学出版，2003
2) 石田宏代：特別支援教育における言語聴覚士の役割．言語聴覚研究 4：31-36，2007
3) 藤野　博：軽度発達障害児へのコミュニケーション支援—特別支援教育における言語聴覚士の役割．言語聴覚研究 3：127-134，2006
4) 畦上恭彦：特別支援教育における地方公共団体・学校・家庭・言語聴覚士（ST）の連携．コミュニケーション障害学 28：116-127，2011

C 通所における取り組み

1 通所施設の特徴

通所施設は，医療機関ではなく，福祉施設である．医療の分野での1単位20分で何単位という保険点数上の時間の区切りはなく，1日の生活の流れの中で，具体的な体験を通して，小集団での指導がなされる．個々の子どもに合わせて遊びの場を提供し，子どもが無理なく集団場面に適応できるような配慮がなされる．幼稚園や保育所の集団では難しい個々の障害への対応が可能な場である．

子どもの発達に何らかの心配がある場合，また

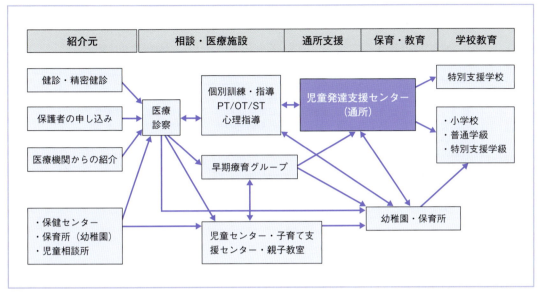

図 3-9 通所への大まかな流れ（例）

は健診などで何らかの問題の指摘がなされたとき，保護者は通常，保健師，小児科医，臨床心理士，言語聴覚士などに相談する．そこから必要に応じて専門的支援につなげることになる．初期対応で大切なことは障害の有無の判定ではなく，子どもの発達を支えるために何が必要で何が大切であるかを保護者の相談に応じながら示すことである．また育児における不安を軽減し，子どもの成長を楽しみにできるように支援することである．この早期の専門的支援と通所（必要な場合）がよい連携をとることが，通所のスタートにとって重要である．保健師，臨床心理士，言語聴覚士，保育士などの専門職の早期対応における連携が地域で求められる．

通所施設をめぐっては今世紀に入ってからさまざまな法改正があった．従来の措置制度では，行政が公的責任において障害児を通園に「措置」するものであったが，現行の**児童福祉法**では，利用者がサービス提供者と「契約」することによって通所サービスを受ける仕組みとなっている．新しい流れの中で，特に**児童発達支援事業**は，施設基準も比較的緩やかで民間の会社も参入するところとなり，数も増えている．

2 通所施設の人員配置

通所施設の直接処遇職員は，児童指導員，保育士，訓練士などである．人員配置は，児童福祉法に定められる．言語聴覚士の配置が必須であるのは，難聴児を主な対象とする**児童発達支援センター**のみである．

知的障害児や肢体不自由児の通所施設では，言語聴覚士を言語・コミュニケーションの評価や指導のために配置しているところもある．あるいは利用者が外部の医療機関で個人的に言語聴覚療法を受けているケースもある．また，児童発達支援事業では，言語聴覚士を配置するところも徐々に増えてきている．

3 知的障害児の通所施設

知的障害児や発達障害児を主として扱う通所施設（**福祉型児童発達支援センター**）の例をあげる．通所をめぐる大まかな流れを図 3-9 に示した．通所に至るまでの経緯はさまざまである．言語聴覚士は，地域差もあるが，健診，精密健診，医療機関での検査，個別指導，早期療育グループ，児童

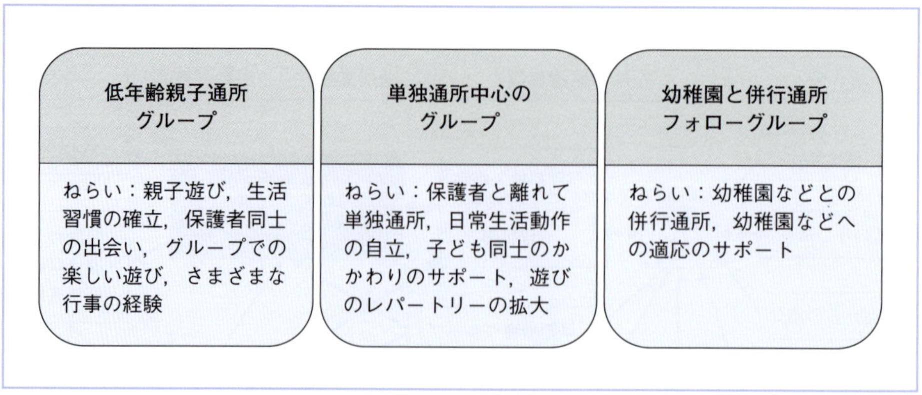

```
┌─────────────────────────────────────────────────────────────┐
│  ┌──────────────┐   ┌──────────────┐   ┌──────────────┐    │
│  │ 低年齢親子通所 │   │ 単独通所中心の │   │ 幼稚園と併行通所│    │
│  │   グループ    │   │   グループ    │   │ フォローグループ│    │
│  └──────────────┘   └──────────────┘   └──────────────┘    │
│  ねらい：親子遊び，生活  ねらい：保護者と離れて ねらい：幼稚園などとの│
│  習慣の確立，保護者同士  単独通所，日常生活動作 併行通所，幼稚園などへ│
│  の出会い，グループでの  の自立，子ども同士のか の適応のサポート      │
│  楽しい遊び，さまざまな  かわりのサポート，遊び                      │
│  行事の経験             のレパートリーの拡大                         │
└─────────────────────────────────────────────────────────────┘
```

図 3-10　知的障害児，発達障害児通所施設のプログラム

発達支援などにかかわる可能性がある．

知的障害児，発達障害児を対象とする通所施設のプログラムの例を図 3-10 に示した．

「低年齢親子通所グループ」は，低年齢児（1，2歳児程度）を対象とした親子通所のグループである．通所の第一段階ともいえる．保護者は，子どもの障害とどう向き合ってよいかわからず，不安や孤独の中で育児のストレスを抱え込むことが多い．しかし，通所することで仲間と出会い，楽しい親子遊びを学び，少しずつ子どもの成長を喜び合えることで前向きになることが多い．また，通所することで生活のリズムが整うことも大きなメリットである．保育士や児童指導員から育児上の悩みへの助言も得られる．

「単独通所中心のグループ」は，幼稚園などに通う年齢になっても健常児集団への適応が難しい場合に，幼児期の集団生活を支える主要な場となる．親子通所も設ける場合もあるが，多くの場合単独通所である．子どもの状態に合わせ，子どもが楽しめるプログラムが用意される．保護者と離れて通所することで，さまざまな面で自立が促進され，スタッフや友だちとのかかわりも豊かになる．保護者にとっても，子どもと離れ，気持ちをリフレッシュして子どもと向き合える意義は大きい．

フォローグループは，幼稚園・保育所に通いながら，併行通所するものである．小集団で子どもの興味・関心や，子どものペースに沿った活動や遊びを提供する．健常児集団への適応をサポートする役割を担っている．

4　知的障害児通所施設と言語聴覚士のかかわり

知的障害児の通所施設への言語聴覚士のかかわり方には大きく 3 つのパターンが考えられる．

① 個別のセラピーを行う（言語・コミュニケーションの評価訓練と生活場面への助言）．
② グループの保護者勉強会の講師や助言者として保護者支援をする．
③ コンサルテーションとして通所の職員，併行通園する幼稚園・保育所の相談に応じる（保育所，幼稚園への支援としては，**保育所等訪問支援事業**がある）．

これらのかかわりすべてのベースとして必要なのは，子どもの家庭や通所での様子について十分に把握することである．実際，通所施設の職員や保護者が言語聴覚士に求めているのは，園生活や家庭でのことばやコミュニケーションにおける具体的配慮である．言語聴覚士は，個別の言語評価やセラピーを行うだけでなく，子どもの言語やコミュニケーションについてその実用面への助言が

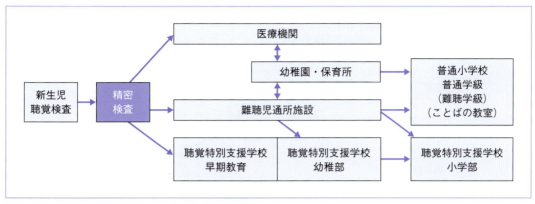

図 3-11 新生児聴覚スクリーニング検査後の流れ

適切に行えるかどうかが問われる．幼稚園などに併行通園する子どものためには，幼稚園などとも連携する．

就学前には，言語・コミュニケーションを評価し，他職種（保育士，心理士，作業療法士など）と連携して集団参加の様子も含め総合的に就学先を検討する．そのために保護者と十分に話し合う必要がある．一般に通所での指導の必要性の比重が大きい場合，特別支援学校への移行が望ましく，保育所，幼稚園への適応がスムーズであれば普通学級や特別支援学級を検討する．保護者の同意があれば就学先への十分な情報提供も重要である．

5 難聴児通所施設

昨今は，**新生児聴覚スクリーニング検査**の普及により難聴児の早期発見が促進されており，0 歳児から対応している難聴児通所施設が多い．しかしその数は全国でも二十数か所と少なく，早期療育を担う場や人材は不足している．新生児聴覚スクリーニング検査後の流れを図 3-11 に示した．

産院で新生児聴覚スクリーニング検査を受け，結果が refer（要再検）であった場合，精密検査機関に紹介される．精密検査で難聴と診断されると，療育施設や聴覚特別支援学校早期教育で指導が開始される．軽中等度難聴の場合は，医療機関でフォローが継続される場合もある．新生児聴覚スクリーニング検査未受診や新生児聴覚スクリーニング検査でパスしたあと，難聴と診断される場合もあるので要注意である．

難聴児の通所施設は，補聴し聴覚活用のうえ，難聴児の個別および集団指導を行っている．聞こえの程度や発達に即してことばやコミュニケーションそして社会性の発達も促進する．音声言語の獲得が順調に進めば，幼稚園や小学校へのインクルージョンを進める．通所で出会った仲間は，ことあるごとに助け合える仲となる．

聴覚特別支援学校の早期教育，幼稚部は，地域差もあるが視覚的コミュニケーション手段を豊富に用いる指導であることが多い．手話や指文字の使用は，同じ手段でのコミュニケーションが必要なので毎日学校に通うことが基本である．

重要なことは，個々の難聴児にどのような指導が適切であるかを見極めることである．実際，①発見の遅れ，②発達障害などの重複，③家庭環境の問題（両親が共働き，兄弟が多い，家族の病気など），④聴力レベルの割に聴覚活用が進まない（人工内耳の効果にも個人差がある），というケースが少なくないので，個々に合わせたオーダーメイドの指導が必要であり，幼稚園，保育所，聴覚特別支援学校との連携が重要である（図 3-12）．

それ以外にも図 3-12 に示されているように，

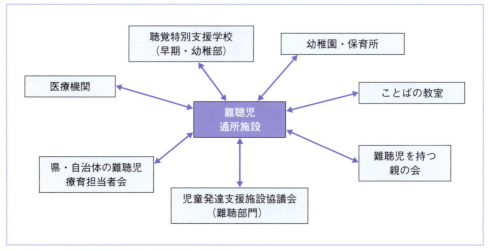

図3-12 難聴児通所施設の他機関との連携

さまざまな連携が必要である.「医療機関」については, 聴力増悪や中耳炎の際に速やかに受診する必要がある. 人工内耳の検討や手術後の連携も重要である. 普通小学校の普通学級にインクルージョンする場合は,「ことばの教室」に幼児期の指導経過を情報提供し, 普通学級での**情報保障**や**聴覚補償**などの**合理的配慮**について助言する.「難聴児を持つ親の会」は, 経験豊かな保護者の経験談や社会人となった難聴者の講演など難聴児の子育てを支援している. 家族や兄弟も参加できる行事を企画することもあるので, 積極的に参加を勧める. また,「県や自治体の難聴児療育担当者」が集まり, その地域の難聴児療育の動向を確認したり, 福祉制度の改正がある場合は,「児童発達支援協議会」と連携し施設のあり方について検討する.

このように通所施設は, 施設内の指導だけでなく, 他機関と連携し, 難聴児が家庭, 小集団, そして健常児集団あるいは同障の集団でことばやコミュニケーションの力をつけ, 徐々に地域生活に適応できるように支援する役割をもつ.

6 事例

■両側100 dB 重度難聴の女児

産院にて新生児聴覚スクリーニング検査を受け両側 refer(要再検)となった.

生後1か月に精密検査機関でABRを行い, 高度難聴と診断された. 3か月で片耳補聴器装用し, 7か月で両耳補聴器装用した. 精密検査機関で難聴ベビーグループ指導を受けた. 10か月で難聴通所施設に相談し, 言語聴覚士の半年の個別指導後通所となった. 始めは保護者も表情が暗く, 本児もぐずることが多かったが, 通所を重ねるうちに仲間とのかかわりが深まり親子で楽しそうに通うようになった. 1歳児クラス, 2歳児クラス, 3歳児クラスに週2日通園した. 途中2歳7か月で人工内耳の手術を受けた. プレ幼稚園に通ったのち, 4歳で幼稚園3日と難聴通園2日通所した. 5歳児クラスでは, 幼稚園4日, 難聴通所1日と併行通園した. インクルージョンは順調で友達との会話も十分に成立したので, 小学校の普通学級に入学. デジタルワイヤレスシステムによる聴覚補償を行い, ことばの教室にも通っている. ことばの教室がクラス担任と連携をとっている.

通所で知り合った仲間は, 普通小学校, 聴覚特

別支援学校と進路はさまざまであるが，卒園後も一緒に旅行を楽しむなど，常に情報交換している．

この事例に対して通所施設で行った指導やサポートを示した．その内容を以下に示す．

- 直接指導：個別指導（聴覚管理，補聴，ことばやコミュニケーションの指導），集団指導（年齢に応じた社会性やコミュニケーションを育てる），生活指導，さまざまな行事．
- 保護者支援：個別面接，集団グループでの保護者指導，父親参観，保護者勉強会，難聴児を持つ親の会の紹介．
- 処遇会議など：個別支援計画の作成，ケース会議，クラスミーティング．
- 連携：幼稚園との情報交換会，聴覚特別支援学校の学校公開の紹介，医療機関と連携（特に人工内耳に関して），ことばの教室との情報交換会（就学時の資料作成と情報保障に関する助言）．

D 就学後の取り組み

1 放課後等デイサービスの背景と目的

就学後の言語・コミュニケーションの障害に対する支援は，多くの場合，学校教育の場における特別支援教育に引き継がれる．しかし，2012年の児童福祉法の改正で新設された**放課後等デイサービス**事業においては，障害のある児童や発達に心配がある児童に，就学後も療育を提供することができる．これはまだ始まったばかりの新しい取り組みであり，2015年に厚生労働省から「放課後等デイサービスガイドライン」[1]が出され，制度のあり方の向上への取り組みが行われているところである．事業の開設時に言語聴覚士などの専門職を配置する規定はなく，各事業所によって事業の展開の仕方はさまざまである．

放課後等デイサービスの目的は，放課後や夏休みなどの長期休暇中に，生活能力向上のための訓練などを継続的に提供することにより，学校教育と相まって障害児の自立を促進するとともに，放課後などの居場所づくりを推進することである．

2 放課後等デイサービスの利用者

利用者は学校教育法に規定する学校（幼稚園，大学を除く）に通学中の障害児で，福祉サービスとして対象になるのは0〜18歳である．引き続きサービスを受けなければ当人の福祉が損なわれる場合は満20歳まで利用が可能である．制度を利用すれば料金の負担は1割であるため，利用者の数は急増している．2015年9月の調査によると，放課後等デイサービスを利用している子どもの障害の割合は，発達障害が53.3％，知的障害が28.1％，身体障害が6.1％，重症心身障害が4.1％であった[2]．送迎サービスを利用すれば，利用者は学校が終わると事業所の送迎車で各事業所に向かい，サービスを受けたあと自宅まで送迎してもらうこともできる．

3 言語聴覚士と放課後等デイサービス

地域の中で子どもを支援するという理念に基づき，民間の営利団体やNPO法人，福祉事業所などさまざまな事業所がサービスを行っているが，現段階では言語聴覚士がかかわっている事業所は限られている．2017年4月以降，放課後等デイサービスの職員配置の基準が厳格化（➡ Side Memo 3）されたことに伴い，今後は言語聴覚士をはじめ多様な専門職の雇用の道も開けると期待されている．

> **Side Memo 3** 職員配置の基準の厳格化
>
> 2017年4月から，「置くべき従業者を児童指導員，保育士又は障害福祉サービス経験者とし，そのうちの半数以上を児童指導員又は保育士としなければならない」とされている．

4 事例

■ 言語聴覚士が常勤職員として採用されている神奈川県の社会福祉法人の取り組み

1) 言語聴覚士を採用している放課後等デイサービス「ぱれっと」[3]

神奈川県相模原市の社会福祉法人すずらんの会発達支援部門「ぱれっと」は，2003年に療育を行う事業所として開所された．開所当時から，「スタッフは言語聴覚士か臨床心理士の資格をもつ人に限られていた」という先進性は，ほかに類をみない．

現在，全スタッフ14名中7名が言語聴覚士であり，臨床心理士4名と事務スタッフ3名とが連携して支援を行っている．

2) 利用者の内訳

利用者の内訳は，全利用者336人のうち，就学前の幼児12.8％，小学生42.6％，中学生23.2％，高校生21.4％である．早期発見・支援のかけ声の結果として年少以下の幼児から支援が行われている．

また，学校・学級の種別では，小・中学校では特別支援学級に在籍する児童生徒が最多であるが，これは特別支援学級に籍を置くと通級による指導を受けることができないことに関連があると思われる．高校生は特別支援学校の生徒が8割以上を占めており，主に就労に向けての相談が多いことが特徴である．利用者のほぼ全員が「ぱれっと」がある地域の市内に居住しており，地域に根付いた支援が行われている．

3) 言語聴覚士の役割

放課後等デイサービスでは，言語聴覚士は言語・コミュニケーションなど言語聴覚士の専門領域の支援はもちろんのこと，地域におけるさらに幅広い支援と連携が求められる．例えば中学生では進学する高校選択の相談を受けたり，高校生には高校時代の過ごし方をアドバイスする．特別支援学校の児童生徒の支援では，特別支援学校の先生と連携して支援を行う．

このような対応をするには，言語聴覚士には情報収集力，地域の情報への精通，ケースワーク力，地域のネットワーク構築力，**地域との連携**力などが求められる．さらに，保護者のサポート（→ Side Memo 4）も忘れてはならない．

4) 支援の実際

「ぱれっと」では，どの利用者に対しても個別支援計画を作成している．発達支援委員会を半年に一度開催したうえで，その個別支援計画について医師，関連機関の職員，保護者の了解を得て，支援を実施することになっている．

個別支援計画の書式として実際に個別支援計画に記入した例を図3-13に示す．領域にはA〜Kまであり，そのどれにあたるかを記入したうえで，担当言語聴覚士が現在の所見（実態把握）と目標を記入する．半年後に，各目標の達成について評価の欄に記入し，次の個別支援計画の作成につなげる．このような進め方は教育領域の**PDCAサイクル**〔Plan（目標設定と計画）→Do（支援）→Check（評価）→Act（改善あるいは目標の再設定）〕に沿った方法論であるといえる．

実際の支援には個別の支援とグループの支援がある[4]．個別の支援は1回40分＋保護者面談10分で，6つ程度の課題を1人ひとりの子どもに合わせながら行っていく（表3-6）．言語聴覚士は主として言語と認知面の指導を行っている．グループの支援は1回40分で，主に社会性の獲得を目標としている（表3-7）．

Side Memo 4　保護者のサポート

保護者への対応は，子どもの支援と同等かそれ以上に重要である．子どもに関する情報をいただける機会ととらえ，丁寧に話を聞くことが大切である．現在は制度上保護者の相談だけを受けることはできないので，今後の制度の改善が待たれる．

2 支援の実際

部門長	管理者	担当者	児童発達支援管理責任者

社会福祉法人○○○の会　発達支援部門　個別支援計画

氏名　A　様　　　　　ケース担当者（　　）
【⦿言語聴覚士・臨床心理士】

プラン作成日　　年4月30日（学年 中1）	⦿評価年月日　　年　　月　　日

Ⅲ－A　長期目標　　発音の自己モニター力を高め，明瞭な発話を身につける．

Ⅲ－B　現在の所見（前期評価のまとめ・今期目標の根拠）　← 指導期間の終わりに記入する．

（構音に関して）
/ka/のつくことばをゆっくり言って，自分の音声と録音して聞くと，自己判定できるが，話しながら耳で聞いて訂正することは難しい．さらに練習すれば伸びが期待できる．

　　　　　　　　　　　　　　　　　　　　　　　　　　　　── 指導期間の終わりに記入する．

Ⅲ－C　短期目標（半年間の達成目標）	⦿評価
① 達成すべき目標 　/ka/を含む短い単語を流暢に話す． ── 下の欄から領域を記入する． 指導形態【⦿個別・グループ】 【F】指導内容・方法・配慮点など 　・語頭・語中・語尾　各10語 　・録音して自己判定する．	
② 達成すべき目標 【領域】── 同時に指導する領域があれば記入する． 指導形態【⦿個別・グループ】 指導内容・方法・配慮点など	

〜〜〜〜〜〜〜〜〜〜〜〜〜〜〜〜〜〜〜〜〜〜〜〜〜〜〜〜〜〜〜〜〜〜

領域：A.行動のコントロール，注意集中，B.運動面（微細運動，粗大運動），C.感覚面（感覚防衛，感覚鈍麻），D.認知面，E.理解面，F.表出面，G.非言語的コミュニケーション，H.ソーシャルスキル，I.学習態度および学力，J.身辺自立・生活習慣，K.遊び心・関心

その他の支援　必要に応じて，以下の支援を行う．
☐　所属する園・学校などを訪問して支援を行う【家庭連携加算対象】
☐　関係機関と連携して個別支援計画を作成する【関係機関連携加算（Ⅰ）対象】
☐　就学・就職先機関との連絡調整を行う【関係機関連携加算（Ⅱ）対象】
☐　家族・本人の相談援助を行う【事業所内相談支援加算】

本計画書は，児童発達支援管理責任者　　　　が，ケース担当者と相談のうえ作成しました．
この計画について児童発達支援管理責任者（　　　）より説明をうけ，同意し，交付を受けました．

担当者名を記入する　　利用者　　　　Aさん保護者サイン　　　　　　　　　　印

図3-13　個別支援計画の記入例

表3-6 個別の支援の例

Aくん，3歳(年少組)，ダウン症候群
- 「ぱれっと」に通い始めて1年3か月，毎週1回の個別の支援を受けている．
- 長期目標(1年間の目標)：全般的な発達の促進，コミュニケーションスキルの獲得
- 短期目標(半年間の目標)：① 簡単な言語指示(「おかたづけ」「きをつけ」「よーいどん」など)や名詞の理解，② 絵のマッチング(概念理解の拡大)，③ 手指を使う活動に取り組む
- ある日のスケジュール
  ① あいさつ・お名前よび
  ② 型はめ(絵のマッチング)
  ③ 人形に食べものを食べさせよう(名詞の理解)
  ④ ON-OFF リトミック
  ⑤ はさみの練習
  ⑥ キックボーリング
  ⑦ 保護者面談

表3-7 グループの支援の例

Bくん(小3)，Cくん，Dくん，Eちゃん(小4)
- グループの年間目標：① ルールを理解する，② 説明する・友達の話を聞く，③ 協力する
- ある日のスケジュール
  ① テーマトーク
  ② しりとりぐるぐるカード
  ③ つけたしお絵かき
  ④ ボールキャッチ
  ⑤ 保護者面談

　個別の支援の場では，子どもに合わせて刺激を統制し，スタッフの対応も手厚いため，子どもたちのとてもよい姿を見ることができる．しかし，週1回の支援で見る姿と，学校での様子が異なることは少なからず起こることである．子どもにかかわる複数の機関の担当者と情報を共有し，常に子どものありのままの姿を理解することが大切であろう．

引用文献

1) 厚生労働省ホームページ：放課後等デイサービスガイドライン(http://www.mhlw.go.jp/file/05-Shingikai-12201000-Shakaiengokyokushougaihokenfukushibu-Kikakuka/0000082829.pdf)アクセス日時：2018年1月8日
2) 朝日新聞：放課後デイサービス急増．2017年12月24日朝刊
3) 斎藤優子：地域の中で長期的な療育を ①地域の中で療育支援を行うということ．レッツ★特別支援9：16-21，2014
4) 斎藤優子：地域の中で長期的な療育を ②『ぱれっと』での療育．レッツ★特別支援10：14-19，2014

E 特別支援教育における取り組み

1 言語聴覚士の特別支援教育へのかかわり

　言語聴覚士が対象とする障害をもつ子どもが，文部科学省が掌握する教育の領域(幼稚園，小学校，中学校，高等学校など)において支援を受けるときに，言語聴覚士は必要に応じて支援を行うことができる．

　その際，教育の領域の用語や支援の概念は医学領域と異なることもあるので，その基本を理解しておくことが重要である．実際には，教育現場では言語聴覚士の専門性や役割はまだ十分に理解されているとは言いがたい状況にあり，理解の促進が望まれる．

2 特別支援教育とは

a 背景と現状

　「特別支援教育」とは，文部科学省によれば，「障害のある幼児児童生徒の自立や社会参加に向けた主体的な取組を支援するという視点に立ち，幼児児童生徒一人一人の教育的ニーズを把握し，その持てる力を高め，生活や学習上の困難を改善又は克服するため，適切な指導及び必要な支援を行うものである」と定義されている．

　わが国が国際社会の一員として「**障害者の権利に関する条約**(略称：障害者権利条約)」の批准に

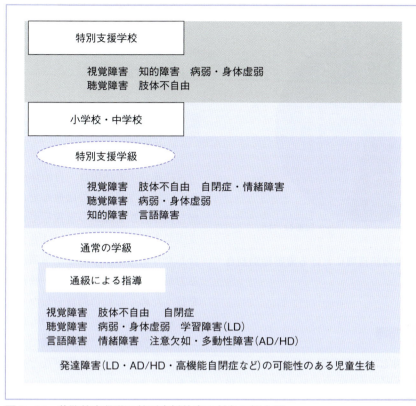

図 3-14　義務教育段階の特別支援教育の対象の概念図
〔内閣府：平成 26 年版　障害者白書．p47 を改変〕

向けて国内の諸制度を整備する一環として，2007年に学校教育法に「特別支援教育」が位置づけられた（障害者権利条約は 2014 年に批准された）．

条約に定められる一般的義務の 1 つとして，支援する側に，障害のある幼児児童生徒に対する**合理的配慮**が求められるようになった．特別支援教育では，知的障害のない発達障害者も支援の対象となる（図 3-14）[1]．この制度においては，教育と医療・福祉領域が連携することが重要とされ，言語聴覚士は「**外部専門家**」という肩書きで教育の場での活用が提言された．

b 特別支援学校

特別支援学校は，学校教育法第 72 条に定められる学校種の 1 つである．視覚障害，聴覚障害，知的障害，肢体不自由（運動障害），病弱（身体虚弱者を含む）のいずれかの障害がある幼児児童生徒に対して，幼稚園，小学校，中学校または高等学校に準じる教育を施すとともに，障害による学習上または生活上の困難を克服し自立をはかるために必要な知識技能を授けることを目的としている．近年は，地域の学校の幼児児童生徒に関する相談や支援を行う「**センター的機能**」も重視されている．

c 特別支援学級

特別支援学級は，学校教育法第 81 条において「小学校，中学校，高等学校及び中等教育学校に置くことができる」とされている学級である．対象となる障害は，知的障害，肢体不自由（運動障害），身体虚弱，弱視，難聴，言語障害，自閉症・情緒障害，その他障害で特別支援学級において教育を行うことが適当なものとされている．

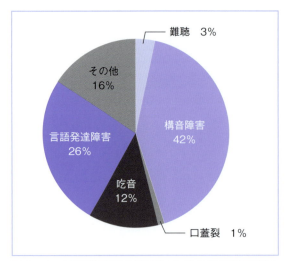

図 3-15 言語障害通級指導における障害種別割合（2017年）

d 通級による指導

通級による指導とは，学校教育法施行規則第140条に定められている「特別の教育課程」を指す．対象となる障害は言語障害，自閉症，情緒障害（➡ Side Memo 5），弱視，難聴，学習障害，注意欠如・多動性障害（AD/HD），肢体不自由，病弱および身体虚弱，その他障害である．主として各教科などの指導を通常の学級で行いながら，障害に基づく学習上または生活上の困難の改善・克服に必要な特別の指導を特別の場で行う教育形態である（➡ Topics 1）．

3 特別支援教育における言語聴覚士の役割

言語聴覚士の活用は，自治体によって違いはあるが，特別支援学校では進んできている．多くの場合は障害が重度かつ重複している事例に対する支援であり，言語聴覚士にはさまざまな知識を統合したり応用したりしながら個別のニーズに応える力量が必要である．また，教員と連携して支援を行うため，教員に助言をしたり教員の相談に対応するコミュニケーション力も重要である．

ケース会議では，専門領域である聴覚・言語・コミュニケーション・嚥下などについて，他職種にわかりやすく的確に報告することが求められる．外部に対してはセンター的機能を果たすという目的のもと，地域の幼稚園，小学校などに巡回相談に赴くこともある．

言語障害に対する通級による指導では，対象となる障害は主として構音障害，言語発達障害，吃音である（図 3-15）[2]．教育の側からは，言語聴覚士がもつこれらの障害の評価・指導についての専門的知識と経験が期待される．教員と連携しながら教育課程の中の限られた時間を最大限に活用する力量が求められる．

a 専門性を生かした助言や指導

特別支援教育の対象となる幼児児童生徒は，生涯一貫した支援が受けられることを目的に，**個別の教育支援計画**を立案することが義務づけられている[3]．

それに加えて，指導を受けるそれぞれの教育現場において**個別の指導計画**（図 3-16）[3] も作成される．言語聴覚士は主に実態把握（評価）（➡ Side Memo 6）について，教員の実態把握の際に助言し

Side Memo 5 自閉症と情緒障害

通級による指導において，自閉症は以前は情緒障害に含められていたが，現在は独立した障害として扱われている．情緒障害とは，心理的な原因で起こる障害，例えば選択性緘黙などを指す．

Topics 1 発達障害のある子どもの支援

通常の学級に在籍する知的障害のない発達障害のある児童生徒の支援は，2016年の発達障害者支援法の制定後，特別支援教育の大きな課題となっている．発達障害を早期に発見し，学校教育において適切に支援し就労に結びつけることで，発達障害者の自立および社会参加を目指す．

作成年月日	年 月 日			立　　　　　学校	
		個別指導計画（　　学期用）			
ふりがな 氏　名		性別	在籍学級	年　組	
			担任氏名		

本人・保護者の願い	
本人の願い	
保護者の願い	
本人の得意なこと	

児童・生徒の実態と目標		支援のヒント	指導の手だてと評価
学習			
全身運動・手指の動作			
生活			
対人関係			
学級経営			

学習の目標

図3-16　小・中学校の通常の学級における個別指導計画の書式例

たり，実際に評価を行って報告したりする．

また，特別支援教育担当教員に対する講習会や研修会の講師を担当して，言語・コミュニケーションその他の領域について専門的知識を伝達することもある．各自治体の教育委員会が組織する「教育支援委員会（就学相談委員会）」において幼児児童生徒の就学先について検討する際の助言も行うことがある．

b 他職種との連携

1人の子どもに対しては，担任の教員をはじめ，その子どものニーズに応じて多様なメンバーが支援にかかわっている．

たとえば1人の子どもにかかわる職種としては，言語聴覚士のほかに学校からは校長などの管理職，学級担任，養護教諭，特別支援教育コーディネーター，自立活動教諭（専門職）など，医療サイドからは担当医師や看護師，ソーシャルワーカー，福祉サイドとしては療育担当者やジョブコーチなど，その他放課後等デイサービスなどの担当者が考えられる．

1人の子どもについての気づきを共有するために支援会議を開催したり，必要に応じて学校に巡回して子どもの様子を実際に観察したりして，「子どもが，今いる場所で，安心して育ち，学んでいける」ことを目的に協働して支援にあたる．言語聴覚士も専門職として他職種と情報を共有し，対象となる子どもの支援の目標達成に向かって連携していくことが求められる．

4 事例

■特別支援学校における支援の実際（神奈川県の場合）

神奈川県は2008年から言語聴覚士，作業療法士，理学療法士，臨床心理士を県立の特別支援学校の「自立活動教諭（専門職）」として採用し，教員の身分で学校に配置している．校内支援に加え，特別支援学校のセンター的機能を発揮するために県内を5つのブロックに分け，ブロックごとにバランスよく専門職を配置して，地域の巡回指導などを行っている．

2018年1月時点では県立特別支援学校全28校中10校に言語聴覚士が配置されているが，神奈川県の場合は直接児童生徒を指導することはなく，児童生徒を担当する教員への助言が中心である．

自立活動教諭の業務は，主として①自立活動の指導への指導助言，②個別の指導計画の作成・評価への参加など，③地域の小・中学校などへの**巡回相談**などによる教育相談への対応である．①の指導助言については，教員からの相談を受け，児童の実態を評価して効果的な指導についてアドバイスを行う．

引用文献

1) 内閣府：平成26年版障害者白書．2017
2) 独立行政法人国立特別支援教育総合研究所：平成28年度全国難聴・言語障害学級及び通級指導教室実態調査報告書．2017
3) 文部科学省ホームページ：「個別の指導計画」と「個別の教育支援計画について」．(http://www.mext.go.jp/b_menu/shingi/chukyo/chukyo3/004/siryo/07092002/010/006.htm)アクセス日時：2018年1月8日

Side Memo 6 実態把握

学校教育の領域では，子どもの様子や状態を把握することを「実態把握」といい，医療の領域の「評価」と同等の意味をもつ．ただし，教育の領域での「評価」は「成績評価」を意味するので，注意が必要である．

F 肢体不自由および重症心身障害への取り組み

1 対象となる児

本項で対象となるのは，**肢体不自由**（→ Side Memo 7）および**重症心身障害**（→ Side Memo 8）である[1]．その原因疾患は，脳性麻痺などの胎生期から周産期の**中枢神経系の損傷**，脳炎後遺症や頭部外傷など**出生後の脳障害**，染色体異常症や神経筋疾患など**染色体や遺伝子の変異によって生じる遺伝性疾患**である．なお，本項の肢体不自由とは，他の障害の重複を含む．

2 障害と発達の特性

対象児は**姿勢**と**運動**の機能障害を有する．特異的な筋の緊張状態を示し，運動に必要な**感覚情報**を適切に受け入れられないため，姿勢を適切に保ち効率的に運動することに困難を示す．粗大運動は遅れて発達し，その運動レベルは，日常的に座位が不可能で臥位で過ごすレベルから，自力座位が可能で歩行以外の移動が可能なレベル，自力での立位・歩行が可能なレベルまで障害の重症度の違いにより個人差が大きい．

基礎疾患は，しばしば合併症や重複する障害を伴う．知的能力障害，てんかん，視覚や聴覚の感覚障害，注意や行動の障害などにより，臨床像はさまざまな様相を呈する．

対象児の多くは，発達の初期から哺乳や食べることにつまずく．脳性麻痺や重症心身障害では摂食嚥下にかかわる運動および呼吸機能や感覚に問題がみられる．染色体異常症などの遺伝性疾患では口蓋裂など口腔や食道などに形態異常が認められ，感覚の問題も重複する．乳幼児期には摂食嚥下機能の発達がみられるものの，加齢に伴う摂食嚥下機能低下の時期は早期におとずれる．これに伴い摂食嚥下機能も早期に低下する．特に脳性麻痺や重症心身障害は**二次障害**（→ Side Memo 9）による機能低下が著しい（図 3-17）[2,3]．

知的能力は正常域～重度の障害まで幅広い．多くは発達の遅れがありながらも緩やかに発達する．重度の知的能力障害がある場合は，表象や象徴機能の獲得に至らない場合がある．

言語・コミュニケーションの発達は，発達の初期から停滞しやすい．表情やまなざし，指さしや身振りなどの表出行動が乏しく，子どもの意図がわかりにくい．通院に時間を要し，子どもと向き合う時間を十分に確保できないなど，対象児自身のコミュニケーションを阻害する要因と養育者を含む環境的要因によって，コミュニケーションの基盤となる母子相互関係は停滞しがちである[4]．このことは乳児期以降の発達過程におけるコミュ

Side Memo 7～9

7：肢体不自由
　先天的か後天的かを問わず，四肢の麻痺や欠損，あるいは体幹の機能障害のため，日常の動作や姿勢の維持に不自由のある人を指す．なお，本項では肢体不自由以外に知的障害，てんかん，感覚障害である聴覚障害や視覚障害，摂食嚥下障害などを併せ有する場合を含んでいる．

8：重症心身障害
　児童福祉法第 7 条に，重度の肢体不自由と重度の知的（能力）障害を重複している状態であると規定されている．診断名ではなく，定義のための具体的な基準はないが，一般的には大島の分類[1]の区分 1～4 に相当する．このうち，呼吸管理や栄養摂取に関する濃厚な医療的ケアや介護を要する対象を超重症児・者，準超重症児・者とする．

9：二次障害
　脳性麻痺児や重症心身障害児は身体の成長に伴い，脊柱や胸郭の変形，咽頭部の形態変化，呼吸障害，胃食道逆流症が認められる．

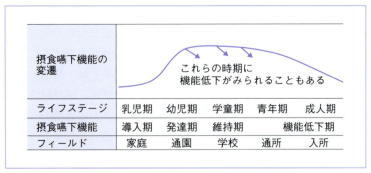

図3-17 重度重複障害児のライフステージと摂食嚥下機能
ライフステージでみられる摂食嚥下機能の変化を示した．対象児の個々の状態により摂食嚥下機能の低下の時期は異なる場合もある．
〔高見葉津：ライフサイクルと摂食・嚥下機能の変遷．日重誌30：35, 2005より改変〕

ニケーション意欲や態度に影響を及ぼす．言語理解面では，運動障害に起因する身体の感覚情報の受け入れの拙さや生活経験の不足によって，理解語彙の数が少ない，種類が偏るなどの特徴がある．話しことばを獲得した子どもは，声，プロソディ，鼻腔共鳴および構音の問題により不明瞭であることが多い．一方，話しことばの獲得には至らないが，時間をかけてシンボルや文字を習得する子どももいる．

障害が重度である場合は，生命維持のために気管切開，胃瘻造設などの外科的治療や，吸引，経管栄養（➡ Side Memo 10）などの**医療的ケア**を要する場合もある．進行性疾患は，一度獲得した運動機能が徐々に低下する特徴をもつ．

3 地域における支援

a ライフステージと生活のフィールドの視点に立った支援

子どもたちは発達の初期から合併症などの治療のほか，継続的な**療育**（➡ Side Memo 11）を開始する．乳児期の子どもの生活基盤は家庭であるが，やがて通所施設や学校などの社会集団に所属し，成長の節目ごとに生活環境は変化していく（図3-18）．

1) 生活のフィールド

高見[4]は，子どもや家族を取り巻く環境は，時代性と地域性を反映すると述べている．昨今，乳

 Side Memo 10〜12

10：経管栄養
胃瘻や腸瘻，経鼻経管栄養により胃や腸に栄養剤やペースト状の食物などを直接注入して，栄養を摂取する．

11：療育
肢体不自由および重症心身障害児の療育は，機能的なリハビリテーションや子どもたちが生活や遊びを共にするなど，医療的，教育的，福祉的な援助を通して，障害の重症度に応じて潜在能力を発揮しながら家庭や地域社会で生活することを目指す．

12：医療型児童発達支援センター
医療機関の体制をベースとして，肢体不自由児および重症心身障害児らの障害による病気の治療，療育を行う．スタッフは，医師，看護師，理学療法士，作業療法士，言語聴覚士，保育士，臨床心理士，ケースワーカーなど，多職種で構成される．

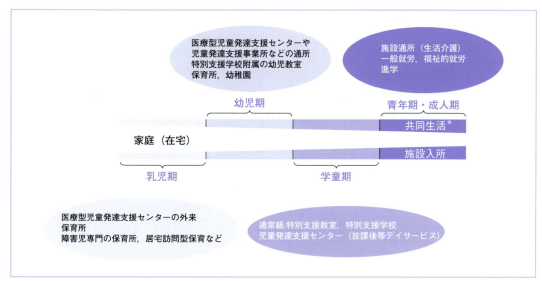

図3-18 ライフステージと生活のフィールド
＊共同生活（グループホーム）

幼児期の肢体不自由児，重症心身障害児らの養育環境は，法の整備や社会情勢を受けて多様化している．

乳幼児期の療育は，主に医療型児童発達支援センター（→Side Memo 12）で養育者が同伴して行われる．福祉型児童発達支援センターや児童発達支援事業所で行われることもある．療育機関と併用して保育所や幼稚園に通う（**並行通園**），あるいは聴覚や視覚などの障害に特化した特殊教育機関を利用する場合がある．

一方で，両親ともに就労する家庭が増加し，乳児期より保育所に通う子どもが増えている．大都市圏では，肢体不自由児や医療ケアを必要とする重症心身障害児らを対象とした**障害児専門の保育所**や**居宅訪問型保育**が開設され，そのニーズが増加している[5,6]．

学童期から**青年期**にかけては，普通校の通常級，特別支援学級，特別支援学校で教育を受ける．放課後や休日は**放課後等デイサービス**を利用し，自宅近隣の児童発達支援センターで障害をもつ地域の子どもたちや施設職員と過ごしたり，ヘルパーとともに外出する機会をもつようになる．家庭や学校とは異なる時間，空間，人，活動や社会的経験を通して，社会性の広がりや機能の獲得，維持が期待できる．さらに，養育者以外の人の援助を受けて生活する時間が増えることは，精神的，身体的自立へ向かうことになる．

成人期の生活のフィールドは，障害の重症度や医療ケアの有無によって在宅，入所（療養介護），通所（生活介護），グループホーム（共同生活援助）など多岐にわたる．一方，仕事に従事する場合，その多くは福祉的就労（就労移行支援および就労継続支援）であるが，大学等で高等教育を受けた後，一般就労する場合もある．

b 言語聴覚士が行う支援

言語聴覚士の肢体不自由および重症心身障害を有する子どもたちへの支援は，乳児期から成人期に至るまで長期にわたる．主な支援内容は，摂食嚥下機能，認知・言語コミュニケーションの発達，コミュニケーションスキル，発声・発話に関するものである（表3-8）．脳性麻痺児の乳児期から成

表3-8 生活のフィールドにおける言語聴覚士の主な支援内容

	支援内容
摂食嚥下機能	・機能の発達期，維持期，機能低下の兆候を見極め，適切に対応する． ・誤嚥や窒息の危険を回避した経口による栄養摂取方法の情報を介助者に伝達する．
認知・言語・コミュニケーション発達	・視・聴覚機能に配慮してかかわる． ・子どもの興味・関心に合わせて外界に積極的にかかわる力を引き出す． ・子どもの表出行動を読み取り，応答するコミュニケーションの基礎を子どもにかかわる大人と共有する．
コミュニケーションスキル	・生活の場において発達に応じたスキル(ノンテク，ローテク，ハイテク)＊を用いる機会を広げる．
発声・発話	・発話環境を調整する． ・聞き手が，子どもの発話特徴に慣れることで，より多くの内容を聞きとることができる．

＊ノンテク：表情，視線，身振り，ジェスチャー・サイン，指文字，空書，口述文字盤など．
ローテク：実物，絵，飲食物パッケージ，写真，シンボル，文字などを文字盤(玩具を含む)，コミュニケーションボードやブックに発展させる．
ハイテク：携帯用会話補助装置[voice output communication aid(VOCA)を含む]，重度障害者用意思伝達装置など．

表3-9 食事に関するライフステージの留意点

乳児期	・食べる経験の開始時期 ・食事指導の早期開始は脳の可塑性と育児支援として貴重な時期
幼児期	・摂食機能発達期 ・食に関する経験を広げ，就学に向けての準備をする時期
学童期	・摂食嚥下機能の維持期 ・学校での食事摂取への適応 ・社会生活経験の広がりの時期
青年期 成人期	・摂食嚥下機能の維持を目指す ・摂食嚥下機能低下への対応をする時期

子どもによって機能低下する時期が異なることがあるので，個々の状況に応じて対応することが必要なこともある．
[高見葉津：重い障害のある子ども達の食べることへの支援とより豊かに生きることを考える．コミュニケーション障害学31：22-28，2014より改変]

人期の成長段階と，生活のフィールドに即した言語・コミュニケーション発達の支援の実際については成書を参照されたい[4]．

子どもの発達的変化を的確にとらえ，生活年齢に伴う生活のフィールドの変化や広がりに合わせて子どもの能力が十分に発揮できるよう支援することが重要である．

1) 摂食嚥下機能に対する支援

肢体不自由を有する子どものほとんどが，摂食嚥下機能にかかわる支援を必要とする．食事の問題を子ども自身の問題(食事姿勢，摂食嚥下機能，口腔周辺の感覚，認知・コミュニケーションおよび心理面，健康状態など)と子どもを取り巻く食事環境の問題(食事用椅子，食物内容，食器，介助方法)に分けて多角的にとらえて整理し，食事姿勢，食形態，介助方法の3つの観点からアプローチする．

各ライフステージで摂食嚥下機能の様相や障害の程度は変化するため，それに応じて支援内容も変化する(表3-9)[3]．年少の時期は個々の機能に応じて発達を促進し，身体機能や生活年齢を考慮しながら，摂食嚥下機能の上限を見極めて維持に努める．機能低下の兆候を見逃さないで，食事の安全を維持して食べ続けられるように対応する．

重度の運動障害による摂食嚥下機能の低下に伴い，経口摂取から経管栄養へ栄養摂取方法の変更を迫られる場合がある．食べることを断念することに葛藤する本人と養育者に対して，機能低下の現状に寄り添いつつ，経管栄養を受容できるように支援することも言語聴覚士の重要な役割である．

2) 認知・言語・コミュニケーションに対する支援

初対面の子どもは，慣れない空間では精神的に緊張し，消極的な態度をとりがちである．初回評価にあたっては，対象児が好む玩具や遊びで子どもの表出行動を促し，それに共感しながら，やりとりのきっかけをつかむとよい．さらに運動障害

に伴う遊びや経験の不足，偏りを軽減することに配意する．また，検査結果や行動観察など言語室で得られた情報に，養育者から普段の生活の様子を聴取したものをあわせて，子どもの全体像を把握する．

言語評価にあたっては運動障害による不利をできるだけ軽減するよう，斜面台など道具の工夫や指の代わりに視線で指し示すなど反応の取り方に留意することは，認知や言語理解レベルに見合った拡大・代替コミュニケーション（AAC）の導入につながる．一方，話しことばについては，指導により明瞭度の改善に取り組む一方で，聞き手が対象児の発話特徴に慣れるよう発話環境の改善にも努める．

c 連携

1）職種間連携

摂食嚥下機能に対するアプローチには，職種間の連携が欠かせない．特に重度の障害児はてんかん，呼吸障害，胃食道逆流症など誤嚥のリスクにつながる合併症を複数抱えており，食べるためには健康状態を良好に保つことが重要である．このため，医師，看護師ら医療スタッフとの連携は必須である．

食事姿勢の決め手となる車椅子や座位保持装置の作製については理学療法士や作業療法士，食形態については栄養士や調理師と相談する．

嚥下造影検査（VF）は，誤嚥の有無の判定だけではなく，誤嚥の少ない食事姿勢，食形態，介助方法を検討し，経口摂取の可能性を見出すための機会である．検査結果を他職種と共有し，指導に活かしたい．

重度の摂食嚥下障害を有する場合でも，経管栄養を併用しながら経口摂取を続ける場合がある．施設や学校と連携しながら，味覚を楽しむ豊かな生活につながるよう支援したい．

2）関係機関への支援方法

家庭，通所先，学校，放課後等デイサービスなど，子どもたちの生活のフィールドの状況をふまえ，他職種と検討し，生活に根ざした支援を行う．支援の方法は**間接的支援**と**直接的支援**の2通りある．前者は養育者を通じて，あるいは電話や文書によって，子どもが生活するフィールド（施設や学校）の職員と情報を交換する方法である．後者は言語聴覚士が指導する場面に生活のフィールドの職員が同席する方法および言語聴覚士が生活のフィールドに訪問する方法である．訪問による支援は**保育所等訪問支援**として行う場合がある．

運動障害を有する肢体不自由児や重症心身障害児に対する支援は，子どもの運動を評価しながら行うため，電話や文書で情報交換をするより，直接子どもを介した支援が望ましい．特に摂食嚥下機能に対する支援においては，電話や文書では伝えることが困難な情報が多く，実際の食事場面で子どもの姿勢の状況や食形態と口腔運動の関係などを施設職員らとともに観察しながら，介助のペーシングやタイミングなどを確認することが重要である．

訪問看護師や施設職員を対象とする研修会においては，摂食嚥下機能や障害の基礎知識や介助スキルを伝える役割を担う．

4 支援の実際

a 乳児期〜幼児期前期（0〜2歳ごろ）

養育者はわが子の誕生を喜ぶ一方で，思い描いた出産とは異なる状況にとまどいながら子どもを家庭に迎える．乳児期は養育者にとって最も育児が大変な時期であるが，そこに運動発達が遅れる，離乳食を嫌がるなど障害の不安が加わると，心身の負担の増大は計り知れない．新生児期から乳幼児期に診断を受け，障害による疾病の治療のほかに継続的な健康管理と療育を要すると説明を

受けた養育者は，このようなとまどいや不安を抱えていることを知っておきたい．この時期は，初期の育児の困難さを訴える養育者の焦りや不安，ストレスを緩和させ，発達に心配を抱えながらも成長に期待して育児ができるよう，他職種の療育スタッフと協力し，**育児**全般を支援する．

言語聴覚士は，医療型児童発達支援センターの外来や訪問リハビリテーションにて，主に生命維持に必要な栄養を摂取し，心身の成長を促すことを目的とした食事指導を中心とした支援をする．子どもの生活リズム，健康状態，認知・言語・コミュニケーション発達を考慮しながら，食事姿勢，食形態，介助方法の3つの観点から，医師，理学療法士，作業療法士，栄養士らと連携して指導する．さらに，食事介助を通して，養育者が子どもの表情や発声などの表出行動を読み取って共感し，適切に対応することで，コミュニケーションを育む視点ももちたい．

子どもの障害や機能だけをみるのではなく，障害をもつ子どもを育てている家庭環境や養育者の育児力など，生活全体に配慮しながら指導にあたることが重要である．

家庭において生活の基盤ができあがったころを見計らって，地域の社会集団に参加できる施設にコーディネイトできるとよい．

b 幼児期（2〜6歳ごろ）

個別的リハビリテーションを継続しながら，**社会集団**に参加するようになる時期である．医療型児童発達支援センターを軸にして，社会集団の利用は多岐にわたる（➡ 187頁）．一時的に医療型入所施設に親子で入所し，集中的に療育を行う場合もある．

医療型児童発達支援センターでは，療育スタッフが行う保育や食事などの生活指導を通して養育者も子どもも人とのかかわりが広がる．言語聴覚士は，子どもの運動レベルと知的レベルに応じたコミュニケーション行動を基盤とし，周囲の物事に興味や関心を広げながら状況やことばの理解を促す．さらに，グループ指導を通して子どもの表出行動の意図を保育士・指導員らと共有し，集団場面のコミュニケーションに活かす．

一方，摂食嚥下機能の発達期にあるこの時期は給食の豊富な食材やメニューを通して食べる経験を広げていく．養育者は，ことばを話さない，固形食を噛んで食べられないことなどを訴え，定型発達の子どもたちと比べて，育ちのスピードや道すじが異なる子育てに不安や焦りが増大する時期である．子ども同士や子どもと大人がかかわる経験を通して子どもの育ちを理解し，養育者同士で悩みや不安を共有しながら問題解決の糸口がつかめるよう配慮する．

幼児期後期には，養育者以外の人たちの介助に順応し，就学後に学校生活にスムーズに移行することが目標となる．特に食事に関しては，個々の摂食嚥下機能に合わせた介助スキルが求められる．言語聴覚士は，医療およびリハビリテーションスタッフとともに特別支援教育コーディネーターと連携して学校生活への橋渡しの役割を担う．

c 学齢期・青年期（6〜18歳）

日中は学校で教育を受け，放課後や休日は**放課後等デイサービス**を利用して児童発達支援事業所で過ごすなど，養育者以外の人の支援を受けて生活する時間が増える．

子どもによっては就学後にも発声・身振り・視線によって意図の伝達が可能になったり，シンボルや文字を習得する場合がある．言語聴覚士は，日常のコミュニケーション場面や教科学習において，可能なコミュニケーションスキルによって自発的に表現する経験を重ね，定着させるよう，養育者，教員，施設職員らと相談し，環境調整を行う．

脳性麻痺などの重度の運動障害がある子どもはAACとして機器（ハイテク）の使用を試みるが，不随意運動の影響により操作に苦慮する場合が多い．スイッチの適合や操作可能な身体部位の見極めは理学療法士や作業療法士，専門知識を有する

業者らと相談しながら時間をかけて決定していく．

一方，話しことばが増えた子どもたちは，発話の不明瞭さが問題になる．個別の言語指導では口腔運動へのアプローチや発話時の過緊張のコントロールの学習と並行し，生活場面において補助的にシンボルや文字を用いるなどの助言を行う．

学齢後期にさしかかるころには，呼吸や摂食嚥下機能の低下の兆候が認められる場合がある．教育機関と連携し，適切な時期に医療のサポートにつなげる．必要に応じて嚥下造影検査などを実施し，食事の再評価に基づいた見直しを行う．

d 成人期（18歳以降）

学校生活を終え，社会に参加しながら自身の役割を担うようになる．日中の生活のフィールドは，対象者の障害の程度や介護の状況によってさまざまである（➡ 187頁）．

この時期は食事の問題が生じやすい．通所先の職員やヘルパーなど複数の手によって食事介助を受けるため，介助者と対象者のペースが合わず，経口摂取量の低下や頻繁にむせるなど，食事の状況に変化が認められることがある．これらの変化は摂食嚥下機能の低下の兆候と類似しており，要因の見極めが必要である．対象者がすでに獲得した摂食嚥下運動のパターンを変えることは困難である．このため成人期の言語聴覚士の援助は，現状の摂食嚥下機能で，健康状態を保持しながらストレスなく食べることができるよう，家庭・施設において実現可能な方法を検討し，介助する人の意識を変えることを重視する．さらに摂食嚥下機能低下に伴い，経管栄養の使用や吸引などの医療的ケアが必要になると，通所先の施設変更を迫られる場合がある．施設では必要最小限の経口摂取にとどめ，1日の必要栄養量の摂取方法について医師，栄養士，施設職員など関連する職種と相談し，施設通所が継続できるよう支援する．

一方，身体機能や環境の変化による発話明瞭度の低下やAACを用いる機会が減少することに伴い，表現する場が得にくくなることもある．言語聴覚士は，生活のフィールドの人々とのかかわりにおいて生じるさまざまな心情や思考にできるだけ耳を傾け，理解し，養育者や生活する場へフィードバックすることで，対象者の代弁者になれるとよい．

二次障害に伴う呼吸や姿勢コントロールの変化は，食事や発話およびAACの使用などのコミュニケーション機能に大きくかかわってくる．理学療法士や作業療法士と連携しながら工夫を検討する．

5 事例

■乳児期より医療型児童発達支援センターの外来で食事指導を実施しながら保育所と連携した例

Aくん，男児，2歳．

【診断名】　先天性サイトメガロウイルス感染症，一側性感音難聴

【現病歴】　在胎38週，生下時体重2,520 g．4か月時に大学病院の紹介でリハビリテーションを目的に医療型児童発達支援センター（以下，センター）に来院し理学療法を開始した．

- 7か月：ミルクは飲むが離乳食（すりつぶした粥）は嫌がって食べないとの訴えで外来で言語聴覚士が食事指導を開始した．運動発達は頭部を自由に動かすことは不十分であり，抱っこしてあやすと笑顔がみられた．粥を裏ごしして粒のない滑らかなペースト状に加工し，介助者の指でAくんの口唇に少量つけると口腔運動から嚥下が認められた．このとき玩具に注意を向けさせると拒否が軽減した．養育者には時間をかけて食べる準備をする必要があることを伝え，家庭でも同様の方法を試すことにした．
- 9か月：公立の保育所利用を開始した．家庭では，前述の方法で数種のペースト食を約20 g食べるようになった．外来食事指導に同席した保育所のB看護師から，「離乳中期食をミキサーでペースト状に加工し，DVDを見せながら指で口唇につけて与えている」との報告があった．

表 3-10　本事例にみられる認知および摂食嚥下障害の特性と保育所への支援

1）認知および摂食嚥下機能の特性
- 環境（人や場所）への順応に時間がかかる.
- 舌触り，のど越しなど歯や舌を含む口腔内の皮膚感覚への刺激に対する閾値が低く，食べることに不快を感じやすい.
- 食物の受け入れの幅が狭く，わずかな食形態や味覚の差異で拒否をすることが認められ，固形食の咀嚼運動の獲得に困難を示す.
- 経口摂取の導入は，水分の多い滑らかな食形態で好みの味覚に親しむ．摂取量が増えたら，食形態は一定にして，食材や味付けの幅を広げる.

2）保育所への支援内容
- 認知，摂食嚥下機能の障害特性および発達の見通しを説明し，食事に特別な配慮と時間を要することに同意を得る.
- 保育所の食事場面に合わせた具体的な方法を提案する.
  - 介助職員や食事をする場所を最初は限定し，徐々に増やす.
  - 姿勢のコントロールや食事への集中を促すため椅子を工夫する.
  - 食べるときの不快感を緩和するために玩具や音楽などで興味を引く.
  - 給食のメニューや使用する食材によって食感が異なるため，食物を再加工し，食べやすくする.

食形態は変えず，経口摂取量を増やすことを目指した.

- 1歳ごろ：ベビーラックに座り，スプーンから食べるようになった．舌の前後動で送り込み，嚥下する食べ方が定着した．甘味を好むようになり，甘味を主としたペースト食を200g弱程度食べるようになった.
- 1歳4か月：対面する大人に視線を合わせ，笑顔をみせるようになった．食物に対して開口するようになり，滑らかペースト状に加え，マッシュ状の食物を食べるようになった．外来食事指導にB看護師が同席し（2回目），園では音楽を聴きながら後期食をペーストに加工してを食べており，苦手な味は渋い表情をしながらも拒否はないとの報告を受けた.
- 1歳7か月ごろ：座位が安定し，指さしをするようになった．養育者から「家庭ではミキサーで加工した食物のレパートリーが広がりよく食べるようになったので，保育所職員に食形態や介助方法について助言してほしい」と要望があり，**保育所等訪問支援事業**を実施した．センターの言語聴覚士と栄養士が保育所に出向き，食事場面に参加したうえで，保育所の保育士，B看護師，栄養士，調理師と情報交換を行った．言語聴覚士は，基礎疾患に伴う摂食機能の特性があり，発達のスピードや道すじが健常児と同じではないことや，Aくんの摂食機能の発達の見通しについて説明した．現在は，拒否をしない食形態に加工した食物で食べる経験を積み重ねる時期であること，B看護師以外の職員から介助されることを試すことを助言した．保育所側から「口腔機能促進のため粒を残した食形態にしたが，嫌がる」との訴えがあり，センターの栄養士が保育所の調理環境で可能な再加工の方法を紹介した.
- 1歳9か月：家庭では粒が多く入ったマッシュ状の食物が進むようになり，離乳を完了した．しかし，ざらつく食感の食物では咽頭反射が誘発され，食形態を上げることはできなかった．一方，食物を押しつぶして食べることを目指して，バナナや卵ボーロなどの固形物を口に入れる試みを開始したが，拒否が強かった．保育所では新年度になり環境が変化したが，B看護師以外の職員の介助に慣れて受け入れるようになった．また，食事に集中するために姿勢を保持しやすい椅子の工夫や，外来食事指導時の助言に基づいた介助用コップの使用に取り組んだ.
- 2歳過ぎ：保育所で幼児食に変更した．これまではすべてミキサーで再加工していたが，看護師と調理師が相談し，細かく刻む，軟らかくゆでるなどの調理対応を行い，食感のバリエーションを広げる試みを開始した．さらに卵ボーロ，ラムネやビスケットの欠片が口腔内に入ると，口を動かし，溶かして飲みこむことができるようになった.

【まとめ】　対象児の認知および摂食嚥下障害の

特性と保育所への支援内容を表3-10に示した．健常乳児の集団である保育所では，健常児と同等の食事内容に進めることだけに目が向きがちだが，①基礎疾患における認知や摂食嚥下障害の特性について多職種間の理解を得ること，②食形態の工夫や，特定の職員が介助方法に習熟することなど，集団生活で食べるために食事環境を整備すること，③摂食嚥下機能を促進するための取り組みを紹介すること，などを支援できるとよい．

重い障害を有する子どもたちは機能的な制約が大きいが，生涯にわたって個別にカスタマイズされた生活援助を受け続けることで，学校や社会の一員として生活することができる．言語聴覚士は言語・コミュニケーションおよび摂食嚥下機能の発達を促進し，対象児・者が成長に伴う身体状況や生活環境の変化に対応して，潜在能力を発揮し，なるべく長く機能を維持できるよう努める．

生涯という時間と地域という空間の広がりの中で，養育者，多職種の職員，子どもを取り巻く人たちと知恵を絞りながら，子どもの豊かな生活につながるよう，ライフステージに沿った一貫した支援を目指したい．

引用文献

1) 大島一良：重症心身障害の基本的問題．公衆衛生 35：648-655，1971
2) 髙見葉津：重症心身障害児(者)の摂食・嚥下指導の実際—STの立場から．日重症心身障害会誌 30：33-39，2005
3) 髙見葉津：言語聴覚士による摂食・嚥下指導．栗原まな(監修)：小児リハビリテーションポケットマニュアル，pp95-96，診断と治療社，2011
4) 髙見葉津：脳性麻痺・重複障害．藤田郁代(監修)：標準言語聴覚障害学　言語発達障害学．第2版，pp178-194，医学書院，2015
5) 駒崎弘樹：重症心身障害児を支える保育所．地域リハ 9：917-920，2014
6) 田中純子：訪問型病児保育．小児内科 49：420-428，2017

✓ Key Point

3-1-A 基本概念
- ☐ 小児領域における地域リハビリテーションの基本概念を説明しなさい．
- ☐ 障害児に提供されるサービスの概要を説明しなさい．

3-1-B サービスの形態とシステム
- ☐ 乳幼児期〜青年期までの障害者が利用可能な行政サービスの形態とシステムを，年齢順に説明しなさい．
- ☐ 2012年の児童福祉法の改正で，それまでの障害者福祉サービスと大きく異なる内容を説明しなさい．

3-1-C 連携
- ☐ 小児領域における地域リハビリテーションで，言語聴覚士が連携をはかってリハビリテーションを進めていくべき職種を各過程ごとに説明しなさい．

3-1-D 展開
- ☐ 小児の地域支援の体制にはどのようなものがあるかを説明しなさい．
- ☐ 発達段階に応じて，どのような評価が行われるかを説明しなさい．

3-2-A 乳幼児健康診査における取り組み
- ☐ 健診における言語聴覚士の役割を全体的対応と個別対応とで比較し，どのような特徴があるのか説明しなさい．
- ☐ 親子に寄り添う支援として，どのような配慮が必要かを説明しなさい．

3-2-B 外来における取り組み
- ☐ 外来における言語聴覚療法の対象者について説明しなさい．
- ☐ 外来における言語聴覚士の役割について説明しなさい．

3-2-C 通所における取り組み
- ☐ 健診後，通所施設に至るまでの保護者支援で重要なポイントは何かを説明しなさい．
- ☐ 知的障害児の通所施設で言語聴覚士に求められる役割は何かを説明しなさい．
- ☐ 難聴児の通所施設が0歳からの対応を充実させる必要があるのはなぜか説明しなさい．

3-2-D 就学後の取り組み
- ☐ 放課後等デイサービスにおける言語聴覚士の役割を説明しなさい．
- ☐ 保護者のサポートの例をあげなさい．

3-2-E 特別支援教育における取り組み
- ☐ 特別支援教育の目的は何か，説明しなさい．
- ☐ 専門家としての言語聴覚士に求められる職務は何か，説明しなさい．
- ☐ 他職種との連携の例をあげなさい．

3-2-F 肢体不自由および重症心身障害への取り組み
- ☐ 肢体不自由および重症心身障害児・者への地域における支援の特徴を説明しなさい．
- ☐ 言語聴覚士が行う支援の内容と支援の際の留意点を説明しなさい．

第 4 章

災害への対応

災害リハビリテーション

A 災害リハビリテーションの基本概念

1 災害時のリハビリテーションの役割

近年，想定を超えた規模の災害が各地で発生し，地域住民が長期にわたり避難生活を送らなければならない事例も少なくない．災害時には，何より，多くの住民の救命が優先されることになるが，救命された直後から，地域社会における生活環境の確保が重要になる．当たり前の日常生活を一瞬にして奪われ，明日への意欲も生きる気力さえも低下し，環境の激変から今まで行っていた日常生活動作や社会活動などができなくなってしまう．その結果，体のさまざまな機能が低下し，さらに動く機会が減っていくという悪循環に陥り，災害関連疾患の発症にもつながることになる．

生活不活発病などの災害関連疾患の予防や治療，嚥下障害リスクや要口腔ケア者のピックアップと対処，日常生活動作や目的をもった活動を確保するための生活環境調整などが，災害時のリハビリテーションの目的かつ役割であるといえる．

全国のリハビリテーション関連13団体によって構成される**一般社団法人日本災害リハビリテーション支援協会**（Japan Disaster Rehabilitation Assistance Team：JRAT➡ Side Memo 1）は，わが国で初めて設立された「災害リハビリテーション支援組織」である．活動は，多職種で編成された都道府県チームで行うことを基本とし，その目的は，「災害弱者，新たな障害者，あるいは被災高齢者などの生活不活発病への予防に対する適切な対応を可能とすることで国民が災害を乗り越え，自立生活を再建，復興を目指していけるように，安心，安全且つ，良質なリハビリテーション支援を受けられる制度や体制の確立を促進すること」とされている．

JRATが構成されるきっかけとなった災害は，2011年3月11日に発生した東日本大震災であり，多くの国民がボランティアとして，東北へ向かった．**災害派遣医療チーム**（Disaster Medical Assistance Team：DMAT➡ Side Memo 2）をはじめ，多くの医療チームが災害支援を行い，リハビリテーション関連職種も，支援に参加した．その経験をもとに示された被災直後のリハビリテーション5原則として上月[1]は以下を提唱した．

 ### Side Memo 1, 2

1：JRAT
リハビリテーション支援関連12団体によって構成される災害リハビリテーション支援組織．構成団体は，①日本リハビリテーション病院・施設協会，②日本リハビリテーション医学会，③回復期リハビリテーション病棟協会，④全国デイ・ケア協会，⑤全国地域リハビリテーション支援事業連絡協議会/全国地域リハビリテーション研究会，⑥日本理学療法士協会，⑦日本作業療法士協会，⑧日本言語聴覚士協会，⑨日本訪問リハビリテーション協会，⑩日本義肢装具士協会，⑪日本義肢装具学会，⑫日本リハビリテーション工学協会であり，平時からの協力関係の構築，発災時研修を定期的に行っている．

2：DMAT
阪神・淡路大震災にて，発災後急性期における医療資源の不足などが原因の災害死（防ぎえた災害死）が明らかになり，創設された発災後超急性期から活動できる機動性をもったトレーニングを受けた医療チーム．

① それまで行ってきたリハビリテーション医療を守ること．
② 避難所などでの廃用症候群を予防すること．
③ 新たに生じた各種障害へ対応すること．
④ 異なった生活環境での機能低下に対する支援をすること．
⑤ 生活機能向上のための対応をすること．

大規模災害時におけるリハビリテーション医療の役割は，**災害フェーズ**に沿って以下のようになる．第1期「被災混乱期（発災直後～72時間）」は避難行動要支援者への援助が重要であり，第2期「応急修復期」～第3期「復旧期（おおむね6か月まで）」は災害関連疾患への対応が必要である．さらに，低活動状態による生活機能低下（廃用症候群）の予防は，第4期「復興期（6か月以降）」にもわたって続けることになる[2]．

木村[3]は，2004年10月23日に発生した新潟県中越地震，2007年7月16日発生の新潟県中越沖地震の経験から，災害時の急性期医療に引き続いての避難所・仮設住宅などでの災害関連疾患（深部静脈血栓症，肺炎，うつ病，生活不活発病など）や精神的ストレスに対しての予防・治療（生活指導，運動，レクリエーション，嚥下訓練，口腔ケアなど），さらには家庭復帰・生活再建のための社会福祉資源活用のための相談業務，などの災害リハビリテーションが重要であるとしている．

東日本大震災における**震災関連死**（ Side Memo 3）の死者数は，2018年6月29日の復興庁の発表によると3,676人となった．激甚災害では人命，土地，家屋，病院，コミュニティ，そして故郷をも奪われてしまう．災害リハビリテーションのフェーズは月単位ではなく年単位で考える必要があり，生活を取り戻し，維持していくための支援は長期にわたることを忘れてはならない．

2 災害時の行動原則

災害時の支援活動において，最も気をつけなければならないことの1つに，「指揮命令系統に従った活動を行う」ということがある．混乱した災害現場では安全かつ効率的で統制のとれた組織的な動きが求められ，大事故災害への体系的対応の7原則として知られるMIMMS（Major Incident Medical Management and Support）の**CSCATTT**が重要である．CSCATTTは，C：command & control（指揮と統制），S：safety（安全），C：communication（情報伝達），A：assessment（評価），T：triage（トリアージ），T：treatment（治療），T：transport（搬送）を表わしている．

これを災害リハビリテーションに当てはめて考えると，以下のようになる．C（command & control）は指揮命令系統の確立と他団体との業務連携，S（safety）は自身，現場，避難者の順に安全を確保すること，C（communication）は，指揮命令者との連絡体制を確立し，情報の発受信を行うこと，A（assessment）は避難場所，避難者や疾病者の数など避難所全体の評価と避難者個別の評価，T（triage）はリハビリテーションの優先順位を決定すること，T（treatment）は状況に応じた適切なリハビリテーションを行うこと，T（transport）は，必要に応じて適切な場所（施設）への移動を行うことを示す．

平時とは異なった混乱した状況の中では，CSCATTTの原則に沿った動きを意識することで，自らの行動をコントロールできる．

Side Memo 3　震災関連死

「震災関連死の死者」とは，「東日本大震災による負傷の悪化等により亡くなられた方で，災害弔慰金の支給等に関する法律に基づき，当該災害弔慰金の支給対象となった方」と定義（復興庁）されている．

阪神・淡路大震災では，震災に伴う過労，病死など，二次的・内科的原因による死者などが「震災関連死」として認められ，災害弔慰金の支給対象となった．

B 法的根拠と地域連携

1 災害直後のリハビリテーション

災害救助法(最終改正:2013年6月21日法律第54号)は,「災害に際して,国が地方公共団体,日本赤十字社その他の団体及び国民の協力の下に,応急的に必要な救助を行い,災害にかかった者の保護と社会の秩序と保全を図ること」を目的としている.本法による救助は,都道府県知事が行い,市町村長がこれを補助すると規定されているため,都道府県知事による要請によって,地元行政の指揮命令系統に組み込まれた活動ができる.行政との連携がないところで個人的な活動をすることは,現場を混乱させることにつながり,被災者を精神的・肉体的に疲れさせてしまうことにもなるため,控える.

災害救助法第7条第1項には,「―略― 医療又は土木建築工事関係者を救助に関する業務に従事させることができる」と規定されている.その「医療関係者」については,災害救助法施行令第4条に具体的職種が規定されているが,その中にリハビリテーション専門職である言語聴覚士,理学療法士,作業療法士は含まれていない.

しかしながら,2013年4月10日に厚生労働省社会・援護局より各都道府県に通知された「大規模災害における応急救助の指針」(社援総発0410第1号)において,「医療需要等に対応した関係医療スタッフの配置」として「救護班としてして派遣する医師等のスタッフについては,当初は外科,内科系を中心に編成することはやむを得ないとしても,時間の経過に対応し,適宜,口腔ケア,メンタルケア,いわゆる生活不活発病予防等の健康管理に必要な保健医療専門職等のスタッフを加える等,被災地の医療や保健の需要を踏まえた対応を実施すること」と示された.これによって,リハビリテーション専門職が災害救助法の適応職種の範疇に入ることが示されたと考えられている.ただし本解釈については都道府県に委ねられている.

また,2015年8月,内閣官房・国土強靱化推進本部による「国土強靱化アクションプラン2015」にはJRATが明記され,厚生労働省老人保健課に担当部局が決定した.その後,JRATは「国土強靱化アクションプラン」に継続して記載されており,災害リハビリテーションの必要性および重要性に対する社会的認知は高まりはじめている.

2 災害後の長期にわたる地域リハビリテーション

東日本大震災の被災地では,多くの医療機関・介護施設が激しく損壊し,医療従事者を含めた施設職員らも被災者・犠牲者となるなど,地域の医療資源は壊滅的な被害を受けた.一般に,支援者は撤退後の地域医療の継続を見据えて,元の水準を超えるような過剰支援は慎まなければならないとされるが,甚大な被害の場合には地域で新たに医療資源を作り出すことも考えなければならない.

2011年12月の「東日本大震災復興特別区域法」施行に伴い,被災地域限定の特例による「訪問リハビリテーション事業所整備推進事業」として,医療機関に属さない訪問リハビリテーション事業所の設立が可能となった(➡ Side Memo 4).日本理学療法士協会を中心とし,日本作業療法士協会,日本言語聴覚士協会の3協会による訪問リハビリテーション事業所が設立されたが,2012年11月に理学療法士,作業療法士によりスタートした南相馬市の「浜通り訪問リハビリステーション」に初めて言語聴覚士が入職したのは,2014年の春であった.その後,**3協会による訪問リハビリテーション**は福島県,岩手県,宮城県の3か所となった.岩手県については2023年3月末まで,宮城県については2022年3月末までの延長が認定されているが,福島県を含めた3か所とも,復興特区による運営は終了となる.

障害のある人々や高齢者およびその家族が,住

み慣れたところで，いきいきとした生活が送れるよう，リハビリテーション3職種が協力して行う支援活動は，地域リハビリテーションそのものである．平時から，地域において，そこに住む人々とともに災害時のリハビリテーションシステムを構築することが求められる．

C 災害時における言語聴覚士の役割

災害時における言語聴覚士の役割として，避難所での嚥下障害評価・個別支援をイメージする言語聴覚士は少なくない．しかしながら，それは役割の一部にすぎない．その一部にこだわりすぎることなく支援の流れに沿い「できることは何でもする」という態度で，チームの一員として働く必要がある．

1 要配慮者への支援

東日本大震災では，被災者の心身機能の低下や疾患の発生，避難所での他者との関係などにより在宅を選択せざるを得なかった避難者に対する情報，物資，サービス提供の滞りなど，さまざまな問題が生じた．

これらの問題をふまえ，2013年6月に災害対策基本法（昭和36年法律第223号）が改正され，「避難行動要支援者名簿の作成」「避難所における生活環境の整備等」などが新たに規定された．それに伴い，2013年8月には，市町村などに対して策定された「避難行動要支援者の避難行動支援に関する取組指針」「避難所における良好な生活環境の確保に向けた取組指針」が示され，前者は，避難行動要支援者名簿の作成を市町村に義務づけるとともに，その作成に際して必要な個人情報利用に関しての取組指針を定めた．後者は，指定避難所の指定，避難所における生活環境の整備などに関しての取組指針を定めている．

「避難所における良好な生活環境の確保に向けた取組指針」を受けて，「福祉避難所の確保・運営ガイドライン」（以下，ガイドライン）が，改定・修正という形で，2016年4月に作成されている．ガイドラインでは，「市町村は，**要配慮者**（→ Side Memo 5）の避難生活を支援するために必要となる専門的人材の確保に関して支援の要請先リストを整備するとともに，関係団体・事業所と協定を締結するなど，災害時において人的支援を得られるよう連携を図る」と記載されている．

災害時に地域のリハビリテーション職として福祉避難所への直接支援を行うには，平時からの顔の見える関係が重要である．市町村が開催する要配慮者支援対策に関する研修会や災害を想定した訓練などにも積極的に参加し，士会として協定を

 Side Memo 4, 5

4：被災地域限定の特例

「東日本大震災復興基本法（2011年法律第76号）」第10条に規定された復興特別区域制度を具体化する「東日本大震災復興特別区域法（2011年法律第122号）」の成立に伴い，「厚生労働省関係東日本大震災復興特別区域法第2条第4項に規定する省令の特例に関する措置及びその適用を受ける復興推進事業を定める命令（内閣府・厚生労働令第9号）」が出された．命令第6条では，「訪問リハビリテーション事業所整備推進事業」を定めた復興推進計画について，当該区域内の指定訪問リハビリテーション事業所であって，病院もしくは診療所または介護老人保健施設との密接な連携を確保し，指定訪問リハビリテーションを適切に行うとその所在地の道県知事が認めるものについて，開設主体を病院，診療所および老人保健施設に限定しないこととされた．

5：要配慮者

要配慮者は，高齢者，障害者，乳幼児その他の特に配慮を要する者と定義されている（災害対策基本法第8条第2項第15号）．その他特に配慮を要する者として，妊産婦，病弱者，傷病者，内部障害者，難病患者などが想定されている．

締結するなどの関係構築が望ましいところである．

2 人道的支援としての災害支援

避難所では，1人にどの程度の生活スペースが確保できればよいのだろうか．テレビに映し出されていた避難所を思い出すと，スペースの確保は難しそうである．人道支援の最低基準として国際的に活用されている「スフィア・プロジェクト―人道憲章と人道対応に関する最低基準」[4]は，紛争や災害の被害者が尊厳のある生活を送ることを目的に定められている基準である．生命を守るために必要不可欠な4つの活動の最低基準が示され，生存に必要な基本的な水の量，1日あたりの栄養所要量，避難所での1人あたりの最小居住スペース，居留地におけるトイレ設置基準やその数，および感染症対策などが紹介されている．

日本ではスフィア・プロジェクトの最低基準に達していない避難所が多くみられるが，リハビリテーション専門職は，物理的には生活スペースの確保が困難な中においても，少なくともそのような視点をもち，最低基準を認識しながら支援に向かい合いたい．

3 言語聴覚士の災害支援活動

言語聴覚士が行った災害支援活動については事例で示す．

a 阪神・淡路大震災(1995年)

巡回リハビリテーションチーム活動報告書によると，言語聴覚士は下記の活動を行っている．

① 言語障害・聴覚障害などのコミュニケーション障害に対する相談，② 補聴器配布，補聴器調整，③ 情報補償のための情報収集，医療・福祉情報の提供，情報誌配布(巡回リハビリテーションチーム活動報告書)．

表4-1　熊本地震で言語聴覚士が行った具体的活動例

1. 会議・ミーティングへの参加
2. ロジスティックス補佐
   ① 活動隊からの連絡を受け，対応，記録
   ② 本部事務の手伝い
   ・本部ロジ支援員
   ・避難所支援隊の週間スケジュールの作成
   ・地域JRAT受付・オリエンテーション
   ・参加者名簿作成
   ・各区役所までの地図作成
   ・活動本部周辺の温泉施設の状況確認など
3. 情報収集＆避難所アセスメント
   ① ST観点からの情報収集
   ② 身体機能アセスメントの補助
4. 歯科医とともに，老健，グループホームでの嚥下機能評価
5. 二次避難所への誘導
   リハトリアージに近いものから，福祉避難所への誘導まで
6. 嚥下障害患者の早期発見のためのスクリーニング
   ① 大勢の中から要観察者などのピックアップ
   ② 必要に応じた簡易評価
7. 口腔ケア指導＆舌運動の自主トレーニング指導
   リスク回避者には，自主トレーニングができるように指導

〔原田浩美，他：災害リハビリテーションにおける言語聴覚士(ST)の役割と現状．言語聴覚研究15：27-31, 2018より〕

b 東日本大震災(2011年)

日本言語聴覚士協会報告によると，言語聴覚士は下記の活動を行っている．

①「生活機能対応専門職チーム」(宮城県仙台市)での避難所支援活動，②「被災した障害児に対する相談・援助」(福島県相馬市)，③ 物的支援，義援金支援，他，④ 小児関連施設支援への言語聴覚士の派遣，物的支援(小児用教材，検査用具，電子ピアノ)，義援金支援(こどもの発達支援を考える言語聴覚士の会報告書)．また，すべてを確認することはできないが，多くの言語聴覚士が個人ボランティアとしてさまざまな形の支援を行った．

前述の東日本大震災復興特別区域法によって設置された訪問リハビリステーション(理学療法士，作業療法士，言語聴覚士による訪問リハビリテー

ション事業所設立：福島県南相馬市，岩手県宮古市，宮城県気仙沼市）での地域になじんだリハビリテーション支援が現在も続けられている．

C 熊本地震（2016年）

熊本地震では，言語聴覚士が，JRAT（東京本部・熊本本部活動と避難所支援）に従事し，避難所では主に避難所アセスメントやリスク対象者の選別を行った．その中で現場からの要請に従い嚥下障害のスクリーニングから個別評価，必要に応じた個別指導を行った（表4-1）[5]．

熊本地震では，活動報告書でチームの一員として活動した医師から発災後早期からの言語聴覚士による活動の必要性が提言され[6]，チーム内における役割も明確になってきた．

熊本では，2016年7月16日をもって地域の熊本県復興リハビリテーションセンター，地域リハビリテーション広域支援センターなどへ引き継ぎし，JRAT活動は終了となった．

引用文献

1) 上月正博：災害リハビリテーション—東日本大震災被災地での3ヵ月．Jpn J Rehabil Med 48：576-587, 2011
2) 水尻強志：大規模災害時におけるリハビリテーション医療の役割．Jpn J Rehabil Med 52：207-211, 2015
3) 木村慎二：リハビリテーションの立場から災害に備える—各地で始まった取り組み　新潟県での取り組み．J Clin Rehabil 25：460-467, 2016
4) スフィア・プロジェクト（編著）：スフィア・プロジェクト—人道憲章と人道対応に関する最低基準(The Sphere Project—Humanitarian Charter and Minimum Standards in Humanitarian Response), 日本語版(2011年版)．特定非営利活動法人難民支援協会，2012
(https://www.refugee.or.jp/sphere/The_Sphere_Project_Handbook_2011_J.pdf)
5) 原田浩美，他：災害リハビリテーションにおける言語聴覚士(ST)の役割と現状．言語聴覚研究 15：27-31, 2018
6) 藤本幹雄：各派遣先拠点に関する活動報告 6-1 ⑤南阿蘇．熊本地震災害リハビリテーション支援報告書．大規模災害リハビリテーション支援関連団体協議会(JRAT)：56, 2017

✓ Key Point

- 被災直後のリハビリテーションの5原則とは何か説明しなさい．
- CSCATTTとは何か説明しなさい．
- 災害リハビリテーションと地域リハビリテーションには，どのような関係があるか説明しなさい．

第 5 章

コミュニケーション機器による支援

1 コミュニケーション機器と種類

A コミュニケーション機器とは

　コミュニケーション機器とは，相手に自分の気持ちや要求を伝えるための機器で，広義には，電話やスマートフォン，パソコンも含まれる．障害者総合支援法などで定める身体障害，知的・発達障害，視覚・聴覚障害などのユーザーに対応した機器や道具がある．

　ISO（国際標準化機構）が福祉用具について定める国際規格 ISO 9999 によると，コミュニケーション関連用具に含まれるものは，眼鏡や拡大読書器，コンピュータ，ディスプレイ，書見台，テレビ，電話機，補聴器など多岐にわたる．本章では，対話用器具の中の携帯型対話装置と対話用ソフトウェアに分類される機器について取り上げる．

　上記に該当する機器として，主に脳性麻痺などの小児疾患を対象とした **VOCA**（voice output communication aides）や，事故や疾患により，発声や発語に困難がある方が，相手に伝えたいことをキーボードや押しボタンスイッチなどの入力装置で入力し，音声や文字で出力する**携帯用会話補助装置**や**重度障害者用意思伝達装置**などを中心に取り上げて，その機能と適用，導入について述べる．

　コミュニケーション機器を導入することによって家族や介護者とのやり取りが円滑になり，本人の ADL（日常生活動作）の自立度や QOL（生活の質）が向上する．

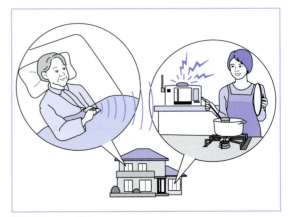

図 5-1　呼び鈴

B 種類

a 呼び鈴

　家庭で家族や介護者をよぶために，本人が発信機をもち，適当な入力装置を操作して，相手の近くにある受信機のブザーやチャイムを鳴らすための機器である（図 5-1）．音に気づかない場合を考慮して，表示灯やバイブレータも併用している．ほとんどが使い勝手のよいワイヤレスの呼び鈴で，見通しがよい場所では30メートル先に音が届く製品もある．しかし，自宅や施設の場合，建物の構造などで電波が届きにくい場合もあるので，できれば導入前に試用して確認するとよい．介護者が庭や別室にいるときでもよべるように，受信機を持ち歩ける携帯用もあるが，電池や充電池が消耗すると受信できなくなるので，電池交換や充電に注意する．

　通常は発信機のボタンを押して人をよぶが，ボタンが固くて押せない場合などは，オプションで用意されている差込口にタッチスイッチや呼気で

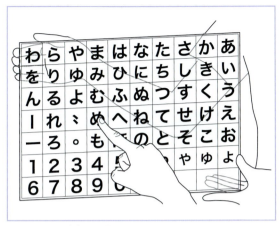

図 5-2 文字盤の利用

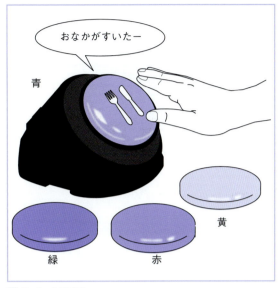

図 5-3 VOCA

操作する入力装置を接続できる．

b 文字盤

　本人が50音表や介助者が指し示した文字を，うなずきやまばたきで確認することで会話をする道具（図5-2）である．長文のときに，最初のほうの文を忘れてしまうことがあるので，必要に応じて小さな手帳と鉛筆を併用する．医療ケアなどに必要な簡単な意思疎通に便利である．電源が不要で，カードホルダーと油性マジックペンがあればつくれる手軽さから，震災などの非常時にも使えることと，多用する文字や表現を手前に配置するなど書式も自由にカスタマイズできることが利点である．文字盤越しに相手の顔や表情を確認できるので，透明な文字盤のほうが使い勝手がよい．コミュニケーションの送り手と受け手の双方が習熟すれば，文字に目線を合わせて読み取ることも可能である．

　文字盤はいくつか市販されている．また，パソコン，タブレットやスマートフォンのアプリで画面をタッチするものが複数開発されている．電源が必要な製品は，非常時にバッテリーが消耗すると使えなくなることを念頭に置く．

c VOCA

　VOCAとは音声出力のあるコミュニケーション機器のことで，主に子どもを対象として，入力装置を操作すると合成音声で文字や固定メッセージを発声する機器という意味で使われている（図5-3）．あらかじめ録音されたメッセージを再生することもできる．あるいはメッセージの再生とともにおもちゃなどを動かせるものもある．操作がわかりやすいので，知的・発達障害のある成人にも適用することができる．

　入力装置は接点式の大型押しボタンが多く，目的別や区別しやすいようにボタンのキートップを色分けし，印刷したシンボルを貼りつけたり，差し込んだりできるようになっている．例えば，「お腹がすいた」といいたいときには，ナイフとフォークのマークを貼っておくなどである．オプションの入力端子をもつものもあり，身体機能に合わせて操作しやすい入力装置を接続することもできる．

d 携帯用会話補助装置

　50音のキーでテキストを入力して，液晶ディスプレイに表示して合成音声を出力する機器（図5-4a）で，一定の言語理解があり，キーの押し分けが可能な方に適用できる．知的障害がある方に

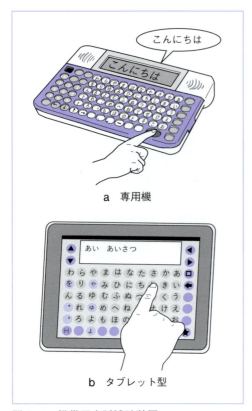

a 専用機

b タブレット型

図 5-4 携帯用会話補助装置

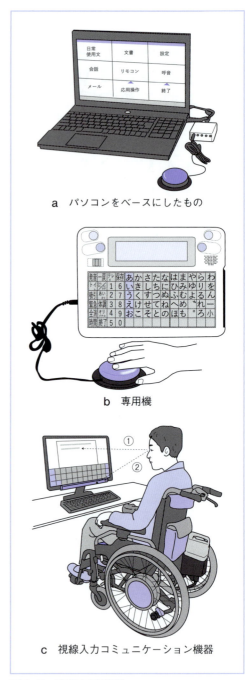

a パソコンをベースにしたもの

b 専用機

c 視線入力コミュニケーション機器

図 5-5 意思伝達装置
c：① 選択したい文字を凝視
　② 眼球の向きを検出して対応する画面上の文字に変換

は，シンボルでの入力が可能な機器もある．上肢の麻痺や不随意運動などによりキーの押し分けが難しい方のために，キーガード（キーボードを透明板でカバーしてキーの位置に穴を空けたもの）を用いると，他のキーを押し間違えてしまうことを防ぐことができる．また，一定時間キーを押しつづけないと入力できないように保持時間を設定して，誤入力を軽減することができる．まとまった長さの文章をあらかじめいくつか保存して，それを選択することで，入力時間を省くことができる．

　タブレットやスマートフォンのアプリとして機能する機器もあり，タッチパネルで画面表示されたキーボードから入力する（図 5-4b）．タッチパネルの操作が難しい方は，外付けの無線ユニットに任意の操作しやすい入力装置を接続して，操作することができる．ただし，コミュニケーション

専用アプリの操作のみに限られることがあるので，タブレットやスマートフォン自体の操作を希望する場合には，別途機器が必要となる場合がある．

パソコンやタブレット，スマートフォンなどの汎用製品を使った場合，OS(オペレーティングシステム：Windows や iOS など)のバージョンや機器の新しさ，ほかのソフト，アプリとの相性などさまざまな付帯する問題が生じる場合がある．それらのすべてにメーカーや販売店が対応できるわけではないので，身近にサポートしてもらえる家族や友人がいるとよい．

e 重度障害者用意思伝達装置

重度の両上下肢および音声・言語機能障害があり，意思の伝達が困難な方のために，身体機能に合わせた入力装置を接続して，文字を選択し，文章を生成し，その文章を音声または印刷で出力する機器である．重度障害者用意思伝達装置(以下，意思伝達装置，図 5-5)は，障害者総合支援法の補装具の購入基準と修理基準にある項目名である．制度については後述する．

前項の携帯用会話補助装置が，携帯性を重視して，小型軽量，電池駆動であるのに対して，意思伝達装置は，据え置き型/携帯型を問わないが，さまざまな入力装置を接続できることと，音声出力付きワープロとして，本格的な文書作成が可能で，込み入った内容の会話も自由にできる機能を備えている．付加機能として，電子メールで遠隔地と連絡がとれるもの，身近な家電製品などの操作ができるものなども，制度で認められていて市販されている．

意思伝達装置には，脳波や脳の血液量などの生体現象を検知して「はい/いいえ」を判定するものもある．主に閉じ込め症候群(locked-in syndrome)とよばれ，意識はあるが，四肢の筋肉はもとより，眼球や表情筋の活動も認められない方に適用されている．

最近，視線入力装置を用いたコミュニケーション機器が実用化されてきている(図 5-5c)．まだ安価で精度のよいものが市販化されていないが，今後の商品開発が期待される．

本体がパソコンをベースにしているので，前述のように OS，使用ソフト・アプリの相性，周辺機器の接続の可否などの問題が生じる場合がある．またインターネットへの接続ができる場合，情報セキュリティやコンピュータウイルスなどにも注意が必要である．

2 コミュニケーション機器の導入

A 適合の原則と方法

コミュニケーション機器の導入には，目的と使用場所を明確にして，使用者の原因疾患やそれに伴う障害に合わせた機器を選択することが必要である．同時に入力方法の選択，肢体不自由者については，入力装置の選択と設置が重要である．

a 入力方法の選択

文字やシンボルを選択する入力方法には大きく分けて，2つの方法がある．1つはキーボードなどで直接文字入力する**直接選択法**(direct selection)であり，もう1つは，**走査法**(スキャン法，scanning)である．ここでは走査法について説明する．

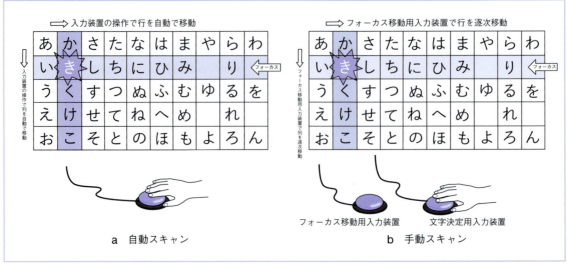

図 5-6 走査法
a：入力装置の操作でフォーカスを止めて行・列を選択する.
　①表示器に 50 音表が表示されている.
　②入力装置を 1 回操作すると行の走査が始まり最初のあ行がフォーカスされる.
　③あらかじめ設定された時間間隔でフォーカスが次の行に移動していく.
　④「か」のところで入力装置を操作して「か行」を選ぶと列の走査が始まる.
　⑤「き」のところで入力装置を操作すると,「き」の文字が選択される.
b：フォーカス移動用入力装置と文字決定用入力装置を用いて行・列を選択する.
　①表示器に 50 音表が表示されている.
　②フォーカス移動用の入力装置を 1 回操作するごとに「あ行」から順にフォーカスが移動する.
　③「か行」のところで文字決定用の入力装置を操作して「か行」を選ぶと列の走査に移る.
　④「き」のところでフォーカス移動用入力装置を操作すると,「き」の列が選択される.
　⑤再度文字決定用の入力装置を操作して「き」が入力される.

1) 自動スキャン（auto scanning）

　走査法の 1 つである自動スキャンは，上肢・手指に麻痺がある場合など，操作できる入力装置が 1 つに限られる場合に用いられる（図 5-6a）．表示器に表示された 50 音表の行や列の色や明るさが一定時間ごとに変わる（フォーカスされる）ので，希望の行や列がフォーカスされたタイミングで入力装置を操作して選択する．フォーカスの移動する速さは設定で変えることができ，ユーザーが入力装置を操作できる速さに合わせて調整することが必要となる．

2) 手動スキャン（manual scanning）

　もう 1 つの走査法は手動スキャンで，2 個以上の入力装置が押し分けられる場合に用いられる（図 5-6b）．1 つの入力装置を操作するたびに，50 音表の行や列のフォーカスが動き，もう 1 つの入力装置でその行と列を選択する．自動スキャンに比べて自分のペースで操作できるが，2 つ以上の入力装置の押し分けができる身体機能や手指の巧緻性が必要である．3 個目の入力装置が操作できる場合には，例えば，フォーカスの早送り機能に割り当て，待ち時間を短縮したり，ホームボタンとして，最初の行（あ行など）に戻す機能を追加することができる．

b 入力装置の種類

　入力装置に用いられるスイッチの種類と特徴について説明する．ユーザーの身体機能と操作対象機器の種類，使用場所などによってさまざまなスイッチを使い分けることが有効である．以下に，

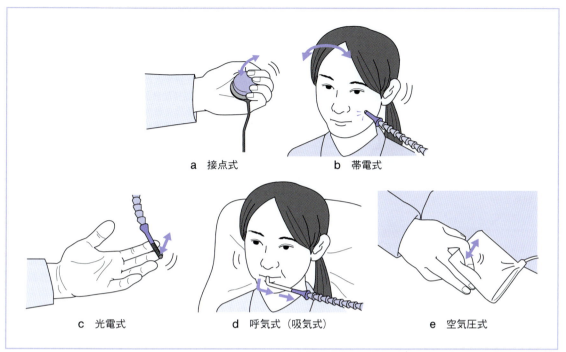

図 5-7 入力装置

厚生労働省が定める補装具の重度障害者用意思伝達装置の項目である入力装置の主なものを紹介する．

1) 接点式

押しボタンスイッチのことで，さまざまな種類や形状のものが市販されており，操作がわかりやすく，操作したときのクリック音やクリック感などの操作感に優れている（図 5-7a）．操作に必要な力も指先のわずかな力で操作できるものから，足で踏んで操作できるものまである．設置の仕方によって，ベッド上で仰臥位でも，車椅子上の座位でも操作することができる．

2) 帯電式

タッチセンサーのことで，身体の静電気に反応する入力装置なので，筋力が低下している方でも触れば操作できる（図 5-7b）．ただし，接点式入力装置のような操作感がないので，正しく操作できていることを表示ランプや音で知らせるようになっている．帯電式も含め，接点式以外の入力装置には別途電源が必要である．

3) 光電式

光ファイバーを通して手指などに光を当ててその反射光の強さから動きを検知する入力装置（図 5-7c）で，わずかな動きでも検知できることと，接触が煩わしい部位である額や瞼の動きで入力したいときに利用される．精密機器のため，介護者によっては取り扱いが難しく感じるかもしれない．

4) 呼気式（吸気式）

チューブやストローを通して息を吹く・吸うときの気圧の変化を検知する入力装置（図 5-7d）で，主に四肢が動かせない高位頸髄損傷者に利用されている．1つの入力装置で，吹く操作と吸う操作の2つの操作ができる．操作すると自分の口元にも圧がかかるので，操作感がある．ただし，チューブやストロー内に唾液や水滴がたまるの

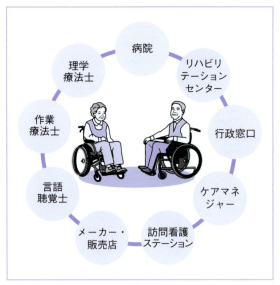

図 5-8　チームアプローチ

表 5-1　適用の可能性がある制度

1. 日常生活用具
   重度障害児・者の日常生活の便宜をはかるために障害者総合支援法に基づいて都道府県および政令市より給付または貸与される用具．
   ① 携帯用会話補助装置
   　携帯式で意思を音声または文字に変化して伝達する機能を有する機器で，音声・言語機能または肢体不自由のいずれかの障害があり，発声・発語に著しい困難がある方に適用される．
   ② 情報・通信支援用具
   　情報機器を使用する際に障害特性に応じて使用する必要のあるソフトウェアや周辺機器で，上肢機能または視覚障害，知的障害に適用される．
2. 補装具
   身体障害者手帳をお持ちの方と障害福祉サービスの適用がある難病患者の方のための身体機能を補完または代替するための用具である．補装具の作製または修理の費用の一部が都道府県および政令市より支給される．制度は定期的に見直しされており，一部の項目で借受け制度（レンタル）が導入された．行政窓口で最新の情報を得ることが必要である．
   ① 意思伝達装置
   　a. 本体
   　b. 入力装置
   　c. 入力装置の固定台などの周辺機器
3. その他の制度
   コミュニケーション機器に対する助成制度は，地方自治体が独自に定めている場合があるので，問い合わせが必要である．

で，衛生を保つためと装置の故障を防ぐ意味から定期的に洗浄や乾燥が必要である．

5）空気圧式

手のひらサイズ程度のエアバッグの上に乗せた手などのわずかな動きを空気圧の変化として検知する入力装置（図 5-7e）で，手を乗せたときの重さを自動的に差し引いてくれるので，簡単に設置できて使い勝手がよい．手のひらにエアバッグを握りこんで使うこともできる．

C　目的と疾患に合わせた機器の利用と導入イメージ

脳性麻痺などの肢体不自由児のコミュニケーション訓練のために，VOCA を導入し，入力装置を操作したら声が出る，おもちゃが動くといった練習を行い，家族や介護者が褒める，声がけすることを通して，一連の因果関係を学習させることができる．この操作練習がその後のコミュニケーション機器の操作につながる．

成人の脳性麻痺の方で筋緊張が強く，発声発語も不明瞭であっても，キーボードのキーの押し分けができれば，携帯用会話補助装置をテーブルに乗せて，電動車椅子に乗って公共交通機関で係員に介助をお願いすることができる．また，初期の神経筋疾患の方が医療機関で自分の病状を医師に説明するときなどに利用できる．

また，例えば自宅で ALS（筋萎縮性側索硬化症）の方が，家族を呼ぶためにベッド上で「空気圧式の入力装置」を用い，わずかに動く母指で呼び鈴を鳴らし，「意思伝達装置」に姿勢を変えてもらうように短い文を打つ，遠方に住む娘夫婦に近況を知らせるメールを送る，などの使い方が考えられる．

B 機器導入の評価とチームアプローチ

　入力装置を含めたコミュニケーション機器の適合評価は，理想的には，多職種の専門職による評価(チームアプローチ，図5-8)が望ましい．例えば，ソーシャルワーカーなどの福祉職が，機器のニーズや家族の介護力，経済力などを見極め，制度利用の調整を行う．医療機関やリハビリテーションセンターの主治医，理学療法士，作業療法士，言語聴覚士などは，ユーザー本人の身体機能，生活環境，知的・発達障害などの有無，言語理解について評価する．リハビリテーションセンター，機器メーカー，販売会社などのエンジニアや営業職が機器の試用評価をサポートする．

　ユーザーや家族が，行政窓口に制度利用などについて相談し，導入を進める．さまざまな専門職の目で評価することによって，機器の不適合が起こりにくくなり，ユーザーや家族の負担も少なくなる．結果として機器利用が定着しやすくなる．

　コミュニケーション機器の利用にあたっては，家族や介護者の役割が重要である．機器を利用できるように前もってセッティングすることや，何か不具合が生じたときに対応を求められることが多い．主たる介護者の中には，機械が苦手という方もいる．ユーザーの親戚，友人，施設職員，介護保険のケアマネジャー，訪問看護ステーションの看護師なども含めて幅広く支援者を探すとよい．地域によってはパソコンボランティアのように機器に強い人もいるので，相談してみることも大切である．

　チームアプローチを行う際に気をつけなければいけないことは，あくまでも本人(家族)が最終決定をすること，多くの支援者が介入する場合に，ユーザーや家族を含めた誰かがキーパーソンになり，機器導入をまとめていく必要があることの2つである．

C 関連する制度

　コミュニケーション機器の導入にあたって，公的な助成制度の利用を希望する場合には，ユーザーが居住する自治体の窓口に相談する．制度については全国一律ではなく，制度の名称，適用対象，適用品目，上限金額，必要な手続きなどが地方自治体ごとに定められている．また，随時見直しされており，改定されるので，最新の情報を得るために，行政窓口への問い合わせが欠かせない．

　適用の可能性がある制度と簡単な説明を表5-1に示す．

✓ Key Point

- □ 主なコミュニケーション機器の種類と特徴を述べなさい．
- □ 入力方法のうち，重度四肢麻痺者に用いられる走査法について説明しなさい．

参考図書

第1章 社会的背景と意義

- 太田仁史(編著)：地域リハビリテーション論．ver. 7，三輪書店，2018
- 奥野英子：社会的リハビリテーションの理論と実際．誠信書房，2007

第2章 成人・高齢者の地域生活を支える

- Adamovich BB：Cognitive Rehabilitation of Closed Head Injured Patients；A Dynamic Approach. Taylor &Francis, 1985
- Zebrowski PM：Manual of Stuttering Intervention. Singular Publishing Group, New York, 2002
- 東美奈子，他：障がい者ケアマネジメントの基本―差がつく相談支援専門員の仕事33のルール．中央法規出版，2015
- 石黒友康，他(監修)：在宅・訪問リハビリテーション―リスク管理実践テキスト(改訂第2版)．診断と治療社，2012
- 一般社団法人全国デイ・ケア協会(監修)：通所リハビリテーション居宅訪問実践ガイド．中央法規出版，2013
- 小寺一興：補聴器のフィッティングと適用の考え方．診断と治療社，2017
- 亀田メディカルセンターリハビリテーション科リハビリテーション室(編)：リハビリテーションリスク管理ハンドブック．第3版，メジカルビュー社，2017
- 熊倉勇美：言語聴覚療法シリーズ9．改訂 運動障害性構音障害．建帛社，2009
- 笹沼澄子(編)：新編 言語治療マニュアル．医歯薬出版，2002
- 椎名英貴：運動障害性構音障害(dysarthria)の臨床．言語聴覚研 11：3-11，2014
- 隅田好美，他(編)：よくわかる地域包括ケア(やわらかアカデミズム・わかるシリーズ)．ミネルヴァ書房，2018
- 全国訪問リハビリテーション研究会(編)：訪問リハビリテーション実践テキスト，青海社，2009
- 竹尾恵子(監修)：看護技術プラクティス．第2版，学研メディカル秀潤社，2010
- 辻 哲夫，他(編)：まちづくりとしての地域包括ケアシステム―持続可能な地域共生社会をめざして．東京大学出版会，2017
- 日本サイコオンコロジー学会(監修)，小川朝生，他(編)：ポケット精神腫瘍学 医療者が知っておきたいがん患者さんの心のケア．創造出版，2014
- 日本摂食嚥下リハビリテーション学会医療検討委員会：訓練法のまとめ(2014版)．日摂食嚥下リハ会誌 18：55-89，2014
- 日本リハビリテーション医学会/がんのリハビリテーションガイドライン策定委員会(編)：がんのリハビリテーションガイドライン．金原出版，2013
- 野原幹司(編)：認知症患者の摂食・嚥下リハビリテーション．南山堂，2011
- 廣實真弓(編著)：気になるコミュニケーション障害の診かた．医歯薬出版，2015
- 深浦順一(編)：図解 言語聴覚療法技術ガイド．文光堂，2014
- 藤田郁代(シリーズ監修)：標準言語聴覚障害学 高次脳機能障害学．第2版．医学書院，2015
- 藤田郁代(シリーズ監修)：標準言語聴覚障害学 聴覚障害学．第2版．医学書院，2015
- 藤田郁代(シリーズ監修)：標準言語聴覚障害学 発声発語障害学．第2版．医学書院，2015
- 平野哲雄，他(編)：言語聴覚療法臨床マニュアル．改訂第3版．協同医書出版社，2014
- 森田秋子，他(編)：在宅・施設リハビリテーションにおける言語聴覚士のための地域言語聴覚療法．三輪書店，2014
- 山本 徹，他(編著)：言語聴覚士リスク管理ハンドブック．ヒューマンプレス，2017

- 綿森淑子：高齢者施設における言語聴覚士の役割とは．聴能言語学研究 19：29-34，2002

第3章　小児の地域生活を支える

- 石部元雄，他(編著)：特別支援教育—理解と推進のために(改訂版)．福村出版，2011
- 伊藤元信，他(編)：言語治療ハンドブック．医歯薬出版，2017
- 賀藤　均(編)：Q＆Aで学ぶ乳幼児健診・学校健診—育児支援と成長・発達の診かたの最新知識(小児科学レクチャー Vol 3-3)．総合医学社，2013
- 国立特別支援教育総合研究所：特別支援教育の基礎・基本新訂版—共生社会の形成に向けたインクルーシブ教育システムの構築．ジアース教育新社，2015
- 篠田道子：多職種連携を高めるマネジメントの知識とスキル．医学書院，2011
- 児童福祉六法　平成30年版．中央法規出版，2017
- 全国児童発達支援協議会：障害児通所支援の今後の在り方に関する調査研究報告書．全国児童発達支援協議会，2014
- 全国児童発達支援協議会：障害のある子を支える放課後等デイサービス実践事例集．中央法規出版，2017
- 髙原　浩：知的・発達障害者の就労自立支援(特別支援教育ONEテーマブック)．学事出版，2017
- 中央法規出版編集部(編)：改正児童福祉法・児童虐待防止法のポイント(平成29年4月完全施行)　新旧対照表・改正後条文．中央法規出版，2016
- 日本発達障害ネットワーク(編)：改訂版　発達障害児のための支援制度ガイドブック．唯学書房，2015
- 橋本創一，他：障害児者の理解と教育・支援(改訂新版)特別支援教育/障害者支援のガイド．金子書房，2012
- 福岡地区小児科医会乳幼児保健委員会(編)：乳幼児健診マニュアル，第5版．医学書院，2015
- 藤田郁代(シリーズ監修)：標準言語聴覚障害学　言語発達障害学，第2版．医学書院，2015
- 藤田郁代(シリーズ監修)：標準言語聴覚障害学　摂食嚥下障害学．医学書院，2014

第4章　災害への対応

- 小井土雄一(編)：多職種連携で支える災害医療—身につけるべき知識・スキル・対応力．医学書院，2017
- 大規模リハビリテーション支援関連団体協議会(編)：災害リハビリテーション標準テキスト．医歯薬出版，2018

第5章　コミュニケーション機器による支援

- 田中勇次郎：在宅生活で使える福祉用具ガイド17　コミュニケーション機器．総合リハ 45：517-522，2017
- 日本生活支援工学会，日本リハビリテーション工学協会(共編)：生活支援工学概論．コロナ社，2013
- 畠中　規：重度障害者のコミュニケーション支援とは．リハビリテーションエンジニアリング 31：108-111，2016

索 引

欧文

数字
1歳6か月児健康診査　145, 157, 161
3歳児健康診査　145, 157, 161

A
ABR　155
attention-deficit/hyperactivity disorder(AD/HD)　134
augmentative and alternative communication(AAC)　45
autism spectrum disorder(ASD)　134
auto scanning　208
automated ABR　155
automated external defibrillator(AED)　62

B
Barthel Index(BI)　52
behavioral and psychological symptoms of dementia(BPSD)　45, 115
BOA　155

C
cluttering　134
community-based rehabilitation(CBR)　3
CSCATTT　197

D
direct selection　207
Disaster Medical Assistance Team(DMAT)　196
DPOAE　155

E・F
EAT-10　107
frailty　17, 67
Functional Independence Measure(FIM)　52

G・H
Glasgow Coma Scale(GCS)　48
HDS-R　52
Hoehn-Yahrの重症度分類　44

I
independent living(IL)　4
International Classification of Functioning, Disability and Health(ICF)　5, 15, 91
International Classification of Impairments, Disabilities and Handicaps(ICIDH)　5
interprofessional education　150
interprofessional work/practice collaborative　150

J
Japan Coma Scale(JCS)　48
Japan Disaster Rehabilitation Assistance Team(JRAT)　196

L
learning disorder(LD)　134
Life Space Assessment(LSA)　107

M
Major Incident Medical Management and Support(MIMMS)　197
manual scanning　208
mild cognitive impairment(MCI)　45, 71, 114
Mini-Mental State Examination(MMSE)　52
Mini Nutrition Assessment Short-Form(MNA-SF)　107

P
PDCAサイクル　87, 178
Pervasive Developmental Disorders Autism Spectrum Disorders Rating Scale-Text Revision(PARS-TR)　161
primary progressive aphasia(PPA)　114

S
scanning　207
social anxiety disorder(SAD)　134
SPDCAサイクル　40

T・V
TEOAE　155
The Japanese version of the Modified Checklist for Autism in Toddlers　161
voice output communication aides(VOCA)　204, 205

和文

あ
アルツハイマー型認知症　46
悪性腫瘍　130

い
インクルージョン　144
インフォーマルサービス，失語症の　96
インフォーマル支援　31
医学モデル　5
医療介護総合確保推進法　9, 20
医療型児童発達支援　146, 152
医療保険制度　21
意思疎通支援者　29, 66
意思伝達装置　207
咽頭がん　46

う・え
運動障害性構音障害　110
エンゼルプラン　11
エンパワーメント　4, 34

お
オーラルフレイル　71
大島の分類　185
親面接式自閉スペクトラム症評定尺度 テキスト改訂版　161
音声障害　110

か
がん　130
がんサバイバー　130
加齢性難聴　47, 64, 119
介護給付　28
介護支援専門員　27
介護保険制度　25
介護保険法　9
介護報酬　26
介護予防　14, 16, 110, 117, 124
──における言語聴覚療法　66
介護予防・日常生活支援総合事業　21
介護予防事業　17
介護用補聴器　122
介護療養型医療施設　18
介護老人保健施設　17, 86
回復期リハビリテーション病棟　9
改訂長谷川式簡易知能評価スケール　52
外傷性脳損傷　42
外部専門家　181

外来
──，高次脳機能障害の　100
──，失語症の　95
──，小児の　165
──，摂食嚥下障害の　105
──，認知症の　114
──，発声発語障害の　110
── における言語聴覚療法　72
外来リハビリテーション　17, 23
拡大・代替コミュニケーション　45
学習障害　134
学校教育法　11
間接的支援　189
緩和ケア　132
環境調整　16
簡易栄養状態評価表　107

き
器質性音声障害　110
機能訓練指導員　79
機能性音声障害　110
吃音　110, 134
虐待　162
居宅訪問型児童発達支援　152, 153
居宅訪問型保育　187
虚弱　17, 67
共助　20, 67
教育基本法　11, 144
興味・関心チェックシート　58
筋萎縮性側索硬化症　44, 125

く
クラタリング　134
クリティカル・パス　38
グループホーム　117
熊本地震　201
訓練等給付　28

け
ケアプラン　26
ケアマネジメント　89
ケアマネジャー　27
経口移行　87
経口維持　87
軽度認知障害　45, 71, 114
携帯用会話補助装置　205
頸部食道がん　46
血圧　48
血管性認知症　46
健康寿命　67
言語聴覚士法　9
言友会　137
原発性進行性失語　114

こ
コミュニケーション機器　204
コミュニティセンター　32
コミュニティデザイン　35
ゴールドプラン　9
呼吸　49
個人情報の保護　150
互助　20, 67
公助　20, 67
公的支援　31
交通バリアフリー法　8
行動・心理症状　45, 115
行動観察　52, 121
行動障害型前頭側頭認知症　46
後期高齢者医療制度　22
高額療養費制度　23
高次脳機能障害　100
高齢化社会　8, 9
高齢化率　8
高齢社会　8, 9
高齢者の医療の確保に関する法律　9
高齢者保健福祉推進十か年戦略　9
喉頭がん　46
構音障害　110
合理的配慮　30, 176, 181
国際障害者年　5
国際障害分類　5
国際生活機能分類　5, 15, 91
国民皆保険　7
国民健康保険　22
国連・障害者の10年　5

さ
サルコペニア　50, 62
災害派遣医療チーム　196
災害リハビリテーション　196
在宅における言語聴覚療法　90

し
支援費制度　8, 28, 144
肢体不自由　185
指定難病　125
施設基準　24
耳音響放射　155
自助　20, 67
自治会　32
自動スキャン　208
自動体外式除細動器　62
自動聴性脳幹反応　155
自閉スペクトラム症　134
自立支援給付　28
自立生活運動　4

児童虐待防止法　160
児童発達支援　146, 152
児童発達支援事業　66, 173
児童福祉法　10, 144, 151, 173, 177
持続吸気性呼吸　49
失語症　95
失語症者向け意思疎通支援者　29, 66
失語症友の会　14, 59, 96, 98
失調性呼吸　49
疾患別リハビリテーション　23
実態把握　184
社会的包摂　3, 5
社会福祉協議会　32
社会モデル　5
社交不安症　134
若年性認知症　118
手動スキャン　208
守秘義務　151
周辺症状，認知症の　45
終末期　133
終末期リハビリテーション　18
就学後　177
就学相談　154
就労支援　148
　──，がん患者の　131
　──，吃音者の　137
集団コミュニケーション療法料　25
重症筋無力症　125
重症心身障害　185
重度障害者用意思伝達装置　207
巡回支援専門員整備事業　147
巡回相談　184
準超重症児（者）　185
小脳失調　45
障害児等療育支援事業　147
障害者基本法　6, 28, 144
障害者虐待防止法　30
障害者権利条約　30
障害者雇用促進法　145
障害者差別解消法　30, 144
障害者自立支援法　8, 28
障害者総合支援法　8, 28, 145
障害者手帳　29
障害者に対する世界行動計画　5
障害者の権利に関する条約（障害者権
　利条約）　5, 8, 180
障害者の権利に関する宣言　5
障害者プラン─ノーマライゼーション
　7か年戦略　8
障害年金　30
情報保障　176
職業リハビリテーション　149
職業リハビリテーション法　3

職場復帰支援プログラム　102
心因性吃音　135
心身障害者対策基本法　6
心肺蘇生法　62
身体障害者手帳　29
身体障害者福祉法　6
神経原性吃音　135
神経難病　125
進行性核上性麻痺　125
新オレンジプラン　114, 120
新 健やか親子21　11
新生児聴覚スクリーニング検査
　　　　　　　　　　10, 155
新生児マス・スクリーニング検査
　　　　　　　　　　10, 146, 155
震災関連死　197
人工内耳　122
人道憲章と人道対応に関する最低基準
　　　　　　　　　　　　　200

す
ストレングス　34
スフィア・プロジェクト　200
随伴症状，吃音の　134
健やか親子21　11

せ
セクシャルハラスメント　61
セルフサポートグループ　133
セルフヘルプグループ　137
センター的機能　181
生活機能　15
生活機能障害　91
生活期リハビリテーション　18, 65, 78
生活支援事業　149
生活習慣病　62
生活不活発病　45
生活モデル　5
脊髄小脳変性症　45, 125
摂食嚥下指導　16
摂食嚥下障害　42, 105
摂食嚥下障害スクリーニング質問紙票
　　　　　　　　　　　　　107
摂食機能療法　25
専門職種連携教育　150
前頭側頭葉変性症　46, 125

そ
ソーシャル・インクルージョン
　　　　　　　　　　　3, 5, 14
措置制度　8, 28, 144
走査法　207

た
ダウン症　134
多系統萎縮症　125
多職種連携　37, 94
多発性硬化症　125
体温　50
大脳皮質基底核変性症　125
脱水　50
脱抑制的行動　44

ち
チームアプローチ　211
チェーン・ストークス呼吸　49
地域ケア会議　16, 21, 70
地域生活支援事業　28, 147
地域包括ケアシステム　15, 19, 38, 66
地域包括ケアにおける言語聴覚療法
　　　　　　　　　　　　　62
地域包括支援センター　21, 70
地域包括支援ネットワーク　34
地域保健法　11
地域密着型介護サービス　27
地域密着型介護予防サービス　27
地域リハビリテーション　2, 12, 14
地域リハビリテーション活動支援事業
　　　　　　　　　　　21, 27
地域リハビリテーション支援体制整備
　推進事業　9
地域療育支援システム　10
地域連携クリティカル・パス　38
中核症状
　──，吃音の　134
　──，認知症の　45
注意欠如・多動性障害　134
町内会　32
重複障害　118
超高齢社会　8, 9
超重症児(者)　185
聴覚障害　119
聴覚補償　176
聴性行動反応聴力検査　155
聴性脳幹反応検査　155
直接選択法　207
直接的支援　189

つ
通級　182
　──による指導　155
通所
　──，高次脳機能障害の　100
通所
　──，失語症の　96

―――,小児の 172
―――,摂食嚥下障害の 106
―――,聴覚障害の 124
―――,認知症の 117
―――,発声発語障害の 112
―――における言語聴覚療法 77
通所介護 78
通所リハビリテーション 17, 23, 79

て

デイケア 79
デイサービス 78
デジタル補聴器 121
てんかん発作 42
手元スピーカー 122
適合 122

と

統合的訓練 135
頭頸部がん 46
特定疾病,介護保険の 81
特別支援学級 154, 181
特別支援学校 154, 181
特別支援教育 11, 148, 167, 180

な・に

難病 125
二次障害 185
日本災害リハビリテーション支援協会 196
日本版 M-CHAT 161
日常用品給付制度 125
入所
―――,失語症の 96
―――,摂食嚥下障害の 106
―――,聴覚障害の 122
―――,認知症の 116
―――,発声発語障害の 111
―――における言語聴覚療法 85
入所支援,障害児の 147, 153
入力装置 208
乳幼児医療費助成制度 10
乳幼児健康診査 145, 156, 160
認知症 45, 63, 106, 114
認知症カフェ 59, 118
認知症サポーター 118
認定補聴器技能者 122

の

ノーマライゼーション 4, 14, 144
脳血管疾患等リハビリテーション料 24
脳血管障害 42

は

ハートビル法 8
ハイリスク・アプローチ 34
バーセルインデックス 52
バイタルサイン 42, 47
バリアフリー法 8
パーキンソン病 44, 125
廃用症候群 45, 93
廃用症候群リハビリテーション料 24
発声発語障害 110
発達障害者支援法 145, 160
発達性吃音 135
発達の最近接領域 167
早口症 134
阪神・淡路大震災 200

ひ

ビオー呼吸 49
びまん性脳損傷 42
被用者保険 22
東日本大震災 200
標準算定日数 23

ふ

フィッティング 122
フォーマル支援 31
フレイル 17, 50, 62, 67, 93, 117, 120
フレイルサイクル 67
フレイルチェック 68

へ・ほ

並行通園 187
ボランティア活動 33
ポピュレーション・アプローチ 34
保育所等訪問支援 147, 151, 153, 189
保育所等訪問支援事業 174
保険医療制度 22
補聴器 47, 65, 121
補聴器相談医 124
母子健康手帳 145

母子保健法 11, 160
放課後等デイサービス 66, 147, 151, 153, 177, 187, 190
訪問
―――,高次脳機能障害の 100
―――,失語症の 96
―――,摂食嚥下障害の 109
―――,聴覚障害の 124
―――,認知症の 117
―――,発声発語障害の 113
訪問リハビリテーション 17, 23, 37, 90, 198

ま・み・も

街づくり 35
脈拍 49
文字盤 205

や・よ

薬剤性吃音 135
呼び鈴 204
要介護状態 27
要介護認定 26, 81
要支援状態 27
要配慮者 199

り

リスク管理,小児の 159
リハビリテーション・マネジメント 39, 87
リハビリテーション会議 40, 58, 83
リハビリテーション計画書 58, 59
リハビリテーション実施計画書 87
リハビリテーション中止基準 60
リハビリテーション法,米国の 4
理学療法士及び作業療法士法 7
療育 186

れ

レーヴン色彩マトリックス検査 52
レスパイトケア 128
レビー小体型認知症 46

ろ

老人性難聴 47, 64
老人福祉法 8
老人保健法 9